中医学笔记系列丛书

内经笔记

主　编　翟双庆　陈子杰
副主编　张银柱　王智瑜　焦　楠
编　委　李永乐　霍　磊　韩晶杰
　　　　白俊杰　常立果　翟　烨

科学出版社
北　京

内 容 简 介

本书是《中医学笔记系列丛书》的一本，结构概括为"两栏三框"：①板书与教案栏：针对中医各种考试参照教材不一的情况，本书按近 20 年来国家统编的《内经》五版、六版、人卫版及中国中医药出版社版等教材配套，综合浓缩教材精华，省去记录及相互参照时间，使学习效率倍增；②测试与考研栏：采众多中医院校考研基础课、专业课真题及中医综合历年真题，迅速提高考研应试技能，帮助成就高分理想；③锦囊妙记框：提供《内经》中一些需要背诵的经文；④轻松一刻框：精选中外幽默笑话，激活麻痹和沉默的神经；⑤随想心得框：留给您的私人空间，边学边想边记，真正把书本知识变成自己的知识。

本书是各大中专中医院校医学生专业知识学习、记忆及应考的必备书，同时也可作为中医院校老师备课和教学的参考书。

图书在版编目 (CIP) 数据

内经笔记／翟双庆，陈子杰主编.—北京：科学出版社，2006.9
(中医学笔记系列丛书)
ISBN 978-7-03-017949-4

Ⅰ.内… Ⅱ.翟… Ⅲ.内经-研究 Ⅳ.R221

中国版本图书馆 CIP 数据核字 (2006) 第 100962 号

责任编辑：刘 亚 曹丽英／责任校对：张 琪
责任印制：赵 博／封面设计：陈 敬

版权所有，违者必究。未经本社许可，数字图书馆不得使用
配套习题答案下载请登录：www.sciencep.com

科学出版社 出版
北京东黄城根北街 16 号
邮政编码：100717
http://www.sciencep.com
天津市新科印刷有限公司印刷
科学出版社发行 各地新华书店经销
*
2006 年 9 月第 一 版　　开本：787×1092 1/16
2025 年 2 月第八次印刷　　印张：14 1/4
字数：421 000
定价：48.00 元
(如有印装质量问题，我社负责调换)

目　　录

上篇　概论 ……………………………… (1)

　第一章　《黄帝内经》的成书与流传
　　　　　　　……………………………… (1)
　　第一节　《黄帝内经》的成书年代 ……… (1)
　　第二节　《黄帝内经》的作者 …………… (3)
　　第三节　《黄帝内经》的书名含义 ……… (3)
　　第四节　《黄帝内经》的流传 …………… (5)
　　第五节　《黄帝内经》的注家与注本 …… (6)
　第二章　《黄帝内经》的学术体系 … (12)
　　第一节　《黄帝内经》学术体系的形成
　　　　　　基础 ……………………………… (12)
　　第二节　《黄帝内经》的学术理论内涵 … (14)
　　第三节　《黄帝内经》的学术特征 ……… (16)
　　第四节　《黄帝内经》的学术价值 ……… (18)

下篇　各论 ……………………………… (21)

　第一章　哲学思想 ……………………… (21)
　　第一节　素问·阴阳应象大论 ………… (21)
　　第二节　灵枢·阴阳系日月、素问·阴
　　　　　　阳离合论、素问·五运行大论
　　　　　　……………………………………… (36)
　　第三节　素问·六元正纪大论 ………… (37)
　　第四节　素问·六微旨大论 …………… (38)
　　第五节　素问·金匮真言论 …………… (41)
　第二章　藏象 …………………………… (46)
　　第一节　素问·灵兰秘典论 …………… (46)
　　第二节　素问·六节藏象论 …………… (48)
　　第三节　素问·五藏别论 ……………… (50)
　　第四节　素问·经脉别论 ……………… (54)
　　第五节　素问·太阴阳明论 …………… (56)
　　第六节　灵枢·本神 …………………… (59)
　　第七节　灵枢·营卫生会 ……………… (63)
　　第八节　灵枢·决气 …………………… (68)
　　第九节　灵枢·邪客 …………………… (70)
　　第十节　灵枢·脉度 …………………… (70)
　　第十一节　素问·五藏生成论 ………… (71)
　　第十二节　素问·刺禁论 ……………… (71)
　　第十三节　灵枢·大惑论 ……………… (72)
　　第十四节　灵枢·寿夭刚柔 …………… (72)
　　第十五节　灵枢·本输 ………………… (73)
　　第十六节　灵枢·海论 ………………… (74)
　　第十七节　灵枢·五癃津液别 ………… (75)
　　第十八节　灵枢·本藏 ………………… (75)
　　第十九节　灵枢·五味 ………………… (76)
　　第二十节　素问·宣明五气 …………… (77)
　第三章　经络 …………………………… (85)
　　第一节　灵枢·经脉 …………………… (85)
　　第二节　灵枢·本藏 …………………… (93)
　　第三节　素问·骨空论 ………………… (94)
　第四章　病因病机 ……………………… (95)
　　第一节　素问·生气通天论 …………… (95)
　　第二节　素问·玉机真藏论 …………… (102)
　　第三节　素问·举痛论 ………………… (103)
　　第四节　素问·调经论 ………………… (105)
　　第五节　素问·至真要大论 …………… (110)
　　第六节　灵枢·百病始生 ……………… (114)
　　第七节　灵枢·邪气藏府病形 ………… (117)
　　第八节　素问·逆调论 ………………… (118)
　　第九节　灵枢·顺气一日分为四时 …… (120)
　　第十节　灵枢·贼风 …………………… (120)
　　第十一节　灵枢·五变 ………………… (121)
　第五章　病证 …………………………… (127)
　　第一节　素问·热论 …………………… (127)
　　第二节　素问·评热病论 ……………… (130)
　　第三节　素问·咳论 …………………… (133)
　　第四节　素问·举痛论 ………………… (135)
　　第五节　素问·风论 …………………… (138)
　　第六节　素问·痹论 …………………… (138)
　　第七节　素问·痿论 …………………… (144)

· i ·

第八节　灵枢·水胀 …………… (148)
　　第九节　素问·水热穴论 ………… (151)
　　第十节　素问·厥论 ……………… (152)
　　第十一节　素问·奇病论 ………… (153)
第六章　诊法 …………………………… (160)
　　第一节　素问·脉要精微论 ……… (160)
　　第二节　素问·平人气象论 ……… (166)
　　第三节　灵枢·五色 ……………… (171)
　　第四节　素问·玉机真藏论 ……… (173)
　　第五节　素问·疏五过论 ………… (174)
　　第六节　素问·五藏生成论 ……… (176)
第七章　论治 …………………………… (181)
　　第一节　素问·阴阳应象大论 …… (181)
　　第二节　素问·异法方宜论 ……… (183)
　　第三节　素问·汤液醪醴论 ……… (184)
　　第四节　素问·藏气法时论 ……… (186)
　　第五节　素问·标本病传论 ……… (189)
　　第六节　素问·五常政大论 ……… (191)
　　第七节　素问·至真要大论 ……… (193)
　　第八节　素问·六元正纪大论 …… (197)
　　第九节　素问·宝命全形论 ……… (199)
　　第十节　灵枢·九针十二原 ……… (199)
　　第十一节　素问·移精变气论 …… (200)
第八章　养生 …………………………… (205)
　　第一节　素问·上古天真论 ……… (205)
　　第二节　素问·四气调神大论 …… (208)
　　第三节　灵枢·天年 ……………… (212)
第九章　五运六气 ……………………… (220)

说　明

本书中试题后括注某中医院校某年试题,均指该校考研专业基础课试题或专业课试题。
本书试题无论是哪年的,其后括注的中医院校均用现在的名称,各中医院校更名时间见下表:

现名称	原名称	更名时间
北京中医药大学	北京中医学院	1993 年 12 月
上海中医药大学	上海中医学院	1993 年 12 月
南京中医药大学	南京中医学院	1995 年 2 月
广州中医药大学	广州中医学院	1995 年 2 月
成都中医药大学	成都中医学院	1995 年 2 月
黑龙江中医药大学	黑龙江中医学院	1996 年 4 月
山东中医药大学	山东中医学院	1996 年 4 月
辽宁中医药大学	辽宁中医学院	2006 年 2 月
湖南中医药大学	湖南中医学院	2006 年 2 月
天津中医药大学	天津中医学院	2006 年 2 月
浙江中医药大学	浙江中医学院	2006 年 2 月
长春中医药大学	长春中医学院	2006 年 2 月
中国中医科学院	中国中医研究院	2005 年 11 月

上篇 概 论

第一章 《黄帝内经》的成书与流传

板书与教案栏——浓缩教材精华,打破听记矛盾

《黄帝内经》是我国现存医学文献中最早的一部典籍,包括《素问》和《灵枢》两部分,各81篇,共162篇。它比较全面地阐述了中医学理论的系统结构,反映出中医学的理论原则和学术思想,构建了中医学理论体系的框架,为中医学的发展奠定了基础。中医学发展史上出现的许多著名医家和众多医学流派,从其学术思想的继承性来说,基本上都是在《内经》理论体系的基础上发展起来的。《黄帝内经》所揭示的生命活动规律及其思维方式,对当代以及未来生命科学的研究和发展也有一定的启示。因此,历代医家非常重视《内经》,尊之为"医家之宗",是历代学习中医学的必读之书。

第一节 《黄帝内经》的成书年代

一、阅读资料

历代不少史学家和医学家们对《内经》编纂成书的时代有几种不同的认识:

1. 成书于战国说
   - (1) 明·方以智《通雅》说:"谓守其业而浸广之,《灵枢》、《素问》也,皆周末笔。""周末",即先秦战国时代。
   - (2)《四库全书简明目录》称:"《黄帝素问》原本残阙,王冰采《阴阳大论》以补之。其书云出上古,固未必然,然亦必周秦间人,传述旧闻,著之竹帛。故贯通三才,包罗万变。"
   - (3) 清·魏荔彤《伤寒论本义·自序》也说:"轩岐之书,类春秋战国人所为,而托于上古"。
   - (4)《中国医学史》讲义(1974年版)指出:"战国时期,社会急剧变化,政治、经济、文化都有显著发展,学术思想也日趋活跃。在这种情况下,出现多种医学著作,其中《黄帝内经》是我国现存医学文献中最早的一部典籍。"

【一场足球赛的作文】一天,老师正在给一个班的男孩子们上课。她要他们写一篇关于最近一场足球赛的作文。一个男孩写了几个字,就放下了笔。老师问他:"你为什么不写了?"

男孩说:"我写完了。"

老师拿起他的本子,只见上面写着:"雨天,未赛。"

2. 成书于东汉说
- （1）有学者认为，晋代皇甫谧提出《素问》和《针经》即《汉书·艺文志》所载《黄帝内经》的说法是不可靠的，今本《黄帝内经》极有可能是东汉人博采《汉书·艺文志》所著录的各种医经著作的基础上成书的。
- （2）还有学者提出，基于"五德终始"论，西汉国运为土德，流行"心属土"说，东汉以火德为国运，出现了心属火说，《素问》、《灵枢》等主张心配火医籍只能出现在东汉。

3. 成书于西汉说
- （1）明代学者郎瑛说："《素问》文非上古，人得知之。以为全元起所著，犹非隋唐文也。惟马迁刘向近之，又无此等义语。宋·聂吉甫云，既非三代以前文，又非东都以后语，断然以为淮南王之作。予意《鸿烈解》中，内篇文义，实似之矣，但淮南好名之士，即欲籍岐黄以成名，特不可曰述也乎。或医卜未焚，当时必有岐黄问答之书，安得文以成耳。"
- （2）日本人丹波元简，力主《内经》为汉代人所撰，他在《素问识·素问解题》中云："此书实医经之最古者，追圣之遗言存焉。而晋皇甫谧以下，历代医家断为黄岐所自作，此殊不然也……汉之时，凡说阴阳者，必系之黄帝。《淮南子》云：'黄帝生阴阳。'又云：'世俗人多尊古而贱今，故为道者，必托之于神农、黄帝，而后能入说'……此经设为黄帝岐伯之问答者，亦汉人所撰述无疑矣。方今医家，或牵合衍赘，以为三坟之一，或诋毁排斥，以为赝伪之书者，俱失焉。"

现在我们一般认为：《内经》汇编成书时间当在《史记》之后、《七略》之前的西汉中后期。其原因如下：

1.《内经》成书时代的上限
- （1）从史料上推，《史记》可作为《内经》成书上限的一个重要标志。
- （2）《史记》之前的《左传》、《国语》和《战国策》等先秦史书，记载医事甚少，且未将医学与黄帝联系起来。
- （3）《史记》记载了上自黄帝下迄汉武帝长达三千多年的历史，并专为战国的秦越人（扁鹊）、汉初的淳于意（仓公）两位医家作传，但未见有关《内经》之类的书名。
- （4）《史记》的写成是在作者入狱（公元前99年）之后。
- （5）《内经》汇编成书的时间当在《史记》之后。

2.《内经》成书时代的下限
- （1）《内经》成书的下限最有力的论据是史籍对《黄帝内经》的著录。《黄帝内经》之名，在史籍上首见于《汉书·艺文志》。
- （2）《汉书·艺文志》是班固据《七略》"删其要，以备篇籍"而成。
- （3）《七略》则是西汉末刘向、刘歆父子奉诏校书时撰写的我国第一部图书分类目录，其中分工校方技类书籍的是朝廷侍医李柱国。
- （4）史载李柱国校勘医书的时间是在西汉成帝河平三年（公元前26年），一般认为此时应为《内经》成书的下限。
- （5）西汉末成帝年间，《黄帝内经》十八卷本已成编问世。

二、重点内容

1. 传世本《黄帝内经》由《素问》和《灵枢》两部书组成，每部各81篇，共合162篇。
2. 《黄帝内经》之名最早见于《汉书·艺文志》书目中。一般认为《黄帝内经》成书于西汉中后期。

三、考点分析

本部分内容多为常识性内容，一般大家了解一下就可以了。此部分内容容易出选择题和填空题，尤其以《黄帝内经》成书年代最易出题。

上古之人，其知道者，法于阴阳，和于术数，食饮有节，起居有常，不妄作劳，故能形与神俱，而尽终其天年，度百岁乃去。（《素问·上古天真论》）

第二节 《黄帝内经》的作者

一、阅读资料

1. 《黄帝内经》的作者
   - (1) 《黄帝内经》冠以"黄帝"之名，故旧时有人认为是黄帝所作，其实这仅是托名而已。正如《淮南子》说："世俗之人，多尊古而贱今，故为道者，必托之神农、黄帝而后能人说。"这就清楚地说明了当时书以"黄帝"名，仅是托名而已。
   - (2) 现存《内经》的内容引用了《奇恒》、《五中》、《阴阳》、《从容》、《揆度》、《脉要》、《上经》、《下经》等《内经》成编以前的古医经著作，在很大程度上保留着秦汉医学文献的本来面目外，其中一部分是出自后人的增补。
   - (3) 现存《内经》的内容中还显露出许多学术观点的分歧，甚至自相矛盾之处。
   - (4) 以上就充分证明《内经》绝不是出自一人的手笔，也不是一个时代、一个方域的医学成就，而是在一个相当长的时期内，众多医家们经验的总结汇编。

2. 关于黄帝的认识
   - (1) 战国秦汉时期许多旧史学家，都把他说成是古代的一个帝王。例如《辞海》说黄帝是"传说中中原各族的共同祖先。姬姓，号轩辕氏、有熊氏。少典之子。"
   - (2) 实际上，黄帝并非一个人，它是我国原始社会末期的一个氏族，居住在我国西北方。到了春秋时候，这个氏族又称为"华族"，这就是中华民族的始祖，也就是汉以后所谓"汉族"的祖先。
   - (3) 正因为黄帝氏族是华族的始祖，它的文化对华族的发展有着重要的影响，所以历代都以自己是黄帝子孙为荣，而且为了追本溯源，也常把一切文物制度，都推源到黄帝，托名为黄帝所创造。
   - (4) 当时的学者为了使自己的学说更容易为世人所接受，将其著作冠以"黄帝"以取重，也就成为一种风气。

二、重点内容

《黄帝内经》书以"黄帝"名，仅是托名而已，其也绝不是出自一人的手笔，也不是一个时代、一个地方的医学成就，而是在一个相当长的时期内，众多医家们经验的总结汇编。

三、考点分析

本部分内容多为常识性内容，一般大家了解一下就可以了。此部分内容容易出选择题和填空题。

第三节 《黄帝内经》的书名含义

一、阅读资料

1. 《黄帝内经》的书名含义
   - (1) 黄帝：书以"黄帝"为名，仅是托名而已。
   - (2) 内："内"与"外"是相对而言的。例如《汉书·艺文志》所载书目，医经七家就有《黄帝内经》、《黄帝外经》、《扁鹊内经》、《扁鹊外经》、《白氏内经》、《白氏外经》等，说明书名分内、外，并无深意。正如《医籍考》说："犹《易》内外卦及《春秋》内外传，《庄子》内外篇，《韩非子》内外储说，以次第名焉者，不必有深意。"
   - (3) 经：在古典医学著作中，以"经"为书名的除《内经》外，尚有《难经》、《本草经》、《甲乙经》、《中藏经》等。"经"字的含义，陆德明《经典释文》谓："常也，法也，径也。"指出"经"就是常道、规范的意思。医书名"经"，无非是说明本书是医学的规范，医者们必须学习和遵循的意思。

【捐款】一个替教会募捐的小姑娘对一个老先生说："请您为上帝捐些钱吧。"老先生看了一眼小姑娘，慢悠悠地说："我想我会比你先见到他老人家的，到时候我亲自交给他吧！"。

2. 《素问》书名的含义
- (1) 关于《素问》书名含义的古代观点
  1) 林亿等《新校正》引全元起注云："素者,本也。问者,黄帝问岐伯也。方陈性情之源,五行之本,故曰《素问》。"
  2) 马莳、吴崑、张介宾等人认为,"素问"即"平素问答之书"。胡澍则谓"素者,法也,……黄帝问治病之法于岐伯,故其书曰《素问》。"
- (2) 《素问》书名含义的现代认识
  1) 《素问》书名含义的古代解释,意义虽通,但恐非经旨。
  2) 林亿《新校正》曾说:"按《乾凿度》云:'夫有形者生于无形,故有太易、有太初、有太始、有太素。太易者,未见气也;太初者,气之始也;太始者,形之始也;太素者,质之始也。'气形质具,而疴瘵由是萌生,故黄帝问此太素,质之始也,《素问》之名义或由此。"
  3) 太易、太初、太始、太素是古人探讨天地形成的四个阶段。《素问》正是从天地宇宙的宏观出发,运用精气学说和阴阳五行学说,解释和论证天人关系及人的生命活动规律和疾病发生发展过程的,确有陈源问本之意,可谓名实相符。
  4) 杨上善注《内经》之书名为《黄帝内经太素》,亦或本源于此。

3. 《灵枢》书名的含义
- (1) 关于《灵枢》书名含义的古代观点
  1) 马莳谓:"医无入门,术难精诣……谓之曰灵枢者,正以枢为门户,阖辟所系,而灵乃至圣至元之称,此书之切,何以异是。"
  2) 张介宾则认为"神灵之枢要,是谓灵枢。"
  3) 日人丹波元简说:"今考《道藏》中,有《玉枢》、《神枢》、《灵轴》等之经,而又收入是经,则《灵枢》之称,意出于羽流者欤!"
- (2) 《灵枢》书名含义的现代认识
  1) 《灵枢》之名文献上首见于王冰《黄帝内经素问》中,不少学者认为王冰之所以将《针经》称为《灵枢》,可能与其崇信道教有关。
  2) 日人丹波元简认为"《灵枢》之称,意出于羽流者欤!"的观点较有道理。羽流指羽士,即道士的别称,此指道号启玄子王冰而言。

二、重点内容

1. 《黄帝内经》冠名"黄帝"是崇古假托,医书名"经",说明本书是医学的规范,医者们必须学习和遵循。"内"与"外"是相对而言的,并无深意。
2. 《素问》书名的含义,以林亿《新校正》所云"太素者,质之始也。"为佳。《素问》确有陈源问本之意,杨上善注《内经》之书名为《黄帝内经太素》,亦或本源于此。
3. 《灵枢》之名的含义,以日人丹波元简之说较有道理。其认为"《灵枢》之称,意出于羽流者欤!"即与道号为启玄子的王冰崇信道教有关。

三、考点分析

本部分内容多为常识性内容,一般大家了解一下就可以了。此部分内容容易出选择题和填空题,其中以《素问》、《灵枢》之名的解释最易出题。

第四节 《黄帝内经》的流传

一、阅读资料

1.《内经》的流传

(1) 据查证,最早提到《内经》书名的是西汉刘歆的《七略》,可惜该书早已失传。

(2) 现存文献中最早记载的是东汉班固的《汉书·艺文志》,该书载有"黄帝内经十八卷。"然当时既未确切指出《内经》就是《素问》和《灵枢》,也未见《素问》、《灵枢》之名。

(3) 晋·皇甫谧首次提出《内经》包括《素问》和《针经》两部分。如《针灸甲乙经》中说:"按《七略》、《艺文志》,《黄帝内经》十八卷,今有《针经》九卷,《素问》九卷,二九十八卷,即《内经》也。"

(4) 《隋书·经籍志》录有"《黄帝素问》九卷"(注云:"梁八卷"),"《黄帝针经》九卷",说明九卷本《素问》在南北朝时已亡佚一卷。

(5) 《旧唐书·经籍志》著录:"《黄帝素问》八卷,《黄帝针经》十卷,《黄帝九灵经》十二卷(灵宝注)。"《九灵经》当为《针经》的不同传本。

(6) 《新唐书·艺文志》:"《黄帝针经》十卷,全元起注《黄帝素问》九卷,灵宝注《黄帝九灵经》十二卷,王冰注《黄帝内经素问》二十四卷。"这说明至隋唐,《内经》仍以《素问》和《针经》两书分别传世,卷数有少许变化,流传中又有别本新名出现。

2.《素问》的流传

(1) 《素问》之名,始见于东汉末年张仲景《伤寒杂病论》。如张仲景在序言中说:"撰用《素问》、《九卷》、《八十一难》、《阴阳大论》、《胎胪药录》,并平脉辨证,为《伤寒杂病论》合十六卷。"

(2) 《素问》流传至唐代,早已损残散失不全,正如王冰在次注《素问》时说:"世本纰缪,篇目重叠,前后不伦,文义悬隔。"可见当时残缺的情况是相当严重的。

(3) 王冰对照家藏"张公秘本",对残缺不全的"世本"做了大量的补亡、迁移、别目、加字和削繁等工作,加以注释并重新编次,使《素问》恢复到八十一篇旧数,并以二十四卷本行世。

(4) 一般认为,运气七篇和《六节藏象论》中有关运气的一段,皆为王冰补入。王冰补入运气七篇后仍缺两篇,即《刺法论》和《本病论》,仅篇名存目录中,后人补出后称为《素问遗篇》。

(5) 宋代仁宗嘉祐年间,高保衡、林亿等人奉朝廷之命校勘医籍,对已是"文注纷错,义理混淆"的王冰本,再行考证,"正谬误者六千余字,增注义者二千余条",并定名为《重广补注黄帝内经素问》。林亿等的校本,即今之所见《素问》的原型。

(6) 宋以后的元、明、清各代,皆据林亿等的校本进行翻刻,未再改易,明·顾从德影宋刊本《素问》堪称善本,为今所据。

【鳄鱼打伞】女士:老板……这个鳄鱼皮包我很满意……不知道防不防水?
老板:当然防啦……看过鳄鱼打伞吗?

3.《灵枢》的流传
(1)《灵枢》最早称为《九卷》,初见于张仲景《伤寒杂病论·序》。晋·王叔和《脉经》亦称《灵枢》为《九卷》。《灵枢》之所以被称为《九卷》,据《医籍考》说:"《灵枢》单称《九卷》者,对《素问》八卷而言之。盖东汉以降,《素问》既亡第七一卷,不然《素问》亦当称《九卷》尔。"
(2)皇甫谧《甲乙经》始名《灵枢》为《针经》。黄以周《黄帝内经九卷集注叙》中认为《甲乙经》提出《针经》之名,是取其篇首之文,即第一篇《九针十二原》中的"先立针经"而来的。
(3)皇甫谧在其序文中虽称《针经》,然在其文中引《灵枢》经文时,仍然多称《九卷》。这种《九卷》、《针经》混称的情况,既说明了《灵枢》在很长一个时期内被称为《九卷》,同时也说明从晋开始,始有《针经》之名,而隋唐后《九卷》之名,渐从史志及文献上消失了。
(4)《灵枢》之名,始见于唐·王冰次注的《黄帝内经素问》序和注中。王氏称:"《黄帝内经》十八卷,《素问》即其经之九卷也,兼《灵枢》九卷,乃其数焉。"然而他在《素问》正文中,《灵枢》与《针经》又常并称。
(5)《灵枢》传至宋代已是残本,宋哲宗元祐七年(公元1092年)有高丽使者来华献书,其中有《黄帝针经》,哲宗于次年正月即诏颁高丽所献《黄帝针经》于天下,使此书复行于世。
(6)南宋绍兴二十五年(公元1155年),史崧"校正家藏旧本《灵枢》九卷,共八十一篇,增修音释,附于卷末,勒为二十四卷。"史崧校正的《灵枢经》,后人未再改动,成为元、明、清续刻的蓝本。

二、重点内容

1.《内经》的流传。东汉·班固的《汉书·艺文志》最早记载了《黄帝内经》的书名,但其并未明确指出《内经》就是《素问》、《灵枢》;晋·皇甫谧在《针灸甲乙经》序中指出《内经》包含有《素问》、《灵枢》两部分。
2.《素问》之名最早见于东汉·张仲景的《伤寒杂病论》自序中。南朝齐梁间·全元起最早对《素问》进行注释训解,可惜其书宋以后就亡佚了。隋唐·杨上善著《黄帝内经太素》,现存最早的《内经》注本,也可惜其书宋元后残缺不全。唐·王冰全面整理《素问》,后经宋·林亿等校正而流传至今。
3.《灵枢》最早称《九卷》,见于东汉·张仲景的《伤寒杂病论》自序中,至晋代·皇甫谧在《针灸甲乙经》序中称《灵枢》为《针经》。《灵枢》之名始见于唐·王冰的《素问》序中。《灵枢》的现在通行本是南宋·史崧的家藏旧本。

三、考点分析

本部分内容多为较为重要的常识性内容,关于《内经》的流传大家还是要有一个较为清楚的脉络。此部分内容容易出选择题和填空题。

第五节 《黄帝内经》的注家与注本

一、阅读资料

《内经》自问世以来,历代医家皆演绎发挥、考校编次、注释研究者达二百家以上,著作达四百余部,给后人留下许多有价值的资料。这些资料不仅对中医学的发展做出了一定贡献,而且也是后人学习《内经》不可缺少的参考文献。这里分类简介主要的注家与注本:

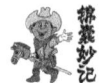

　　虚邪贼风,避之有时,恬淡虚无,真气从之,精神内守,病安从来。(《素问·上古天真论》)

1. 分类全注《素问》、《灵枢》的注家与注本
   - （1）杨上善与《黄帝内经太素》
     1) 杨上善，唐初时人。
     2) 《太素》写于乾封（高宗年号）之后至永淳二年以前，在唐代至北宋流传于国内，南宋开始散佚，元以后彻底亡失。
     3) 国内现行本是清光绪年间杨惺吾从日本影抄回国，经萧延平于1924年校注刊印的。
     4) 《黄帝内经太素》首次用"以类相从"的方法，将《素问》和《灵枢》原文分为：摄生、阴阳、人合、藏府、经脉、腧穴、营卫气、身度、诊候、证候、设方、九针、补泻、伤寒、寒热、邪论、风论、气论、杂病共19大类。
     5) 《黄帝内经太素》这种"以类相从"的方法，为后世分类研究《内经》开了先河。
     6) 《黄帝内经太素》是注释《内经》的早期作品，不仅所引《内经》原文在现存医书中最为近古，而且杨氏的注文也有精辟之处。
     7) 《黄帝内经太素》保存了《素问》部分王冰改动前的原貌，具有很高的文献价值，是学习和研究《内经》的必要参考书。
   - （2）张介宾与《类经》
     1) 张介宾，字景岳，又字会卿，浙江山阴（今绍兴）人，明末著名医家。
     2) 张介宾精研《内经》凡三十余载，数易其稿，著成《类经》，是现存分类注释《内经》最完整的著作。
     3) 《类经》采用从类分门的方法，将《素问》、《灵枢》的全部内容分为摄生、阴阳、藏象、脉色、经络、标本、气味、论治、疾病、针刺、运气、会通12大类，凡三十二卷，三百九十篇，经文虽因类分而颠倒，但仍一一注明出处篇名，以便查核，且有详尽的注释。
     4) 由于张氏有丰富的临床经验，加之文字简明畅达，所以他的注释多能结合实际。
     5) 特别是一些重要的问题，除注释外，还结合临床实践的体会，用"愚按"的形式，进行专题发挥，为学习研究《内经》者所必读。

2. 未分类全注《素问》、《灵枢》的注家与注本
   - （1）马莳与《素问注证发微》、《灵枢注证发微》
     1) 马莳，字仲化，又号玄台子，明代会稽人。
     2) 《素问注证发微》和《灵枢注证发微》，变唐王冰二十四卷复为九卷，每卷九篇，以合九九八十一篇之旧，并将其分成若干章节，然后分章分节予以注证，不同于以前注家随句注释的方法。
     3) 《素问注证发微》并不为他人所称许，但在某些地方，亦颇能传承经旨。
     4) 《灵枢注证发微》多论经脉、腧穴和针刺，以前很少被人重视。马莳之注，可称为专门研究《灵枢》之启端。
     5) 由于马莳素娴经脉、腧穴、针灸之术，其注证又认真负责，因而《灵枢注证发微》深得后人称许。

【记忆的诀窍】甲："我昨天买了一本《记忆的诀窍》，真太好了，我昨晚一口气就把它读完了。"乙："能否借给我读一读？"甲："当然可以，噫，我把它搁在哪儿了？"

2. 未分类全注《素问》、《灵枢》的注家与注本	（2）张志聪与《黄帝内经素问集注》、《黄帝内经灵枢集注》	1) 张志聪，字隐庵，清代医学家。 2) 张氏集其门人高世栻、子张兆璜等历五年之久，著成《素问集注》九卷，复集诸门人著《灵枢集注》，为集体注释《内经》开辟了先河。 3)《黄帝内经素问集注》、《黄帝内经灵枢集注》既对经旨有深刻的领悟，又不因循旧制，在注释上有所创新，反映出阴阳、脏腑、气血等气化学说的特点，为后世学者所重视。 4)《黄帝内经素问集注》、《黄帝内经灵枢集注》以经释经的方法，引起后人之议，也使后人学习感到困难。
	（3）丹波元简与《素问识》、《灵枢识》	1) 丹波元简，日本医学家，生活年代相当于我国清朝中叶。 2)《素问识》与《灵枢识》系日本医著《皇汉医学丛书》之一。 3)《素问识》与《灵枢识》运用选注而不自注之法，取前人注释之考证精确、说理人微，符合经旨而有发挥者入选，以王冰、张介宾、马莳、张志聪、吴崑等人为多。 4)《素问识》、《灵枢识》对各注有分歧时，则以"简案"形式提出自己的看法，指出孰是孰非。如有未能肯定，或可并存者，则以疑似口吻，径曰"恐非"或"似是"或"可并存"，俾学者进行思考抉择。 5)《素问识》、《灵枢识》在阐述自己的见解时，旁征博引，采撷广泛，处理态度又极为严谨，对学者分析诸注，深入体会经旨，有一定帮助，因而为学习《内经》者所重视。
3. 分类摘要选注《素问》、《灵枢》的注家与注本	（1）滑寿与《读素问钞》	1) 滑寿，字伯仁，元代医学家，祖籍河南襄城，生长于江苏仪真。 2)《读素问钞》对《素问》分门别类，钞而读之，分为藏象、经度、脉候、病能、摄生、论治、色诊、针刺、阴阳、标本、运气、类萃等12类研读。 3)《读素问钞》最早摘要类分《内经》较之按篇诵习原著，无疑是方法上的一大改进，特别是对于中医学的内容，加以提纲挈领使其有一个更系统的概念。
	（2）李中梓与《内经知要》	1) 李中梓，字士材，号念莪，明代医学家，江苏华亭（松江县）人。 2)《内经知要》选择《素问》、《灵枢》二书的内容，进行分类纂约，再加注释，故名《知要》。 3)《内经知要》将原文分为道生、阴阳、色诊、脉诊、藏象、经络、治则、病能等八类。 4)《内经知要》所选经文虽不多，但分类简要，注释颇多发挥，浅近易懂，颇受习医者欢迎，常被作为《内经》的入门教材。
4. 单注《素问》的注家与注本	（1）王冰与《黄帝内经素问》	1) 王冰的生卒籍贯无从考查。 2) 王冰治学态度严谨，"凡所加字，皆朱书其文，使古今必分，字不杂糅。"可惜在宋·林亿校书时，已朱墨不分，古今杂糅了。 3) 据王冰在序文中说，《素问》至唐已阙其第七一卷，并且由于年久变迁，辗转传抄，已到了"世本纰缪，篇目重叠，前后不伦，文义悬隔"，无法窥其原貌的地步。

第一章 《黄帝内经》的成书与流传

4. 单注《素问》的注家与注本

(1) 王冰与《黄帝内经素问》
1) 王冰"受得先师张公秘本,文字昭晰,义理环周,一以参详,群疑冰释",并"精勤博访","历十二年方臻理要,询谋得失,深遂夙心。"他的整理、注释,对《素问》的流传贡献极大。
2) 《黄帝内经素问》经宋·林亿等校正后名《重广补注黄帝内经素问》,即现在《素问》的通行本。
3) 《黄帝内经素问》其主要贡献和特点有:重新编次,订为二十四卷,并在篇目及内容方面多所增删;补入第七一卷,即"七篇大论"的内容;注释条理缜密,释词简而有法,对理论多有发挥,宋以后的注家多以王冰注为规范;王氏笃信道教,自号"启玄子",在编次与注释方面道家思想浓厚。

(2) 吴崑与《素问吴注》
1) 吴崑,字山甫,号鹤皋,又号参黄子,明代安徽歙(shè)县人。
2) 吴崑出身于书香门第、医药世家,其学有渊源,并博览群书,对《内经》有深入研究。他继承了王冰、林亿等人的成果,以王冰二十四卷本为基础,删繁就简,引申发挥。
3) 《素问吴注》包括注释和删节补正两方面。吴崑临床经验丰富,有很多观点来自临床实践,其注释及删节补正中有不少医理发挥,发前人之未发。
4) 吴崑删节经文,不遵古籍校勘法度,甚至将一己之见混入正文,受到后世批评。

(3) 高世栻与《素问直解》
1) 高世栻,字士宗,曾从其师张志聪集注《内经》,但认为《集注》"义意艰深,其失也晦",因而他"不得已而更注之"。
2) 《素问直解》的注释常能不落窠臼,直疏经旨,对衍文、错简、讹字,也常直解原文,并在注释中加以说明。
3) 《素问直解》除了注释明白晓畅、要言不繁外,还在每篇之中分为数节,眉目清楚,注释常以寥寥数语,便能大畅经旨,使人一目了然,体现了本书"直解"的宗旨。

(4) 姚绍虞与《素问经注节解》
1) 姚绍虞,字止庵,清代医学家。
2) 《素问经注节解》除了对原文有所删节注解外,还一改王冰本原来的篇章顺序,将原书分为内、外两篇,内篇三卷四十八篇,论阴阳、治法等,属义理范畴;外篇五卷三十一篇,论针灸、岁运等,属象数之类。
3) 《素问经注节解》以王冰次注本为底本,对王注多所议论,并申述己意。其注文未冠"按"字者,悉为王冰注;冠"按"字的,则为姚氏注语。
4) 姚氏对王冰的讹误,发挥自己的见解,多有创见。

(5) 张琦与《素问释义》
1) 张琦,清朝人,于清道光九年著《素问释义》,凡十卷。
2) 《素问释义》虽然采用了王冰本的篇次,但多不用王冰的注文。
3) 《素问释义》的注文,多采用林亿《新校正》校语,注释精练,释义多有所发挥,因而也是学习《内经》的常用参考书之一。

【**斜眼**】阿凡提的眼睛有一点斜。国王在众人面前想拿他开心,说道:"阿凡提,斜眼的人看东西是不是双重的?""是的,国王陛下,现在我看你就像是有四条腿。"阿凡提回答说。

5. 校勘、训诂《内经》的注家与注本(了解内容)
   - (1) 胡澍与《内经素问校义》。
   - (2) 俞樾与《读书余录·内经辨言》。
   - (3) 于鬯与《香草续校书·内经素问》。
   - (4) 江有诰与《素问灵枢韵读》。
   - (5) 孙诒让与《素问王冰注校》。
   - (6) 顾观光与《素问校勘记》、《灵枢校勘记》。

二、重点内容

1. 南朝齐梁·全元起的《素问训解》是《内经》的最早注本，但该书已经亡佚。
2. 隋唐·杨上善之《黄帝内经太素》为最早类分研究《内经》的注本，共分十九类。
3. 唐·王冰之《黄帝内经素问》为现今《素问》的传本基础。
4. 明·马莳通注《内经》作《素问注证发微》、《灵枢注证发微》，其中《灵枢注证发微》为《灵枢》最早的全注本，后世评价也很高。
5. 明·张介宾之《类经》为现存全部类分《素问》、《灵枢》最完整注本，共分十二大类。
6. 清·张志聪之《黄帝内经素问集注》、《黄帝内经灵枢集注》开集体注释之先河，有所创新。
7. 元·滑寿之《读素问钞》为最早对《内经》进行摘要选注的注本，但以明·李中梓之《内经知要》分八类所选经文为最流行。
8. 清小学家善于校勘、训诂，以胡澍之《内经素问校义》、于鬯之《香草续校书·内经素问》、顾观光之《素问校勘记》、《灵枢校勘记》为有名。

三、考点分析

本部分内容多为较为重要的常识性内容，关于《内经》注家注本容易出选择题和填空题，但是在最近有容易出问答题的趋势，在一些学校的研究生复试口试中也常有人问及，所以应该重视。

测试与考研栏——驰骋考研战场，成就高分能手

一、选择题

1. 《内经》汇集成书的年代最可能在
   - A. 先秦
   - B. 西汉
   - C. 战国
   - D. 东汉
   - E. 黄帝时代　　　　　　（北京中医药大学）

2. 《黄帝内经》这一书名最早见于
   - A. 《史记·扁鹊传》
   - B. 《汉书·艺文志》
   - C. 王叔和《脉经》
   - D. 皇甫谧《甲乙经》
   - E. 杨上善《黄帝内经太素》（北京中医药大学）

3. 《素问注证发微》的作者是
   - A. 马莳
   - B. 吴崑
   - C. 高士宗
   - D. 张志聪
   - E. 张琦　　　　　　　　（长春中医药大学）

4. 现存最早的《素问》单注本是
   - A. 《黄帝内经太素》
   - B. 《增广补注黄帝内经素问》
   - C. 《素问注证发微》
   - D. 《素问直解》
   - E. 《素问集注》　　　　（北京中医药大学）

5. 《内经知要》的作者是
   - A. 吴崑
   - B. 张介宾
   - C. 张志聪
   - D. 李中梓
   - E. 滑寿　　　　　　　　（北京中医药大学）

6. 整理《素问》功劳最大者是

夫四时阴阳者，万物之根本也，所以圣人春夏养阳，秋冬养阴，以从其根，故与万物沉浮于生长之门。（《素问·四气调神大论》）

A. 全元起 B. 杨上善
C. 王冰 D. 林亿
E. 张介宾 （北京中医药大学）
7. 王冰之前,《灵枢》的书名曾为
   A.《甲乙经》 B.《针经》
   C.《灵枢》 D.《内经》
   E.《脉经》 （北京中医药大学）
8. 皇甫谧谓"九卷"为
   A.《甲乙经》 B.《针经》
   C.《灵枢》 D.《内经》
   E.《脉经》 （北京中医药大学）
9. 王冰编次注释的是
   A.《黄帝内经太素》
   B.《增广补注黄帝内经素问》
   C.《素问注证发微》
   D.《素问直解》
   E.《素问集注》 （北京中医药大学）
10.《黄帝内经素问直解》的作者是
   A. 张琦 B. 吴崑
   C. 高世栻 D. 李中梓
   E. 王冰 （长春中医药大学）
11.《类经》的作者是
   A. 王冰 B. 杨上善
   C. 张志聪 D. 张介宾
   E. 马莳 （长春中医药大学）
12. 被尊之为"医家之宗"的著作是
   A.《难经》 B.《黄帝内经》
   C.《伤寒杂病论》 D.《神农本草经》
   E.《温病条辨》 （长春中医药大学）
13. 历代医家整理《素问》功劳最大的是
   A. 杨上善 B. 张介宾
   C. 王冰 D. 张志聪
   E. 马莳 （湖南中医药大学）
14. 对《内经》进行分类研究的著作有
   A.《类经》 B.《黄帝内经太素》
   C.《素问吴注》 D.《素问绍识》
   E.《黄帝素问直解》（多选,长春中医药大学）

二、填空题
1.《内经》包括_____和_____两部分,共计_____篇论文。 （北京中医药大学）
2. 现在通行的《灵枢经》是南宋_____校正刊行的。 （北京中医药大学）

三、问答题
1. 请列举有关《内经》的五个注家注本并简要阐述其学术特点? （北京中医药大学）
2. 清小学家善于校勘,请列举三位校勘《内经》的著作及作者? （北京中医药大学）
3. 试述《内经》成书年代、作者及其在中医学中的地位。 （天津中医药大学）

四、其他题型
改错题(说明:指出下列句子中的错误之处,并改正之,每句只有一处错误。)
《内经》包括《素问》和《灵枢》两部分,共有81篇。
（湖南中医药大学）

【**酒鬼**】两个酒鬼在开车回家的途中……
甲:注意,前面有个弯道……
乙:啊! 不是你在开车吗?!

第二章 《黄帝内经》的学术体系

> 板书与教案栏——浓缩教材精华，打破听记矛盾

现存的《黄帝内经》一书是古代医学论文的汇编，包括《素问》和《灵枢》两部分，各9卷81篇，共162篇。就其篇目顺序而言，《素问》的编排有其内在的规律性，基本上反映了医学理论的系统结构。《灵枢》的篇章顺序在流传过程中的变化已不可考，其卷数多寡历代也多有不同，现存的卷次和篇目顺序与其学术系统没有明显的对应关系。就两书的内容而言，《素问》多论"医道"，进行理论的阐发，重在阴阳五行、天人相应、脏腑及其病证；《灵枢》则多讲"医术"，进行技术的传授，重在形体官窍、精气神、经络腧穴及其病证、刺灸法。在论述方法上，书中各篇多围绕一个主题从不同角度进行阐发。

《黄帝内经》整理先人们丰富的医疗经验和知识，升华为理性认识，形成系统的医学理论，并且进一步驾驭医疗实践，成为中国传统科学中探讨生命规律及其医学应用的系统学问，即《内经》的学术体系。它为中医学确立了基本概念，建立了理论与临床规范，并形成了独特的医学方法，奠定了中医学发展的基础。与西医学相比较，它具有鲜明的特色与优势，又是中医学存在和发展的依据。研究《内经》的学术体系，对于探讨中医理论之科学内涵、学术特点及发展规律，端正中医科学研究的思路，提高中医临床诊治水平，都有重要意义。

第一节 《黄帝内经》学术体系的形成基础

一、阅读资料

《内经》学术体系的形成，以医疗实践的观察与验证为基础，又有古代自然科学、社会科学知识和方法的渗透，其中哲学发挥了综合整理、理论升华的作用。

1. 医疗实践基础
   - （1）古人对形体解剖知识的了解，其通过日常生活、刑罚、战争以及有目的的医疗解剖活动，观察和了解了人体基本的形态结构。《内经》也有论及古代解剖活动，并对脏腑之大小、坚脆、容量，血脉之长短、清浊等作了详细记述。
   - （2）古人对人体生命现象的观察，其长期观察人的生命现象，积累了丰富的生理活动和疾病现象的知识；通过反复思索，发现众多的生理、病理现象，以及其中的联系，以这种联系为线索，推测其内在生理机制，从而为形成系统理论奠定了基础。
   - （3）古人对医疗实践的反复验证，《内经》理论的这种形成过程多是自发进行的，经过漫长的证实证伪，付出了沉重代价，同时也造就了中医学知识与理论客观真实的品质。

2. 古代科学渗透
- (1) 天文历法：从春秋至秦汉是古代天文学体系形成时期，其知识和方法影响《内经》学术体系的形成，成为"天人合一"内容之一，并渗透至中医基本概念和基础理论之中。
- (2) 地理学：古人通过地理学研究地球表面人类生活的地理环境，与人群及个体的生理、病理以及疾病的诊治有密切关系。如《内经》将地理因素，通过阴阳五行形式，纳入天人一体的医学方法学轨道，成为学术体系的有机组成部分，也是论治学说中因地制宜的理论根据。
- (3) 气象学：气象及其灾害性、周期性变化，同人类的生活、生产活动密切相关，也影响人的生命活动。《内经》对古气象学知识的继承、应用与发展，主要体现在四气调神、六淫病因、五运六气三个方面。

3. 古代哲学思想的影响
- (1) 春秋战国时代，"诸子蠭起，百家争鸣"，唯物主义哲学发展到这个时代，出现了道家、儒家、墨家、法家、阴阳家、名家、兵家等学派，这是我国古代历史上学术思想最为活跃的时期，为医学理论的形成奠定了思想基础，但是总体来说还是以阴阳家和道家处于最显著的位置。
- (2) 阴阳家的思想在《内经》中被广泛运用，并在《内经》理论体系的形成过发程中发挥着重要作用。阴阳家的思想有两个重要特征，就是重视先兆征象及顺应四时规律，这两个特征在《内经》中多处有体现。
- (3) 先秦时期的哲学家同时还发现，许多事物的表里之间都存在着相应的确定性的联系，这种同类相应的方法是中国古代认识客观事物的一种重要方法。《内经》在这种古代辩证唯物主义认识论思想指导下，发挥成为"司外揣内"的辩证法思想。
- (4) 古代哲学在思维方式方面尤其是《周易》对《内经》学术体系形成有重要影响，《周易》意象思维包括审察于物、别异比类和慧然独悟三个阶段，其在《内经》的运用主要有取象比类、运数比类两个方面，如在其意象思维的影响下形成了藏象学说；在其辩证思维对中医的整体观、运动观、和谐观等思想都有一定的影响。

二、重点内容

1. 《内经》对古气象学知识的继承、应用与发展，主要体现在四气调神、六淫病因、五运六气三个方面。
2. 《周易》意象思维包括审察于物、别异比类和慧然独悟三个阶段，其在《内经》的运用主要有取象比类、运数比类两个方面。
3. 阴阳家的思想有两个重要特征，就是重视先兆征象及顺应四时规律。

三、考点分析

本部分内容多做为了解内容，一般只会出选择题和填空题，而且出题频率也较低。

【地球和地球仪】一次，地理老师上地理课，要求学生必须将地球仪带来，可是有一个学生不知什么原因没带来。别的同学纷纷转动着地球仪寻找老师提问的地理位置，他只好干坐着。老师想难为他，突然喊他起来回答问题。老师问："亚马逊河在哪儿？"

那个学生低着头，不作声。

老师问："你为什么不带地球仪？你老是低着头在看什么？"

那个学生回答说："老师，地球仪我带来了，它站在我脚下，我正在低头找亚马逊河，可是它太大了，我看不见亚马逊河在哪儿？"

第二节 《黄帝内经》的学术理论内涵

一、阅读资料

1. 《内经》学术理论体系的主要内容包括十个部分
   - (1) 养生
     1) 《内经》的养生学说突出了"不治已病治未病"的预防思想。
     2) 《内经》特别重视内因即人体正气的重要作用，这种以内因为主的观点，突出表现在养生防病的方法上，重视精神情志的调节和真气的保养。
     3) 《内经》在养生的具体方法上，强调调饮食、慎起居、适寒温、和喜怒等生活方面的调摄，还提出了顺应自然界四时变化的调摄方法。
   - (2) 阴阳五行
     1) 以阴阳学说来阐明人体的生理现象，用"阴平阳秘，精神乃治"来概括说明。
     2) 以阴阳学说来解释人体的病理现象，人体的病理变化就是阴阳动态平衡破坏后所出现的阴阳偏胜偏衰的现象。
     3) 在诊法上，以阴阳为纲，将各种证候概括为阴证、阳证两大类。
     4) 在治疗方面则强调了"谨察阴阳所在而调之，以平为期"。
     5) 《内经》同时用五行学说建立了以五脏为中心的五个生理系统来说明人体的生命活动及与自然的关系。
   - (3) 藏象
     1) 藏象学说是研究人体各脏器组织及其生理活动的规律，以及这些规律与外在环境之间相互关系的学说。
     2) 《内经》中论述了以"四时五藏阴阳"的理论为核心的，外应五时、五气，内系五脏、六腑、五体、五官、五华等以五脏为主体的五个功能活动系统。
     3) 藏象学说就是论证这五个功能活动系统相互间及其与外在环境之间的联系关系，进一步阐明在生命活动过程中所表现出的各种节奏和规律。
   - (4) 气血精神
     1) 《内经》认为血与气是维持人体活动的最基本物质，气血互根互用，其协调才是人体健康的标志。
     2) 《内经》认为精是禀受先天父母之精及后天水谷之精微而成的精华物质，是生命的本源，是维持人体生命活动的基本物质。
     3) 《内经》认为神的活动以脏腑气血为基础，又是脏腑气血生理活动的反映，因此《内经》防治疾病以"养神""治神"为首务。
   - (5) 经络
     1) 经络是人体通行气血，沟通表里上下，联络脏腑组织器官的一个系统。
     2) 经络学说奠定了针刺技术的理论基础。
   - (6) 病因病机
     1) 《内经》认为导致疾病发生的两大重要因素，即六淫和七情，并根据这些病因的来源不同，将其分为阴阳两类，据此将疾病归纳为外感病和内伤病两大类。
     2) 《内经》病因的阴阳分类，是我国最早的病因分类法，是后世"三因论"分类法的基础。

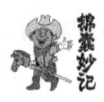

是故圣人不治已病治未病，不治已乱治未乱。（《素问·四气调神大论》）

1.《内经》学术理论体系的主要内容包括十个部分	(6) 病因病机	3)《内经》提出"正邪相搏"的发病理论，突出地反映了内因是发病的决定因素，外因是发病的条件的发病学观点。 4)《内经》认为病理变化就是阴阳失调后的阴阳偏胜偏衰的变化，正邪斗争、阴阳失调以及升降失常等几个方面就是整个病理机转的过程。 5)《内经》在疾病的传变与转归方面，除指出某些"卒发"的疾病无明显传变规律外，着重提出了表里相传、循经传变、脏腑相移和循生克之次第传变等多种模式。
	(7) 病证	1)《内经》中有关病证的记载，内容十分丰富，其将一切疾病概括为外感、内伤两大部分。 2)《内经》对病证的命名方式有依据主要症状命名、从病机命名、根据病因命名及以病位命名。
	(8) 诊法	1)《内经》的诊法，包括望、闻、问、切四种，并特别强调将四诊结合起来，提出"四诊合参"的原则。 2)《内经》以"知常达变""从外知内"等理论为基础，"以常测变，从变知常"，从而达到"以表知里"。
	(9) 论治	1)《内经》中的论治包括了治则、治法、制方等。其在"四时五藏阴阳"整体观的指导下，强调了人体内外的整体统一，提出了因时、因地、因人制宜的原则。 2)《内经》在治疗方面提出了因势利导、治病求本、病治异同、标本缓急、补虚泻实、寒热温清、预防与早治等原则。 3)《内经》在治法方面，包括针灸、药治、精神疗法，以及按摩、导引、药熨、渍浴、束指、饥饿等方法。 4)《内经》在制方中提出了君臣佐使的组方原则，至今仍为方剂学重要的理论基础。
	(10) 运气	1) 运气即五运六气，运气学说是古代的医学气象学，是《内经》理论体系的组成部分之一。 2)《内经》运气学说对今天研究医学与气象学的关系有一定的借鉴价值。
2.《内经》以中华民族特有的思维方式，确立了对人生命活动的研究角度和研究方法，并结合医疗实践，还形成了独具特色的人体观、疾病观和疾病诊治观	(1) 人体观	1) 在"人与天地相参"思路的指引下，《内经》提出"生气通天"的论断，形成了天人相互联系、相互制约的生命整体观。 2) 在古代哲学"精气论""道器观"的影响下，提出"以四时之法成"的生命机能结构学说，"阴平阳秘"与五行生克制化的生命机能稳态学说，"奇恒"、"回转"的动态生命过程学说，集中体现在藏象、经络、精气神等理论中。

【这下真实了】演员们正在剧院里进行排练，导演多次指出一个青年女演员的缺点，她扮演的角色是一位被抛弃的女子。

"您的全部表演是虚伪的、不真实的，请您原谅我说得太直率，您必须把全部身心投入到这个角色中去，体会她的心情。您自己设想一下吧，如果您的恋人抛弃了您，您会怎样呢？"

"我会马上找到另外一个。"

2. 《内经》以中华民族特有的思维方式,确立了对人生命活动的研究角度和研究方法,并结合医疗实践,还形成了独具特色的人体观、疾病观和疾病诊治观

(2) 疾病观
1) 在"奇恒常变"观念的指导下,结合丰富的医疗实践,《内经》确立了有关疾病的理论。
2) 关于疾病的发生,《内经》以"邪正相争"阐明其机理,以六淫疫邪侵袭、饮食劳伤与七情失调概括其致病方式,并力求"审证求因"。
3) 关于疾病变化的机理,《内经》提出以脏腑、经络、气血津液病变为基础的表里出入、寒热进退、邪正虚实、气血运行紊乱和疾病传变等理论,成为临床诊病论治的理论基础。

(3) 疾病诊治观
1) 在疾病观基础上,《内经》提出审机论治的诊治原则,是辨证论治的雏形。
2) 对于疾病的预防,《内经》提出以增强体质为核心的健身防病思想,并与追求健康长寿的理念结合起来,制定了外以适应自然变化、内以促进机体抗病能力、协调能力的养生原则,有效指导了各种自我健身法的实施。

二、重点内容

《黄帝内经》的医学理论内涵主要是三个方面
1. 在"人与天地相参"思路的指引下的人体观。
2. 在"奇恒常变"观念的指导下的疾病观。
3. 以审机论治为诊治原则基础的疾病诊治观。

三、考点分析

本节内容一般属于了解内容,但是有些时候,一些论述题会涉及此节内容,例如你对"天人相应"的看法等题,就需要涉及人体观的相关内容。

第三节 《黄帝内经》的学术特征

一、阅读资料

1. 《内经》理论的学术特征,造就了中医方法学上的两大倾向和特点
   (1) 不得不忽略生命体物质的规定性和测量性,而主要从功能象变角度对生命的动态轨迹进行模糊地整体表述,与之相应。
   (2) 把时间流转和空间变化结合起来,认为时间流变具有周期性,即随着时间的流转而发生着空间状态的周期性演变,在《内经》则形成有关生命节律的理论。

2. 《黄帝内经》学术特征的具体内容如下:

   (1) 从功能角度把握生命规律
   1) 中国古代意识到解剖并不能直接解释生命现象与指导医疗活动后,转而采用当时盛行的自然哲学方法,即古代的意象思维方式对生命现象及与其相联系的各方面进行观察。
   2) 用这种思维方法进行研究,只能引出功能性概念,而非解剖实体概念。如《素问·五藏生成论》说"五藏之象,可以类推"。
   3) 中医学概念与实体脏器不符,并不违背结构与机能统一的原则。生命活动机制是复杂的,生命活动规律也应从多角度探索。

(1) 从功能角度把握生命规律
- 4) 中医理论所反映的生命活动机制及规律,既经千余年医疗实践得以证实,必定有其相应的物质结构存在,因而可换一种思路,从多系统、多层次、多维向地研究。
- 5) 从功能角度把握生命规律是《内经》理论思维方法的一个基本特点,其赋予中医诊治理论与方法以功能化的内涵。
- 6) 从功能角度把握生命规律虽然隐含中医作为应用科学技术在解剖形态方面研究和认识的缺憾,但也有其优势。

(2) 从整体角度把握生命规律
- 1) 整体观是指用普遍联系的观念来看待一切事物,承认事物与事物之间、事物内部的各部分、各层次之间的相互联系、相互影响。
- 2) 中医学的整体观念源于把生命现象放在其生存环境,即自然、社会中所进行的观察活动,并接受中国古代自然哲学的指导,形成"天人一体"、"形神一体"和"心身一体"观。
- 3) 古人还将这种整体观融入中医学的基本概念与理论模式之中,形成中医理论的基本学术内涵和临床诊治的指导原则及价值取向。
- 4) 对于人体内外的普遍联系,《内经》还认为其本然秩序是整体和谐的,并以精气、阴阳、五行学说作为思维框架进行论证。
- 5) 在整体观念指导下形成的中医学概念,其内涵包容性太大,外延过于宽泛,这就要求我们在学习和研究中加以辨识,区别概念的层次,明确其中心内涵、概念的泛化以及条件限定等。

(3) 从变化角度把握生命规律
- 1) 运动变化是事物存在的本质属性,也是生命的固有特征。古人早已观察到生命随着时间连续流转而变化的事实,但由于生命参数非常复杂,运动所产生的变量更是难以把握。
- 2) 中医学在形成初期,只能整体观察、综合研究,从而形成了中医学从运动变化角度把握生命规律的学术特征及其动态化的理论表述。其结论虽然失于粗疏,但却反映了生命的自然与真实。
- 3) 从变化角度把握生命规律主要体现在三个方面:一是医学概念具有时间内涵;二是在医学理论中,明确表述了生命的运动变化原理;三是辨证论治体现中医诊治动态观。

二、重点内容

1. 从功能角度把握生命规律,主要是以功能为主,形质次之来理解《内经》的相关理论。
2. 从整体角度把握生命规律,主要通过"天人相应"思想来建立,"天人相应"包括人与自然事务的统一、人与自然规律的统一、人与自然结构的统一。
3. 从变化角度把握生命规律提示要用动态变化的角度来认识人的生理、病理及辨证论治和疾病的状态。

【现代派设计】在大学艺术设计班的格贝里听到下课铃声,急忙向外跑去,他有一个约会。不小心格贝里把一大瓶胶水碰掉在地上,瓶子摔碎了,碎玻璃、胶水和涂胶用的刷子混作一团。格贝里想等胶水干了,打扫起来也许更容易,所以没清理就跑了。

等格贝里赴约回来,发现那片乱七八糟的东西不见了,他感到很奇怪,就把情况告诉了一位老师。老师听了以后惊奇地大声说道:"原来那个东西是这样来的!有人把它当作现代派设计练习交上来了。"

三、考点分析

本节内容属于重点内容，研究生考试的一些论述问答题，经常需涉及此部分的相关内容，而且出题频率也较高。

第四节 《黄帝内经》的学术价值

一、阅读资料

《内经》不仅奠定了中医学的理论体系，而且数千年来一直是指导中医临床实践和推动中医学术发展的准绳。它的学术价值主要体现在以下几个方面：

1. 《内经》奠定了中医学独特的理论体系
   - (1)《黄帝内经》是中医理论体系的奠基之作。
   - (2)《内经》形成了中医学的藏象学说、病因病机学说、诊法学说及疾病防治学说，为中医学奠定了较为完整的理论体系，为中医学的发展提供了理论依据和指导方法。
   - (3)《内经》的医疗实用价值，对中华民族的繁衍昌盛作出了不可磨灭的贡献。
   - (4) 自《内经》之后，中医学术虽然代有发展、流派纷呈，医学著作汗牛充栋。然而追溯这些学说、流派、著作的渊源，无一不是导源于《内经》。

2. 《内经》确定了"天地人三才"医学模式
   - (1)《内经》认为人是自然界的产物，人的生命现象是自然现象的一部分，人与自然是一个不可分割的整体，它们遵循着同一自然规律。
   - (2)《内经》以"气"为中介将人与天地联系起来，并提出"人与天地相应"的观点，将人体放在自然环境和社会环境这些大背景下来考察生命的运动规律。所谓"天地人三才"是一个统一的整体，彼此不可分割。
   - (3)《内经》三才医学模式与近年医学界提出的"社会-心理-生物医学模式"的基本观点是相通的。
   - (4)《内经》"天地人三才"医学模式对于推动中医学术发展和提高诊治疾病、预防疾病的效果，具有深远的指导意义。

3. 《内经》是一部治病的法书
   - (1)《内经》不仅是一部阐述中医学理论的著作，而且是一部治病的法书。
   - (2)《内经》所阐述的中医学理论是分析人体生理病理，指导疾病的诊断、治疗、预防的重要武器，至今仍然具有重要的实践价值。
   - (3)《内经》还记载了许多病证，许多内容和观点至今仍是临床实践所必须遵循的原则，为后世临床医学的发展树立了楷模。
   - (4)《内经》虽然没有明确提出"辨证论治"的治疗原则，但从它的脏腑分证、六经分证来看，却正是后世"辨证论治"理论及方法的起源。
   - (5)《内经》在治疗方面提出了因人、因时、因地制宜及因势利导、治病求本、同病异治、异病同治、标本缓急、补虚泻实、寒热温清、预防及早治等原则。
   - (6)《内经》在治法方面，除了针灸和药治外，还广及精神疗法、按摩、导引、药熨、渍浴、术数等方法，这些均说明了《内经》治法的广泛性、多样性、原则性和灵活性。

4.《内经》树立了多学科研究医学的典范
- （1）《内经》对中医学的贡献，不仅在于它汇集了秦汉以前的医学成就，而且也为我们展示了古代科学家多学科研究医学的典范。
- （2）《内经》还记述了较为丰富的生物钟思想，认识到人体脏腑、经络气血的变化存在着昼夜节律、潮汐节律、周月节律。
- （3）《内经》多学科内容还有很多，如：天文学、历法学、生物学、哲学、物候学等。
- （4）《内经》时代这种多学科综合研究医学的形式，一方面固然反映了古代科学尚未精确分化的特点，但另一方面却说明了医学科学与其他自然科学以及哲学之间互相联系、互相渗透。

5.《内经》创建经络学说，发明针灸疗法
- （1）从《内经》以前的有关史料看，针灸疗法的应用和经络的发现，经历了漫长的历史过程。在《内经》诞生以前，这些经验的累积和理论的片断颇为零星，尚未形成系统。
- （2）《内经》形成了包括正经、奇经、经别、别络、经筋、皮部等内外连属的经络系统，明确了"经络之相贯，如环无端"。
- （3）经络现象是中医学的一大发现，中医学以朴素的形态揭示证明了人体是一个具有多种多样内在联系的统一的整体系统。
- （4）经络学说集中体现了中医学用整体系统的观点观察人体和治疗疾病的这一特点。

二、重点内容

《内经》学术价值主要在于
- （1）《内经》奠定了中医学独特的理论体系。
- （2）《内经》确定了"天地人三才"医学模式。
- （3）《内经》是一部治病的法书。
- （4）《内经》树立了多学科研究医学的典范。
- （5）《内经》创建经络学说，发明针灸疗法。

三、考点分析

本节内容属于了解内容，有时会出选择题。

测试与考研栏——驰骋考研战场，成就高分能手

一、选择题

1.《内经》诊法学说特别强调的是
- A. 望神色
- B. 切脉
- C. 问诊
- D. 望形态
- E. 诸诊合参　　（北京中医药大学）

2.《内经》经络系统的内容不包括
- A. 经脉
- B. 络脉
- C. 经筋
- D. 皮部
- E. 输穴　　（北京中医药大学）

3. 下列哪项不是八节所指
- A. 立春
- B. 春分
- C. 立秋
- D. 白露
- E. 秋分　　（北京中医药大学）

4.《内经》理论体系学术特征产生的背景不包括
- A. 封建礼教的束缚
- B. 自然哲学的影响
- C. 科技水平的低下
- D. 直观方法的使用

【肯定】A君：只有蠢材才会匆忙地肯定一件事，聪明人遇事是要反复思考的。
B君：你肯定？
A君：当然！

E. 思辨方法的崇尚　　（北京中医药大学）
5. 阴阳家的主要思想是重视先兆征象和
　　A. 比类取象　　　　B. 运用符号
　　C. 审察于物　　　　D. 顺应四时规律
　　E. 同类相应　　　　（长春中医药大学）
6. 对《内经》理论体系形成影响最大的是
　　A. 儒家　　　　　　B. 道家
　　C. 阴阳家　　　　　D. 墨家
　　E. 名家　　　（多选，长春中医药大学）

二、填空题

1. 意象思维包括＿＿＿、＿＿＿和＿＿＿三个方面。　　　　　　　（北京中医药大学）
2. 《内经》的意象思维的运用主要有＿＿＿和＿＿＿两个方面。　（北京中医药大学）
3. 同类相应的法则在《内经》中主要体现为＿＿＿相应和＿＿＿相应。（北京中医药大学）
4. 人相应就是人与＿＿＿的统一，人与＿＿＿的统一，人与＿＿＿的统一。
　　　　　　　　　　　（北京中医药大学）
5. 《内经》理论体系的学术特征就是从＿＿＿、＿＿＿、＿＿＿三个角度来把握人体生命规律。　　　　　（北京中医药大学）
6. 运数比类是以＿＿＿表示抽象意义，并通过＿＿＿体悟提出理论的方法。
　　　　　　　　　　　（北京中医药大学）

三、名词解释

司外揣内　　　　　　　（北京中医药大学）

四、问答题

1. 谈谈你对"天人相应观"的认识。
　　　　　　　　　　　（北京中医药大学）
2. 谈谈你对"四时五脏阴阳"的看法。
　　　　　　　　　　　（北京中医药大学）

五、论述题

1. 从《内经》理论体系的学术特征来谈谈你对肝脏的认识。　　　（北京中医药大学）
2. 结合《内经》谈谈如何从变化的角度把握人体生命规律。　　　（北京中医药大学）

下篇 各 论

第一章 哲学思想

板书与教案栏——浓缩教材精华，打破听记矛盾

本章节包含了程士德主编的《内经讲义》(第一章　阴阳)，王洪图主编的《内经选读》(下篇　原文导读　相关篇章)、《内经讲义》(中篇　第一章　阴阳五行)，烟建华主编的《内经选读》(原文导读　第一章　气·阴阳·五行)，王庆其主编的《内经选读》(第三单元　阴阳五行)翟双庆主编的《内经选读》(原文导读第一章哲学思想)，贺娟、苏颖主编的《内经讲义》(原文导读　第一章　天地合气　第二章　阴阳应象)等教材的重点经文，主要内容涉及阴阳学说、五行学说与精气学说。

第一节　素问·阴阳应象大论

(一) 重点经文
1. 黄帝曰：阴阳者，天地之道也，万物之纲纪，变化之父母，生杀之本始，神明之府也，治病必求于本。
2. 故积阳为天，积阴为地。阴静阳躁，阳生阴长，阳杀阴藏。阳化气，阴成形。寒极生热，热极生寒。寒气生浊，热气生清。清气在下，则生飧泄；浊气在上，则生䐜胀。此阴阳反作，病之逆从也。
3. 故清阳为天，浊阴为地；地气上为云，天气下为雨；雨出地气，云出天气。故清阳出上窍，浊阴出下窍；清阳发腠理，浊阴走五脏；清阳实四支，浊阴归六府。

(二) 考点分析　本段主要讲述了阴阳的基本概念、阴阳的属性特征及其相互对立、相互依存的关系，容易出选择题、填空题、名词解释及问答题。

(三) 名词解释
1. 天地之道：天地，泛指自然界。道，法则，规律。
2. 变化之父母：阴阳运动是事物变化的根本原因。
3. 神明之府：神明，指自然界生长变化万物的内在力量。府，所在之处。神明之府即谓万物神妙莫测的变化源于阴阳。

【将军的儿子】某将军的年轻太太生了个儿子，将军想知道儿子长得像谁，急忙派他的副官到产科医院去调查，副官回来对将军说："完全像您！""那就对了，好吧，再把详细情况向我报告。""细看了一下，您的儿子头上光光，没有头发，肚子大大，会吃会喝，整天不是睡觉就是大哭大闹，有一帮人围在身边转。"报告说。

（三）名词解释	4. 积阳为天，积阴为地：天为轻清之阳气上升积聚而成，地为重浊之阴气下降凝聚而成。此明天地之阴阳属性及其形成。 5. 阴静阳躁：阳性动，阴性静，此明动静为阴阳之性。躁，动也。 6. 阳生阴长，阳杀阴藏：二句可作互文理解，指阴阳两个方面的协调统一，总而言之，阴阳既为万物生长之本，又为藏杀之本；分而言之，阳既主生发也主肃发，阴既主长养也主藏敛。 7. 阳化气，阴成形：此言阴阳的功能。阳动而散，可将有形之物化为无形之气；阴静而凝，可将无形之气凝结为有形之物。 8. 寒极生热，热极生寒：此以寒热互变为例，明阴阳的转化。极，极致，极点。 9. 寒气生浊，热气生清：以寒热为例，论阴阳的作用。寒属阴，阴主凝而不散，故生浊；热属阳，阳主动而不凝，故生清。 10. 飧泄：指腹泻而大便中挟有未消化的食物，又称完谷不化。 11. 膜胀：膜，胀满。膜胀即指胸膈胀满。
（四）原文阐释	1. 阴阳是自然运动的总规律，是分类事物的纲领，是事物生杀变化的根本原因，所有事物和现象都是阴阳运动而产生的。人之疾病也是阴阳运动的结果，因此治疗疾病须抓住阴阳这一根本原因。 2. 阳气清轻积聚为天，阴气重浊凝聚为地。阴性安静，阳性躁动；阴阳相互为用，共同主持事物的生长收藏。阳气可将有形之物化为气，阴气可使无形之气成为物。阴寒之极可变生阳热，而阳热过亢亦可变生阴寒。寒属阴主凝，可聚而生浊；热属阳主散，可化而生清。人身之清气属阳应上升，若反下陷可生飧泄等病；浊气属阴应下降，若反上逆可生胸腹胀满等病。 3. 清阳上升形成天，浊阴下降形成地。地气上升化为云，天气下降变为雨；雨虽来源于天气，但实出地气所化之云；云虽为地气上升而成，但实出天气所化之雨。天地云雨阴阳互化而互根。人身亦然，其清阳者上升出于五官七窍、向外宣发而敷布于肌肤四肢；浊阴者向下出于前后二阴之窍、向内沉降而为精血津液。
（五）理论分析	1. "治病必求于本"的含义 　（1）"治病必求于本"意为阴阳为自然万物之本，人为万物之一，疾病亦本于阴阳，故当求阴阳之本而治。 　（2）句中的"本"指阴阳而言，因为阴阳是"天地之道也，万物之纲纪，变化之父母，生杀之本始"，而疾病的发生和发展变化的根本原因也就是阴阳的失调。 　（3）要做到"治病必求于本"就必须在诊断上诊察阴阳的失调状况，而治疗则要重视纠正阴阳的偏盛偏衰，恢复和促进其平衡协调。 2. "阳生阴长，阳杀阴藏"的理解 　（1）"阳生阴长，阳杀阴藏"二句可作互文理解，指阴阳两个方面的协调统一。 　（2）总而言之，阴阳既为万物生长之本，又为藏杀之本。 　（3）分而言之，阳既主生发也主肃发，阴既主长养也主藏敛。

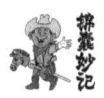

辛甘发散为阳，酸苦涌泄为阴。（《素问·阴阳应象大论》）

第一章 阴阳五行

（五）理论分析

3. "阳生阴长，阳杀阴藏"历代医家又多有发挥
- (1) 张志聪《黄帝内经素问集注》："春夏者，天之阴阳也，故主阳生阴长；秋冬者，地之阴阳也，故主阳杀阴藏。"系从天地四时阴阳的生长收藏作用加以说明。
- (2) 张介宾《类经·阴阳类》："此即四象之义。阳生阴长，言阳中之阴阳也；阳杀阴藏，言阴中之阴阳也。"系从阴阳之间的相反相成，对立统一关系加以发挥。
- (3) 李中梓《内经知要》："……阳生阴长，此阴阳之治也；……阳杀阴藏，此阴阳之乱也。"系从阴阳之治乱，即正常与失常的角度加以说明。
- (4) 以上各家的不同发挥，说明经文的要旨在于既指出阴阳的可分性——阴阳之中更分阴阳，又阐明了阴阳之间的相辅相成的对立统一关系。

4. "清气在下，则生飧泄；浊气在上，则生䐜胀"的理解
- (1) "清气在下，则生飧泄；浊气在上，则生䐜胀"，具体论述了人体阴阳升降失常造成的病理变化和所致的病证举例，不仅是运用阴阳学说说明人体病理的具体体现，也是对"治病必求于本"的具体申明，具有重要的临床指导意义和实用价值。
- (2) 清阳不升而下陷可致多种临床病证，如眩晕、泄泻等，益气升阳是基本治则，东垣补中益气汤、升阳除湿汤等方，即是其代表。其中，飧泄是指完谷不化的一类泄泻，系由中气虚陷，清阳不升而致。
- (3) 浊阴不降而上逆，亦可致许多病证，常见的如痞证、胸腹胀满、鼓胀等，而且浊阴不降在病机上也每与清阳不升有关。

5. "清阳出上窍，浊阴出下窍；清阳发腠理，浊阴走五脏；清阳实四支，浊阴归六府"的含义：此句旨在说明清阳和浊阴在人体中的不同的分布和走向，其中三对"清阳"、"浊阴"所指有所不同
- (1) "清阳出上窍，浊阴出下窍" 此清阳即饮食所化之精微，其轻清上升为呼吸之气，并布散于头面七窍，以成发声、视觉、嗅觉、味觉、听觉等功能；其糟粕重浊沉降，由前后二阴排出。
- (2) "清阳发腠理，浊阴走五脏" 此清阳为饮食所化之精微，其轻清部分外行于腠理肌表，其浓稠部分内注于五脏。此清阳指卫气，浊阴指精血精液（也有教材认为此"清阳""浊阴"指阳气、阴精，可参）。
- (3) "清阳实四支，浊阴归六府" 此清阳即饮食物化生的精气，充养于四肢；其代谢后的糟粕，由六腑排出。支，肢的古字。
- (4) 由此可见阴阳为一对相对概念，在不同范畴中所指不同。此外，此句提示我们清阳之气向上，向外升发；浊阴之气向下，向内沉降为后世治疗学中多种治疗法提供了依据，如治疗耳目失聪的益气升提法；治疗表证的宣肺发散法；治疗手足厥逆的温阳法；治疗肠胃积滞的攻下法；治疗水肿的利水逐水法，都是在这个理论的启发下发展起来的。

【罚】一司机酒后开车，撞伤了路边的行人。交警在勘察现场时，对司机说："酒后开车，要重罚。""罚就罚吧！"司机打着酒嗝说："罚三杯还是罚五杯？"

（一）重点经文

1. 水为阴,火为阳,阳为气,阴为味。味归形,形归气,气归精,精归化,精食气,形食味,化生精,气生形。味伤形,气伤精,精化为气,气伤于味。
2. 阴味出下窍,阳气出上窍。味厚者为阴,薄为阴之阳。气厚者为阳,薄为阳之阴。味厚则泄,薄则通。气薄则发泄,厚则发热。壮火之气衰,少火之气壮。壮火食气,气食少火。壮火散气,少火生气。
3. 气味辛甘发散为阳,酸苦涌泄为阴。

（二）考点分析
本段主要讲述了水火气味的阴阳属性、味形气精味的转化关系、壮火少火的概念及其对人体的影响。容易出选择题、填空题、名词解释及问答题。

（三）名词解释

1. 阴味出下窍,阳气出上窍:凡药食之味属阴,多沉降而走下窍;凡药食之气属阳,多升散而达上窍。
2. 味厚则泄,薄则通:味属阴,自下窍而出。味厚者为阴中之阴,故偏走下窍的后阴,而有泄下之功,如大黄之类;味薄者为阴中之阳,故偏走下窍的前阴,而有通利之用,如泽泻之类。
3. 气薄则发泄,厚则发热:气药属阳,阳性炎上而性热。气厚者为阳中之阳,故阳性极盛而具有发热之功,如乌头、附子之类;气薄者为阳中之阴,故药力不至于发热,而仅有阳性发散之功,如麻黄、桂枝之类。
4. 壮火之气衰,少火之气壮:马莳认为以气味辛热纯阳者为壮火,辛甘温和者为少火。气,指人身之精气。如马莳注:"气味太厚者,火之壮也。用壮火之品,则吾人之气不能当之而反衰矣,如用乌、附之类,而吾人之气不能胜之,故发热。气味之温者,火之少也。用少火之品,则吾人之气渐而生旺,血亦壮矣,如用参、归之类,而气血渐旺者是也。"以气味辛热纯阳者为壮火,辛甘温和者为少火。气,指人身之精气。又张介宾将壮火、少火释为人体生理之火和病理之火。如张介宾注:"火,天地之阳气也。天非此火,不能生物;人非此火,不能有生。故万物之生,皆由阳气。但阳和之火则生物,亢烈之火反害物,故火太过则气反衰,火和平则气乃壮。"此将壮火、少火释为人体生理之火和病理之火,可参。
5. 气味辛甘发散为阳,酸苦涌泄为阴:以药物的五味划分阴阳,辛走气,性主发散,甘入脾,灌溉四旁,均作用于无形之气,故属阳;酸主收敛,苦主泻下,二者合用又有上涌作吐,下行作泻之功用,均作用于有形之物,故属阴。

（四）原文阐释

1. 水性属阴,火性属阳。药物饮食之气因其无形而升散所以为阳。药物饮食之味因其有质而沉降所以属阴。饮食水谷五味可以充养形体,而形体也依赖人身元气的充养,饮食水谷五味之气可以生成人的阴精,人体的阴精又依赖气化产生。饮食五味虽然能充养形身,但五味太过反能伤害形身;饮食五气虽能化生精气,但五气太过也能伤害精气。人体之精能够化生气,气也可以因为饮食五味偏嗜而受伤。
2. 药物之气属阳,味属阴。阴味偏入下窍,阳气偏入出上窍。味属阴,味厚者为阴中之阴,具有泻下大便的作用;味薄者为阴中之阳,具有通利小便的作用。气属阳,气厚者为阳中之阳,有发热的作用;气薄者为阳中之阴,具有发散的功能。凡药性纯阳峻烈者,易耗损人体精气;药性温和者,可助益人体精气。
3. 五味之辛走表,具有发散的功能;甘入脾,可化生精微以溉四旁,两者均属阳。酸主收敛,苦主泻下,二者合用又可上涌作吐,下行作泻,均属阴。

(五)理论分析
1. 药食气味阴阳理论
　(1)《素问·阴阳应象大论》从气味论药食作用机理,将气味划分为不同的阴阳属性,阳性作用是向上向外,阴性作用是向下向内。
　(2)以气味分阴阳,则气属阳、味属阴,进一步又可以气味厚薄复分阴阳,则有阳中之阳、阳中之阴和阴中之阴、阴中之阳,其作用在向上向外之中又有发热与发散的不同,在向内向下之中又有泄与通的不同。
　(3)独以味分阴阳,则辛甘发散为阳、酸苦涌泄为阴。
　(4)药食作用对于人体有利有弊,如药性温和之品可补益精气,但药性峻烈之品则易损伤精气;用药适宜能增益、协调阴阳,气味太过反能损伤阴阳,造成新的阴阳失调。药物气味论是中药学的理论基础之一。

2. 关于"壮火""少火"的含义
　(1)对于壮火、少火的含义,后世医家有不同解释。
　(2)我们觉得马莳注较为符合经旨,认为是指药食气味和缓与峻烈而言。纯阳峻烈之品,其作用称壮火,如乌头、附子之类,能耗伤人体精气,故云"壮火散气";温柔和缓之品,其作用称少火,如当归、人参之类,能补益人体精气,故云"少火生气"。观上下文义,此解自是合于经旨。
　(3)然而张介宾之注将壮火、少火的概念引申为生理、病理之火,丰富了中医病理学内容,学术意义更深远。

3. 壮火、少火理论及其对临床的指导意义
　(1)"壮火之气衰,少火之气壮",虽其本义是阐述药物的峻烈和温和对人体正气的不同作用,却在更深的层次上表明了人体"气"与"火"之间的关系,即亢盛的阳气消耗人体的正气,而温和的阳气助益人体的正气。
　(2)这一理论在《内经》理论中阐发颇多,如《素问·阴阳应象大论》"热伤气",《素问·举痛论》"炅则气泄"等,均是认为火热太过之气耗伤人体精气。这一病理学观点对后世医家认识火热证病理和治疗影响极大。
　(3)张仲景在治疗发热证的方药中加入补气药,如白虎汤、竹叶石膏汤中用人参,皆是补热邪耗伤之气。
　(4)金元四大家之一的李东垣据本篇的"气火"理论,提出了"火者,元气之贼","火与元气不两立,一胜则一负"的观点,认为火盛则气衰,气盛则火灭,因此,将《内经》对火热证的病理学观点应用于治疗,主张"甘温益气除热"的治疗发热证的方法,设立了一系列甘温除热的方药,最典型的为"补脾胃泻阴火升阳汤""补中益气汤",为后世治疗发热证提供了极为重要的理论和方法。
　(5)临床上,壮火食气每多见气虚火旺证,或火旺伤气同时出现。火热与气虚常多夹杂,如既见神疲乏力,气短懒言,语声无力,两腿酸软,情绪淡漠等气虚表现,又现舌红苔黄,便干溲黄,面红目赤,五心烦热、衄血等为火旺之症。治疗上若一味清火则有伤阴耗气之弊,纯以补气则有助火增邪之虑,当合气补与清火于一方,且视气火二者病势孰轻孰重而选择药味,权衡药量。补气选温和补养之品,以寓少火生气之意,而远过热助火之品,以免壮火食气之弊;治火宜寒凉之类,而避大寒之属,以防伤阳。

　【**母鸡的腿**】学友:"爸爸,为什么母鸡的腿这么短?"爸爸:"傻瓜,连这点都不懂!要是母鸡的腿长了,下蛋时,蛋不是要摔破了么?"

三

- **(一) 重点经文** 阴胜则阳病,阳胜则阴病。阳胜则热,阴胜则寒。重寒则热,重热则寒。
- **(二) 考点分析** 本段讲述了药食阴阳偏胜的病理表现,易出原文阐释题及问答题。
- **(三) 名词解释** 重寒则热,重热则寒:重,作重复、重叠;也可作极解。本义为久服酸苦之味,易从木火热化;久服辛甘之味,易从凉湿寒化。后世引申为阴寒和阳热发展到"极"或"重"的程度,就会向其相反的方面转化,此以寒热互变的现象,阐释了阴阳在一定条件下的相互转化关系。
- **(四) 原文阐释** 阴胜是指药食酸苦涌泄之味太过,则伤人体的阳气;阳胜是指药食辛甘发散之味太过,则伤人体的阴精。用辛甘太过就会产生热病;用酸苦太过就会产生寒病。酸化木,苦作火,久服酸苦之味,易从木火热化;辛化金,甘化土,久服辛甘之味,易从凉湿寒化。后世将之引申指人体阴阳寒热盛衰的病理原则。
- **(五) 理论分析**
  1. 关于"阴胜则阳病,阳胜则阴病"可以从三个层次理解发挥
     - (1) 联系上文,此句指阴胜是指药食酸苦涌泄之味太过,则伤人体的阳气;阳胜是指药食辛甘发散之味太过,则伤人体的阴精。
     - (2) 是下文寒热病机之论,此句指阴阳偏盛偏衰的病机。
     - (3) 推而广之,从哲学角度来说,本句经文又说明了阴阳之间的对立斗争和消长的关系,阳长而阴消,阴消而阳长,两者互相斗争互为消长。
     - (4) 上述三种解释从药食气味、疾病病理至阴阳法则等不同角度阐释了《内经》这一理论,是对中医阴阳学说的进一步发挥和完善。
  2. "重寒则热,重热则寒"的理解
     - (1) 重,作重复、重叠解;也可作极解。
     - (2) 本义为久服酸苦之味,易从木火热化;久服辛甘之味,易从凉湿寒化,后世引申为阴寒和阳热发展到"极"或"重"的程度,就会向其相反的方面转化。
     - (3) 也可以认为是从哲学角度说明阴阳之间在一定的条件下可以向对立面转化。
     - (4) 也可从病机角度说明阴阳寒热的转化病机。
     - (5) 值得说明的是,阴阳寒热只有在一定条件下才能向对立面转化,"重"就是转化的条件。

四

- **(一) 重点经文** 寒伤形,热伤气。气伤痛,形伤肿。故先痛而后肿者,气伤形也;先肿而后痛者,形伤气也。
- **(二) 考点分析** 本段指出寒邪热邪伤人的不同,易出选择题和填空题。
- **(三) 名词解释** 寒伤形,热伤气:形指形体;气指气机。寒为阴邪,故伤人形体;热为阳邪,故伤人气分,扰乱气机。
- **(四) 原文阐释** 寒邪伤人形体,热邪伤人气分。气伤则气机阻滞不通而痛,形伤则营血郁遏化热成肿。先痛而后肿是气先伤而及于形体,先肿而后痛是形先伤而影响气机。

五

- **(一) 重点经文** 风胜则动,热胜则肿,燥胜则干,寒胜则浮,湿胜则濡泻。

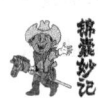

阴胜则阳病,阳胜则阴病。(《素问·阴阳应象大论》)

(二) 考点分析　本段讲病因辨证,论风、热、燥、寒、湿之气太过的病变特点,为重要内容,容易出选择题、填空题、名词解释、问答题。(相似经文出现在《素问·六元经大论》,为"故风胜则动,热胜则肿,燥胜则干,寒胜则浮,湿胜则濡泄,甚则水闭胕肿,随气所在以言其变耳"也须学生背诵掌握。)

(三) 名词解释
1. 风胜则动:风邪太过,可导致肢体动摇震颤或头目晕眩。
2. 热胜则肿:热胜则阳气内郁化热,营气逆于肉理,聚为痈疡红肿。
3. 燥胜则干:燥邪太过则易出现内外津液干涸的病证。
4. 寒胜则浮:浮,浮肿。寒为阴邪,易伤阳气,阳气不行,聚水为水肿。
5. 湿胜则濡泄:濡泻,又称湿泻。脾被湿困,不能运化水谷,故泄泻便溏。

(四) 原文阐释　风邪太过,可导致肢体动摇震颤或头目晕眩。热胜则阳气内郁化热,营气逆于肉理,聚为痈疡红肿。燥邪太过则易出现内外津液干涸的病证。寒为阴邪,易伤阳气,阳气不行,聚水为水肿。湿盛困脾,不能运化水谷,故泄泻便溏。

(五) 理论分析　"风胜则动,热胜则肿,燥胜则干,寒胜则浮,湿胜则濡泻"的理解

(1)《内经》认为六淫的致病特点是"风胜则动,热胜则肿,燥胜则干,寒胜则浮,湿胜则濡泻。"自然界有四时五行的变化,产生寒暑燥湿风的不同气候,寒暑燥湿风的太过伤人便是六淫邪气。

(2) 六淫邪气侵袭人体首先损伤人的形体,如风气太过,引起肢体动摇震颤或头目眩晕;燥邪太过,引起人体内外干涩;火热太过,引起营气壅滞肉理,聚为痈疡红肿;寒邪太过,损伤阳气,阳气不行,聚水成为浮肿;湿邪太过,脾被湿困,失于健运,升降失常,水谷不分而致泄泻稀溏,故濡泻又称湿泻。

(3) "风胜则动,热胜则肿,燥胜则干,寒胜则浮,湿胜则濡泻"提出了病因辨证的观点,对临床分析病机以及确立治法都具有重要意义。

(4) 后世将动摇振颤等症状视为内风之象,将津液干涸的表现归为内燥所生等,均是对原文的引申发展。后世治疗泄泻常用的健脾以运湿、苦温以燥湿、淡渗以利湿、芳香以化湿、助阳以温化寒湿、苦寒以清泄湿热等方法,都是根据"湿胜则濡泻"理论制定的。

(5) 风热燥寒湿本是自然界气候变化要素,其太过各有征象,而其致病则显示相应病象,医家便据此探求病因病理,不仅强调了病因辨证的要点,而且丰富了"六气为病"的病机学说。

(一) 重点经文　天有四时五行,以生长收藏,以生寒暑燥湿风。人有五脏,化五气,以生喜怒悲忧恐。故喜怒伤气,寒暑伤形。暴怒伤阴,暴喜伤阳。厥气上行,满脉去形。喜怒不节,寒暑过度,生乃不固。故重阴必阳,重阳必阴。故曰:冬伤于寒,春必温病;春伤于风,夏生飧泄;夏伤于暑,秋必痎疟;秋伤于湿,冬生咳嗽。

【"谁的蛋坏了?"】一些领导到某地开会,当地习惯早餐是馒头、稀饭,并且每人一个鸡蛋。这天早晨,一领导剥开一个鸡蛋,是坏的,就跟服务小姐说:"给我换一个,这个鸡蛋坏了。"不一会儿,小姐就回来了,可是忘了是哪个人了,就高声喊了起来:"谁的蛋坏了?"众领导沉默不语。小姐又喊了一句:"谁的蛋坏了?"还是没人答应。这时,餐厅主任过来对服务员说:"你这小姑娘真没礼貌,应该这样问:'哪位领导的蛋坏了?'"忽然,餐厅主任觉得这话不对劲,赶紧又改口又高声喊了一句:"哪位领导是坏蛋?"

(二)考点分析　本段讲了六淫七情的致病特点。容易出选择题、填空题、问答题。

(三)名词解释
1. 喜怒伤气,寒暑伤形:"喜怒",概指七情;"寒暑",概指六淫。七情太过,损伤五脏气机;六淫伤人,首犯形体肌表。
2. 暴怒伤阴,暴喜伤阳:张介宾注:"暴怒则肝气逆而血乱,故伤阴。暴喜则心气缓而神逸,故伤阳。"阴,指肝;阳,指心。暴怒则肝气横逆而血乱;暴喜则心气弛缓而神逸。
3. 厥气:指厥逆之气,气由下向上逆行。
4. 冬伤于寒,春必温病:冬季感受寒邪,不即时发病,至来年春季阳气发越,产生温热疾病。
5. 春伤于风,夏生飧泄:春季感受风邪,不即时发病,留连于夏季,克伐脾土,产生完谷不化的泄泻。
6. 夏伤于暑,秋必痎疟:痎疟,疟疾的总称。夏季感受暑邪,暑汗不出,暑热内伏,至秋季,新凉外束,产生寒热往来的疟疾。
7. 秋伤于湿,冬生咳嗽:夏秋之交,感受湿邪,不即时发病,至冬季,湿郁化热,冬寒外闭,乘袭肺金,产生咳嗽。

(四)理论分析
1. "喜怒伤气,寒暑伤形"与"暴怒伤阴,暴喜伤阳"
　(1)《内经》提出了七情致病的特点,如云:"喜怒伤气,寒暑伤形",喜怒,概指七情;寒暑,概指六淫。七情太过由内而发,先伤五脏之气,故情志致病首先导致人体脏腑气血紊乱而发病;六淫从外而入,先伤外在身形,故外感病一般先伤形由表而入里。
　(2)"暴怒伤阴,暴喜伤阳",阴,指肝;阳,指心。暴怒则肝气横逆而血乱,故伤阴;暴喜则心气弛缓而神逸,故伤阳。因而原文称之"喜怒不节,寒暑过度,生乃不固。"若喜怒不节,则戕伤五脏之气,寒暑过度,则伤及外在身形,内外俱伤,人的生命就会受到危害。

2. 冬伤于寒,春必温病;春伤于风,夏生飧泄;夏伤于暑,秋必痎疟;秋伤于湿,冬生咳嗽
　(1)本段可从伏邪发病的观点理解。所谓伏邪发病,是指邪气外袭,潜藏体内,伏而后发,开始即出现里证,或表证里证同时并见,与先见表证的一般外感表证不一样。
　(2)本段可以与《素问·四气调神大论》、《素问·生气通天论》的相关内容参看。

七

(一)重点经文
1. 帝曰:余闻上古圣人,论理人形,列别藏府,端络经脉,会通六合,各从其经,气穴所发,各有处名,溪谷属骨,皆有所起,分部逆从,各有条理,四时阴阳,尽有经纪,外内之应,皆有表里,其信然乎?岐伯对曰:东方生风,风生木,木生酸,酸生肝,肝生筋,筋生心,肝主目。其在天为玄,在人为道,在地为化。化生五味,道生智,玄生神。神在天为风,在地为木,在体为筋,在藏为肝,在色为苍,在音为角,在声为呼,在变动为握,在窍为目,在味为酸,在志为怒。怒伤肝,悲胜怒;风伤筋,燥胜风;酸伤筋,辛胜酸。
2. 南方生热,热生火,火生苦,苦生心,心生血,血生脾,心主舌。其在天为热,在地为火,在体为脉,在藏为心,在色为赤,在音为徵,在声为笑,在变动为忧,在窍为舌,在味为苦,在志为喜。喜伤心,恐胜喜;热伤气,寒胜热;苦伤气,咸胜苦。

审其阴阳,以别柔刚,阳病治阴,阴病治阳,定其血气,各守其乡。(《素问·阴阳应象大论》)

（一）重点经文
3. 中央生湿,湿生土,土生甘,甘生脾,脾生肉,肉生肺,脾主口。其在天为湿,在地为土,在体为肉,在藏为脾,在色为黄,在音为宫,在声为歌,在变动为哕,在窍为口,在味为甘,在志为思。思伤脾,怒胜思;湿伤肉,风胜湿;甘伤肉,酸胜甘。
4. 西方生燥,燥生金,金生辛,辛生肺,肺生皮毛,皮毛生肾,肺主鼻。其在天为燥,在地为金,在体为皮毛,在藏为肺,在色为白,在音为商,在声为哭,在变动为咳,在窍为鼻,在味为辛,在志为忧。忧伤肺,喜胜忧;热伤皮毛,寒胜热;辛伤皮毛,苦胜辛。
5. 北方生寒,寒生水,水生咸,咸生肾,肾生骨髓,髓生肝,肾主耳。其在天为寒,在地为水,在体为骨,在藏为肾,在色为黑,在音为羽,在声为呻,在变动为栗,在窍为耳,在味为咸,在志为恐。恐伤肾,思胜恐;寒伤血,燥胜寒;咸伤血,甘胜咸。

（二）考点分析　本段重点介绍了四时五脏阴阳的系统结构,其主要内容是论述题的主干。

（三）名词解释
1. 东方生风、南方生热、中央生湿、西方生燥、北方生寒:五方生五气,五气为五时主气。古代以黄河中游为中心的地理特点,形成了东方、春季风行气温,南方、夏季炎热,中央、长夏潮湿,西方、秋季干燥,北方、冬季寒冷的气候特点。
2. 风生木、热生火、湿生土、燥生金、寒生水:风热湿燥寒为在天之五气,木火土金水为在地之五行。此言在天之五气化生在地之五行,以自然现象而言,风动则木荣,热极则火生,湿润则土旺,燥则刚劲为金之性,气为寒凝则化为水。
3. 筋生心、血生脾、肉生肺、皮毛生肾、髓生肝:筋、血、肉、皮毛、髓分别代表所生之脏。此言五脏之间的相生关系。
4. 角、徵、宫、商、羽:为古代五音,分属五行。角音应木气而展放,徵音应火气而高亢,宫音应土气而平稳,商音应金气而内收,羽音应水气而下降。将五音分别归属于五行五脏,用以说明不同的音调对人体不同脏腑的功能产生的不同影响。
5. 呼、笑、歌、哭、呻:为五声,是五脏功能变动的反映。
6. 握、忧、哕、咳、栗:此言五脏病变的表现。握,抽搐拘挛之类的症状,为筋的病象,属肝。忧,于鬯《香草续校书》云:"此忧字盖当读为噎。心之变动为噎,与下文言肺之志为忧者不同。忧既为肺志,自不应复为心之变动也。"噎,《说文解字·口部》:"噎,语未定貌。"为言语吞吐反复不定,为心神不宁之病象。哕,即干呕,为脾胃之病象。咳,为肺气上逆之病象。栗,即战栗,为肾虚寒水病象。
7. 溪谷:亦做"谿谷",指大小分肉,可泛指人身的肌肉间隙。

（四）理论分析
1. 四时五脏阴阳观
(1) 本段以阴阳化生五行为基本观点,进一步运用五行揭示人体以及人体与自然界的整体联系,提出"四时五脏阴阳"的系统结构(见表1),该系统结构是藏象学说的核心内容,体现了人与天地相参、人体表里相应的整体观念。
(2)《内经》运用意象思维、取象比类的方法,按照功能、行为相应或相似的原则,将天地人三个领域中的各种事物和现象进行了五行系统归类,提出了以五脏为中心的内外相应整体观的系统结构,既有相生关系如"风生木,木生酸,酸生肝,肝生筋,筋生心",又有相克关系,如悲胜怒、燥胜风、辛胜酸等。

【秘方】某君四十而谢顶,终日忧烦,一日见报上有治秃秘方的广告,大喜,立即汇款邮购。数日后收到回信:"请问您要假发还是帽子?"

（四）理论分析

1. 四时五脏阴阳观
   - (3) 通过五行归类和生克制化，描述人体脏腑之间，脏腑与体表，以及人体与自然、社会的密切关系，建立了以五脏为主体、外应五时五气的五个功能活动系统，大体勾画出《内经》理论体系的"四时五脏阴阳"的系统结构（见表1），反映了理论体系的整体观念。
   - (4) 这种整体观念，不仅有形成藏象理论的深远意义，而且还有指导临床的积极作用。

表1　四时五脏阴阳结构表

阴阳		阳	阳	阳	阴	阴
五行		木	火	土	金	水
自然界	方位	东	南	中	西	北
	气候	风	热	湿	燥	寒
	五味	酸	苦	甘	辛	咸
	五色	青	赤	黄	白	黑
	五音	角	徵	宫	商	羽
人体	五脏	肝	心	脾	肺	肾
	五窍	目	舌	口	鼻	耳
	五体	筋	脉	肉	皮毛	骨
	五声	呼	笑	歌	哭	呻
	五志	怒	喜	思	忧	恐
	病变	握	嚘	哕	咳	栗

2. 关于五行相互资生和相互制约的关系
   - (1) 相生情况一：是五行之间相生，如筋（肝、木）生心、血（心、火）生脾等。
   - (2) 相生情况二：是同行内相生，如东方生风，风生木，木生酸，酸生肝等。相克即五行间相互制约，如悲胜怒、燥胜风等。
   - (3) 五行相生相克理论反映了自然界事物间存在的正常的资生和制约关系。事物之间既相互依赖、相互资生，又相互制约，构成一个稳定的整体系统。
   - (4) 如果五行生克关系紊乱，就会导致这种稳定状态的破坏，在人则引起疾病。因此，掌握五行生克规律，对于理解人体生理病理规律，指导疾病诊断，确定防治法则是十分重要的。

天地者，万物之上下也；阴阳者，血气之男女也；左右者，阴阳之道路也；水火者，阴阳之征兆也；阴阳者，万物之能始也。故曰：阴在内，阳之守也；阳在外，阴之使也。（《素问·阴阳应象大论》）

（四）理论分析

3. "四时五脏阴阳"系统结构
- （1）《内经》根据"天人相参"的观点，以阴阳五行理论为说理工具，把人体的脏腑组织与自然界的有关事物密切联系起来，形成"四时五脏阴阳"的系统结构。
- （2）综合《内经》各篇有关内容的论述来看，它反映出构成人体的各种脏器组织，并不是杂乱无章地凑合，是按其功能活动的一定规律和一定层次进行着联系，组成以五脏为中心的五个功能活动系统，而这五个系统各具有不同的阴阳五行属性，分别相应于不同的时令节气，构成了"天人一体"的以五脏为主体的内系五腑、五体、五官、五华、五色、五志等，外应五时、五气、五方、五味、五音等五大的生理系统结构。
- （3）该系统既通过五者之间纵横两方面进行着协调联系，维持整体性的生命活动，又通过与自然界的联系，使机体保持着相对的稳态。

4. "四时五脏阴阳"系统结构的意义：体现了《内经》天人合一的思想，对于医学理论的形成和临床辨证论治均有重要的意义
- （1）这一理论确立了人体五脏系统的联系结构，奠定了人是一个以五脏为中心有机整体的基本认识。以五脏为中心的各个系统之间通过五行生克和经脉联络，在生理上相互依赖、相互制约，在病理上相互影响。
- （2）这一理论将人的生命活动与自然变化有机地联系起来，说明了人体与自然界相互收受通应的密切关系。
- （3）概括起来，《内经》"四时五脏阴阳"理论从内外两方面建立了系统整体的生命观，从而为从自然与人的关系方面认识疾病的发生、传变以及诊断、治疗和预防等医学理论的建立，奠定了基础。
- （4）如在生理方面，认为人的脏腑机能受自然环境的影响，五脏功能活动也分别对应于不同的时令。
- （5）如在病理方面，疾病的发生，认为自然环境的变化是导致人体疾病的重要因素，并概括为六淫之邪，同时疾病的进程也受自然阴阳消长的影响而表现出轻重变化。
- （6）在对疾病的诊断和治疗上，也就必须参照自然时序的变化规律来进行，如《素问·脉要精微论》提出的脉应四时的理论，《素问》运气诸篇提出因时制宜的治疗原则。遵照这一理论，"法于阴阳""因时之序"也就成为预防疾病发生的重要原则。

【日行一善】老师问两位学生："你们今天有没有日行一善啊？"

两位学生齐声答道："有啊！"

老师问："做了什么事？"

学生："我们扶一位老太太过马路。"

老师："嗯，很好，但是扶一位老太太过马路，为什么要两个人呢？"

学生："因为那位老太太本来不想过马路的。"

八

(一)重点经文 故曰:天地者,万物之上下也;阴阳者,血气之男女也;左右者,阴阳之道路也;水火者,阴阳之征兆也;阴阳者,万物之能始也。故曰:阴在内,阳之守也;阳在外,阴之使也。

(二)考点分析 本段主要讲阴阳的关系,为重点条文,容易出选择题、填空题、名词解释等。

(三)名词解释
1. 阴阳者,血气之男女:此以阴阳之性及其相互关系认识血气。张志聪注:"阴阳之道,其在人则为男为女,在体则为气为血。"
2. 左右者,阴阳之道路:古代浑天说认为,天体自东向西旋转。人站在地球上仰观天象,可见太空日月星辰自东向西运行,东方为人体之左,天左旋也,而大地则是自西而东旋转,西方为人体之右,地右动也。张介宾注:"阳左而升,阴右而降。"人体气机升降运动亦如此。简言之,天为阳,左行;地为阴,右行。阳从左升,阴从右降,故有左右为阴阳道路的说法。
3. 阴阳者,万物之能始:阴阳变化而生万物,故阴阳为万物之元始。能即胎,元始、本原之意。
4. 阴在内,阳之守也;阳在外,阴之使也:阴在内而为阳之镇守,阳在外而为阴之使役。即阳以阴为基,阴以阳为偶,二者具有相互依存、相互为用的关系。

(四)原文阐释 天地为万物之上下,阴阳在人表现为血气和男女,左右是阴阳运动的道路,水火是阴阳最明显的象征,阴阳是万物的根本。阴阳的关系是:阴藏于内,为阳之守护;阳运于外,为阴之使役,二者相互依赖、相互为用。

(五)理论分析

1. 阴在内,阳之守也;阳在外,阴之使也
   (1) 守,镇守于内;使,役使于外。阴气居于内,为阳气的主持;阳气居于外,为阴气的役使。
   (2) "阴在内,阳之守也;阳在外,阴之使也"的论述,不仅阐明了阴阳两方之间的互根互用关系,而且对人体的生命活动规律进行了高度概括。
   (3) 复杂的生命活动无非是物质与功能之间的对立统一,这一观点对指导临床实践有重要意义。

2. 阴阳的相互关系(总结):阴阳之间具有互根、互动、互制、交感、消长、转化、胜复等相互关系
   (1) 阴阳互根:是指阴阳两者相互依赖,互相以对方为自我存在根据,无阴则无阳,无阳则无阴,如《素问·生气通天论》云:"阴者藏精而起亟也,阳者卫外而为固也。"
   (2) 阴阳互制:是指阴阳之间的相互制约关系,阴阳是对立的,从而又制约着对方,使对方的运动、发展限于一定的度而不太过。失于制约即病,如《素问·生气通天论》云:"阴不胜其阳,则脉流薄疾,并乃狂;阳不胜其阴,则五脏气争,九窍不通。"
   (3) 阴阳互动:是指阴阳的运动特点。阴阳的运动不是孤立的,即阴的运动必伴有阳的运动,阳的运动也必伴有阴的运动。因其互动而交感,交感说阴阳之间通过其相召、相吸的关系而发生交相感应的反应,《素问·天元纪大论》所说的"上下相召""上下相临,阴阳相错"即是。因交感互动而有消长、胜复、转化等。

（五）理论分析	2. 阴阳的相互关系（总结）：阴阳之间具有互根、互动、互制、交感、消长、转化、胜复等相互关系	（4）阴阳消长：是指阴阳之间由于互相制约而表现出的随时序变化而盛衰的动态过程，如《灵枢·营卫生会》云"夜半为阴陇，夜半后而为阴衰，平旦阴尽而阳受气矣。日中为阳陇，日西而阳衰，日入阳尽而阴受气矣。"
		（5）阴阳胜复：是说如果阴阳一方发生偏胜，总有被报复的结果。胜复的关系主要和五行理论相结合，用于五运六气学说，说明气象、气候的循环往复的现象。
		（6）阴阳转化：阴阳虽是相对立的，但在一定条件下可以相互转化，阳可转化为阴，阴也可转化为阳，形成新的事物。

（一）重点经文　帝曰：法阴阳奈何？岐伯曰：阳胜则身热，腠理闭，喘麤为之俯仰，汗不出而热，齿干以烦冤，腹满，死，能冬不能夏。阴胜则身寒、汗出，身常清，数慄而寒，寒则厥，厥则腹满，死，能夏不能冬。此阴阳更胜之变，病之形能也。

（二）考点分析　本段原文重点论述了仿效阴阳，辨别疾病阴阳盛衰及与季节阴阳的消长的关系。易出问答题。

（三）名词解释　喘麤为之俯仰，麤，同"粗"，俛，同"俯"。谓气息喘急粗促而前俯后仰。

（四）理论分析　阳胜病能冬不能夏，阴胜病能夏不能冬的分析	1. 阳邪胜故身热，阳邪实于表则腠理闭塞，实于里则喘粗不得卧，前俯后仰。若不出汗，阳邪不得泄越则全身内外皆热。齿干，是津液耗伤之症。烦冤是阳邪胜极扰乱心神所致。腹满，乃阳邪结于中焦，阳胜阴绝，中土败坏，故预后不良。这种阳盛阴绝之证，在冬季阴胜之时，尚能维持，若遇夏阳之热，则不能耐受。
	2. 阴盛则阳衰，故身寒。阳气衰微，卫表不固，则常常汗出而身觉清冷。甚则时时战栗，四肢厥逆。若阴寒胜极则阳气衰竭，阴邪盛于中州，脾表阳气败绝，亦可致腹满，预后不良。这种阴盛阳绝之证，若在夏日得阳热之助，尚可维持，若遇冬日之阴寒，则不能耐受了。
	3. 说明病证之预后、转归，与季节气候四时阴阳的消长密切相关，强调了四时阴阳消长的规律对疾病预后的重要影响。
	4. 文中还提到阳胜、阴胜之甚均可出现"腹满"病候，且提示病情危重，究其原因，阴阳偏盛至极，脏腑气机阻绝不通所致的腹满重证。阳盛之极，里热炽盛，脾胃阴液耗竭，脏腑气机阻绝可出现腹满；阴盛之极，脾胃阳气衰败，脏腑气机阻绝也可出现腹满。"腹满"一症是由于脾胃之气衰败，反映出脾胃不仅是气血生化之源而且还是脏腑气机升降之枢，作用重大。

十

（一）重点经文　帝曰：调此二者奈何？岐伯曰：能知七损八益，则二者可调，不知用此，则早衰之节也。年

【男子汉】甲："当我领到工资后，你猜我会怎么办。"

乙："交给老婆。"

甲："不，存到银行。"

乙："这才是男子汉。"

甲："然后把存折交给老婆。"

·34· 内经笔记

四十,而阴气自半也,起居衰矣;年五十,体重,耳目不聪明矣;年六十,阴痿,气大衰,九窍不利,下虚上实,涕泣俱出矣。故曰:知之则强,不知则老,故同出而名异耳。智者察同,愚者察异。愚者不足,智者有余;有余则耳目聪明,身体轻强,老者复壮,壮者益治。是以圣人为无为之事,乐恬憺之能,从欲快志于虚无之守,故寿命无穷,与天地终。此圣人之治身也。

(二)考点分析　本段指出了运用七损八益来调摄人体阴阳二气的养生方法。一般只出名词解释。

(三)名词解释
1. 七损八益:据马王堆出土竹简《养生方·天下至道谈》记载,属于古代房中养生术。《内经》指出调摄阴阳二气必须懂得七损八益之理。遵照房中养生术中的八种有利于人体精气的做法,可以使人体精气充实,耳目聪明,身体轻巧强健;若用房中养生术中七种有害于人体精气的做法,则阴阳二气不能调摄,会耗损精气,过早衰老。因此,调摄阴阳二气必须懂得七损八益。遵七损八益之理进行养生,是健康长寿之关键。
2. 同出而名异:人同禀天地阴阳之气而生,但由于善于养生和不善于养生而有强壮与早衰的不同结果。

(一)重点经文　天气通于肺,地气通于嗌,风气通于肝,雷气通于心,谷气通于脾,雨气通于肾。

(二)考点分析　本段论人与自然精气相通,天人精气变化之象相应的道理。容易出选择题和填空题。

(三)名词解释
1. 风气通于肝:风为木气,肝属木,同气相求,故风气通于肝。
2. 雷气通于心:雷为火声,心为火脏,同气相求,故雷气通于心。
3. 雨气通于肾:雨气,即寒水之气。肾为水脏,同气相求,故相通。

(四)理论分析　"天气通于肺,地气通于咽"的分析
1. 本段所述"天气通于肺,地气通于咽",与《素问·六节藏象论》"天食人以五气,地食人以五味"之义相仿,说明自然界的精气是人类个体维持生命的基础,同时将肺吸入天之清气与呼吸道相连、咽纳地之食气与消化道相连,为外感六淫、内伤饮食从肺、胃论病机及辨治提供了依据。
2. 文中还运用取象比类的思维方法,将自然界物貌、气象与人体生理、疾病之象相比拟,对于理解和掌握《内经》藏象、病机理论,启迪临床诊治思路,都有一定作用。

(一)重点经文　故邪风之至,疾如风雨,故善治者治皮毛,其次治肌肤,其次治筋脉,其次治六府,其次治五藏。治五藏者,半死半生也。故天之邪气,感则害人五藏;水谷之寒热,感则害于六府;地之湿气,感则害皮肉筋脉。

(二)考点分析　本段主要论述了邪气由表入里的传变顺序,一般出选择题和填空题,有时也出论述题。

(三)理论分析　"善治者治皮毛……治五藏者,半死半生也"的分析
1. 此段强调了早期治疗的重要性,特别是外感疾病都是一个由表入里、由阳入阴的过程。
2. 病在阳分,病情尚轻浅,及时诊断,早期治疗,易于康复。
3. 若深入阴分,则病情深重而难以救治,故云"治五藏者,半死半生也"。
4. 这一早期治疗的原则体现了中医"治未病"的思想,属于早期治疗,已病防变。

因其轻而扬之,因其重而减之,因其衰而彰之。形不足者,温之以气;精不足者,补之以味。其高者,因而越之;其下者,引而竭之;中满者,泻之于内。(《素问·阴阳应象大论》)

十三

(一) 重点经文
1. 故善用针者,从阴引阳,从阳引阴,以右治左,以左治右,以我知彼,以表知里,以观过与不及之理,见微得过,用之不殆。
2. 善诊者,察色按脉,先别阴阳;审清浊,而知部分;视喘息,听音声,而知所苦;观权衡规矩,而知病所主。按尺寸,观浮沉滑涩,而知病所生。以治无过,以诊则不失矣。

(二) 考点分析　本段主要论述了运用阴阳理论确定诊法和治法的理论与原则。一般出名词解释与问答题。

(三) 名词解释
1. 从阴引阳,从阳引阴:引,指引经络之气来调节虚实。由于人身的阴阳气血外内上下交相贯通,所以针刺阴分或阳分,能够调节相对一方经脉的虚实盛衰。
2. 以右治左,以左治右:三阴三阳经脉左右相互贯通,所以针刺左侧经脉的穴位可以治右侧病变;针刺右侧经脉的穴位可治左侧病变,刺法上的缪刺、巨刺皆用此法。
3. 见微得过,用之不殆:见到细微的变化就知道疾病的发展趋势,这样治疗就不会有差错。

(四) 理论分析

1. "善诊者,察色按脉,先别阴阳"的分析
(1) 此句是中医学运用阴阳学说诊病的关键,后世所建立的八纲辨证,就是以阴阳为二纲为总纲。
(2) "善诊者,察色按脉,先别阴阳",人体疾病用阴阳来概括,不外乎阴阳失调偏胜偏衰所致,而临床治疗原则是"必察其阴阳所在而调之,以平为期"。故临证无论察色和按脉,必须先别其阴阳的盛衰。
(3) "察色按脉,先别阴阳"对中医诊断学产生了重要影响,已成为诊法的纲领。"审清浊"、"视喘息"、"听音声""观权衡规矩"等内容都是四诊的具体内容,可见四诊合参和辨别病证阴阳属性的重要性,同时其也是辨证论治的前提和依据。

2. 阴阳学说在人体生命活动中的具体运用(总结)
(1) 就人的生理结构和功能而言,《内经》认为人体由天地阴阳之气结合而成的,《素问·宝命全形论》云:"天地合气,命之曰人。"人的各脏腑器官也是如此,如《素问·五藏别论》所言奇恒之腑为"地气之所生",传化之腑为"天气之所生",故人的脏腑组织器官各有阴阳之属性。人体正常的生命活动是阴阳双方协调的结果,即《素问·生气通天论》所云:"阴平阳秘,精神乃治。"
(2) 就人之发病和病理过程而言,《内经》认为致人生病的病邪有阴阳两类,《素问·调经论》云:"夫邪之生也,或生于阴,或生于阳。其生于阳者,得之风雨寒暑。其生于阴者,得之饮食居处,阴阳喜怒。"疾病的发生就是病邪所致的人体阴阳偏胜偏衰,形成如《素问·阴阳应象大论》所说的"阴胜则阳病,阳胜则阴病"的病理状态。

【遗嘱】某人被狗咬了一口,伤口拖了好长时间仍不痊愈,才觉事态严重,忙去看医生。医生看了一眼,叫他把狗牵来,正如医生所忧虑的,狗患有狂犬病,即使给他注射血清亦为时太晚,医生觉得有必要为其准备后事了,见他坐在医生桌旁振笔疾书,医生安慰道:"说不定情况并不恶劣,你大可不必现在就立遗嘱。""我并非写遗嘱,我只是列出该被狗咬的那些人的名单。"

（四）理论分析

2. 阴阳学说在人体生命活动中的具体运用（总结）

(3) 就疾病的诊断和治疗而言，由于疾病的发生是阴阳的偏胜偏衰，因此疾病的诊断应"察色按脉，先别阴阳"（《素问·阴阳应象大论》）。同样，疾病治疗的总原则也就是"治病必求于本（阴阳）"（《素问·阴阳应象大论》）。

(4)《内经》还以阴阳学说解释药食对人体的作用机理，根据药食作用的不同属性分成"气"和"味"两类，气属阳而味属阴，为运用药食养生治病奠定了基础。

(5) 就疾病的预防和养生而言，《素问·生气通天论》认为，"生之本，本于阴阳"，阴阳协调是人正常生命活动的基本标志，所谓"阴平阳秘，精神乃治；阴阳离决，精气乃绝。"因此，"圣人陈阴阳"，"因而和之（阴阳），是谓圣度"，说明维持人体阴阳和谐是养生防病的重要法则。

第二节　灵枢·阴阳系日月、素问·阴阳离合论、素问·五运行大论

（一）重点经文

1. 且夫阴阳者，有名而无形。（《灵枢·阴阳系日月》）
2. 阴阳者，数之可十，推之可百，数之可千，推之可万，万之大不可胜数，然其要一也。（《素问·阴阳离合论》）
3. 天地阴阳者，不以数推，以象之谓也。（《素问·五运行大论》）

（二）考点分析　本段主要阐述了阴阳的属性及分析阴阳的基本方法。容易出名词解释及问答题。

（三）名词解释　阴阳者，有名而无形：谓阴阳是对事物属性的高度概括，并不指代某种具体的有形之物。

（四）原文阐释

1. 阴阳是对事物属性的高度概括，并非某种具体的有形之物。
2. 自然阴阳之象虽有万千变化，其要在于一阴一阳之理。
3. 分析自然阴阳，多不用"数推"而用"象"的方法。

（五）理论分析

1. "有名而无形"

(1) 本段提出阴阳"有名而无形"的观点。阴阳由具体事物抽象而来，是对事物不同属性的高度概括。

(2) 阴阳存在于自然万事万物之中，既概括了自然事物与现象所具有的阴阳特征和变化规律，也代表了自然界相互关联的事物及其内部的对立统一的两方面，而不指某种具体事物。

　　天之在我者德也，地之在我者气也。　德流气薄而生者也。　故生之来谓之精；两精相搏谓之神；随神往来者谓之魂；并精而出入者谓之魄；所以任物者谓之心；心有所忆谓之意；意之所存谓之志；因志而存变谓之思；因思而远慕谓之虑；因虑而处物谓之智。（《灵枢·本神》）

(五)理论分析

2. "数推"与"象推":本段提出两种分析阴阳的基本方法

(1) "数推"的方法:对事物阴阳属性,不断地进行一分为二和合二为一,说明对于事物的认识,既要看到它是无限可分的,又要看到它所蕴涵的整体规律,即"其要一也"。

(2) "以象"的方法:事物的运动变化繁纷复杂,"不可胜数","数推"方法分析事物本质存在着一定局限性,这就需要"以象"的方法。

(3) "不以数推,以象之谓",其意并非完全否定"数推"的方法,而是强调在认识阴阳的运动变化规律时,主要应从"象"的变化进行分析。它是一种从现象到本质的分析方法,主要用来分析和揭示事物现象背后的内在本质及其变化规律,《素问·阴阳应象大论》即"以象"论理的著名学术文献。

(4) "象"与"数"之间有密切的关系,"象"为主,"数"为用,无"象"则谈不到"数","数"是对"象"的一种量化形式。

(5) 《内经》"数推"与"以象"的方法是结合应用的,如《素问·金匮真言论》有五脏之数,《素问·上古天真论》有男女发育七八之数,是"数推"之例;《素问·六节藏象论》以象论脏而称"藏象",《素问·五藏生成论》"五脏之象,可以类推",也是以象论脏。

(6) 无论"数推",还是"以象",均体现了以阴阳分析和掌握人体生命活动规律的方法论基础,蕴涵阴阳"有名而无形"的精义。

第三节 素问·六元正纪大论

(一)重点经文 木郁达之,火郁发之,土郁夺之,金郁泄之,水郁折之,然调其气,过者折之,以其畏也,所谓泻之。

(二)考点分析 本段主要论述关于五郁的治疗原则,容易出选择题、填空题、名词解释。

(三)名词解释

1. 木郁达之:木郁,指木运之郁所致肝病。达,舒畅条达。木运之郁所致肝病,应当舒畅条达之。

2. 火郁发之:火郁,指火运之郁所致心病。发,宣化发散。火运之郁所致心病,应当发散之。

3. 土郁夺之:土郁,指土运之郁所致脾病。夺,疏通之意。土运之郁所致脾病,应当劫夺之。

4. 金郁泄之:金郁,指金运之郁所致肺病。泄,渗泄。金运之郁所致肺病,应当渗泄之。

5. 水郁折之:水郁,指水运之郁所致肾病。折,折抑。水运之郁所致肾病,应当折抑之。

6. 过者折之,以其畏也,所谓泻之:折,折损。气太过者,必折损之,据其畏而折,即用泻的方法折其太过。此句意为凡气太过者,就要折服其气,因为太过则畏惧折损,就是所谓泻法。

【没法再咬】子:"爸爸,昨晚我女朋友说,要我再拿出5000元钱买金戒指和金项链,她才和我结婚。你就再咬咬牙,给我5000元钱吧!"父亲一听,忙张大嘴,吼道:"瞧瞧,瞧瞧,我的牙都掉完了,还拿什么再咬呢?"

第四节　素问·六微旨大论

(一) 重点经文　亢则害,承乃制,制则生化,外列盛衰,害则败乱,生化大病。

(二) 考点分析　本段主要讲述了五行学说的普遍适用性,容易出原文阐释、问答题等。

(三) 名词解释
1. 亢则害,承乃制:张介宾注:"亢者,盛之极也。制者,因其极而抑之也。盖阴阳五行之道,亢极则乖,而强弱相残矣。故凡有偏盛,则必有偏衰,使强无所制,则强者愈强,弱者愈弱,而乖乱日甚。所以亢而过甚,则害乎所胜,而承其下者,必从而制之。此天地自然之妙,真有莫之使然而不得不然者。天下无常胜之理,亦无常屈之理。"
2. 制则生化:张介宾注:"夫盛极有制则无亢害,无亢害则生化出乎自然。"
3. 外列盛衰:张志聪注:"外列盛衰者,谓外列主岁之气,有盛有衰。"张介宾注:"当盛者盛,当衰者衰,循序当位,是为外列盛衰。"
4. 害则败乱,生化大病:张介宾注:"亢而无制,则为害矣。害则败乱失常,不生化正气而为邪气,故为大病也。"

(四) 原文阐释　六气过亢往往为害,相承之气可制约它。有制约才能维持正常的生化,其气象之盛衰表现于外。若亢盛为害而无制,则生化之机毁败紊乱。

(五) 理论分析　"亢则害,承乃制"的理解及意义
1. "亢则害,承乃制"讨论五行学说的普遍适用性。正常情况下,包括人体在内的自然界处于阴阳五行的动态平衡之中,但由于阴阳的互相对立消长,故一方偏盛必致一方偏衰,而五行的相克互制也会出现"气有余,则制己所胜而侮所不胜;其不及,则己所不胜侮而乘之。"
2. 阴阳五行的失常必然导致自然界以至人体等复杂系统的动态平衡遭受破坏,这就是"亢则害""害则败乱,生化大病"。但自然界及人体也有自我调节功能即"承乃制,制则生化"。

(五) 理论分析　"亢则害,承乃制"的理解及意义
3. 《内经》认为,自然界的所有事物和现象均可划分为五类,分属于五行。五行之间存在着生克、乘侮、制化、胜复等关系,可借此解释自然界事物间各种复杂的变化现象及其相互关系。
4. 生克是五行间正常的相互资生、相互制约的关系;乘是相克太过,侮是反克,是事物间关系反常的表现。
5. 制化与胜复则是五行在相互关系发生紊乱时的自我调节机制,其中制化是针对过亢的正常反应,通过制化使事物之间恢复平衡而达到正常生化;胜复则说明一方过胜,总有被报复的结果。
6. 在《内经》中,生克乘侮多用于解释医学基本理论,而制化与胜复在主要用于五运六气学说,说明气象、气候的循环往复的现象。
7. 总之自然界事物内部的阴阳五行关系处于相互制约、相互促进的动态平衡中,从而维护事物的相对稳定,所以,我们力争要做到"承乃制",避免"亢则害"。

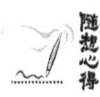

二

(一) 重点经文
1. 成败倚伏生乎动,动而不已,则变作矣。
2. 帝曰:有期乎?岐伯曰:不生不化,静之期也。
3. 帝曰:不生化乎?岐伯曰:出入废则神机化灭,升降息则气立孤危。故非出入,则无以生长壮老已;非升降,则无以生长化收藏。是以升降出入,无器不有。故器者生化之宇,器散则分之,生化息矣。故无不出入,无不升降。化有小大,期有近远。四者之有,而贵常守,反常则灾害至矣。

(二) 考点分析 本段主要本段旨在说明升降出入对自然界与人体生命活动的重要意义。容易出名词解释及问答题。

(三) 名词解释
1. 神机:生命体内部存在的生生不息之机,名曰神机。
2. 气立:生命体依赖外部气化作用而存在,名曰气立。神机和气立都是以气为基础的,都是气的运动变化在不同事物上的体现。

(四) 原文阐释 生命体内生生不息之机,名曰神机,依赖于外在气化的作用,名曰气立。若升降出入停止,则神机毁灭、气立危亡。因此,没有出入与升降,就不会有事物生长壮衰亡和生长化收藏的生化过程。所以升降出入,存在于任何物体。物体就像是生化之器具,若器具的形体不存,则升降出入也要分离,生化之机也就停止了。故任何物体都有出入升降之机,只不过生化过程和期限有大小、长短的区别。不论大小远近,贵在保持升降出入的正常,否则就要发生灾害。

(五) 理论分析
1. "动而不已,则变作矣"
(1) 本段提出了"动而不已,则变作矣"的观点。运动是物质存在的形式和固有属性,中医学也就是用运动变化的观点,来分析研究生命、健康和疾病等医学问题,这是中医学的基本学术思想。
(2) 气的运动谓气机,气机的表现形式多种多样,概言之有四种:升、降、出、入。自然界的生长化收藏,人体的生长壮老已,无不赖之以变化。升降出入运动是所有形体器官的共性。四者之间还必须保持正常,否则自然界就会灾害降临,人体就将发生疾病。

(五) 理论分析
2. 《内经》精气升降出入之理
(1) 万物有形为器,器物之有生,在于气的运动,而升降出入便是气的基本运动方式。"升降出入,无器不有",即阐述精气升降出入运动的普遍意义。
(2) "化有小大,期有近远,四者之有,而贵常守",则说明物体无论其生化范围大小、期限远近,均不离升降出入的有序运动,这是万物本性使然,固有之理。
(3) "反常则灾害至矣"、"器散则分之,生化息矣",言升降出入运动紊乱,生化失常,乃至于败亡,故有"出入废则神机化灭,升降息则气立孤危"之论。
(4) 《内经》将精气升降出入之理贯穿于藏象、病机、诊法、论治理论之中,用以分析人的生理、病理,指导疾病的诊断和治疗,成为中医学理论的重要说理方法。
(5) 升降与出入,虽是两种不同的运动方式,历代注家亦从动物、植物分别予以释解,但理解不可过于拘泥。动物之精气运动有出入,亦有升降;植物之精气运动有升降,亦有出入。

 【一磅糖】某食品店收到顾客退回的一磅糖,并附有一张纸条,上面写道:"作为食用,含沙太多,盖房子吧,沙子不够。"

（五）理论分析

3. 气的内涵（总结）

(1) 从字义上看，"气"主要指风、云、雾等自然界的气体存在物，《说文解字》："气，云气也，象形。"也指精良的粟米，引申为物之精华，即"精气"。

(2) 气是中国古代哲学的重要范畴之一，被古代多数哲学家用来说明宇宙的本原、事物的构成及变化规律。

(3) "气"字在甲骨文中已经出现，原指气体状态的存在物，如云气、蒸气以及风等，后来演变为一个抽象的哲学概念，如《老子》说："万物负阴而抱阳，冲气以为和。"此气就是一个哲学功能，"冲气"就是阴气与阳气的调和、和合。

4. 气的特性（总结）

(1) 气是天地万物的本原，是生命的基本条件。《素问·阴阳应象大论》说："清阳为天，浊阴为地。""天有精，地有形，天有八纪，地有五里，故能为万物之父母。"就是说，清阳、浊阴是气的两种基本形式，气分为阴阳二气，积聚而生天地，天地阴阳之气相交又产生了万物及人的生命，《素问·宝命全形论》说："人以天地之气生。"

(2) 气是无形的客观存在。气具有超形态性，其非形却是形之本，气聚方有形，故《素问·六节藏象论》说："气合而有形，因变以正名。"

(3) 气是天地万物感应的中介。物体与物体之间充满了气，每一个物体内部也充满了气，充斥于天地万物之间的气是联系包括人在内的天地万物的中介，也是联系每一物体内部各部分的中介。万物以气为中介，相互感应，相互融合。正因为气构成了天地万物，整个宇宙万事万物以及人才成为一个有机统一的整体(所谓天人合一)，每一个事物才成为一个内部互有关联的整体。

(4) 气具有运动不息、变化不止、连续不断的特性，升降出入便是气的基本运动方式。"升降出入，无器不有"，即阐述精气升降出入运动的普遍意义。气的运动称为气机，气机必然产生各种变化即气化，从而引起天地万物的生杀成败。

(5) 气无形质，所以无处不在，无时不有。

(6) 根据气所处的不同部位、所形成的不同事物以及所具有的特点而有不同的具体名称，如阴气、阳气、天气、地气、风气、脏气、经气、病气、药食之气等。

(7) 气机和气化的关系：气机是气化的前提，气化是气机的结果。没有气的运动就没有气的化生，没有气的化生就没有世界万物的运动变化。

出入废则神机化灭，升降息则气立孤危。故非出入，则无以生长壮老已；非升降，则无以生长化收藏。是以升降出入，无器不有。（《素问·六微旨大论》）

第五节 素问·金匮真言论

(一) 重点经文　黄帝问曰:天有八风,经有五风,何谓?岐伯对曰:八风发邪,以为经风,触五藏,邪气发病。所谓得四时之胜者,春胜长夏,长夏胜冬,冬胜夏,夏胜秋,秋胜春,所谓四时之胜也。东风生于春,病在肝,俞在颈项;南风生于夏,病在心,俞在胸胁;西风生于秋,病在肺,俞在肩背;北风生于冬,病在肾,俞在腰股;中央为土,病在脾,俞在脊。故春气者病在头,夏气者病在藏,秋气者病在肩背,冬气者病在四支。故春善病鼽衄,仲夏善病胸胁,长夏善病洞泄寒中,秋善病风疟,冬善病痹厥。故冬不按蹻,春不鼽衄,春不病颈项,仲夏不病胸胁,长夏不病洞泄寒中,秋不病风疟,冬不病痹厥,飧泄,而汗出也。夫精者,身之本也。故藏于精者,春不病温。夏暑汗不出者,秋成风疟。此平人脉法也。

(二) 考点分析　本段根据人与自然统一的理论,论述了四时八风之邪所致五脏病变的一般规律。容易出名词解释。

(三) 名词解释
1. 天有八风:指东、东南、南、西南、西、西北、北、东北的八方之风。这八方之风如果时至而至,为正常气候,主生长万物,称为实风。如果不依时令而至,就成了邪风,能使人致病,称为虚风。
2. 经有五风:五风指心风、肺风等五脏之风。经有五风谓外风伤经脉,内犯五脏,而成肝风、心风、脾风、肺风、肾风之证。
3. 鼽衄:鼽,鼻塞流涕;衄,鼻出血。
4. 仲夏善病胸胁:农历五月为夏季之中,称为仲夏;夏气者病在心脏,心之脉循胸胁故仲夏善病胸胁。
5. 长夏善病洞泄寒中:洞泄,泄泻无度;寒中,指内寒。中央为土。病在脾,脾主运化,脾阳衰微故长夏善病洞泄寒中。

测试与考研栏——驰骋考研战场,成就高分能手

一、选择题

1.《素问·阴阳应象大论》"壮火之气衰,少火之气壮"注"壮火"、"少火"为药物气味厚薄者是
　A. 张景岳　　　　　B. 王冰
　C. 张志聪　　　　　D. 马元台
　E. 吴崑　　　　　　(北京中医药大学)

2.《素问·阴阳应象大论》中"腹满,死"的机理是
　A. 阴阳竭绝　　　　B. 邪气壅盛
　C. 阴阳相离　　　　D. 脾气内绝

　E. 正气亡失　　　　(北京中医药大学)

3.《素问·阴阳应象大论》中"飧泄"的含义
　A. 腹泻如水　　　　B. 肠鸣泄泻
　C. 暴泻如注　　　　D. 下利不爽
　E. 下利完谷不化　　(北京中医药大学)

4.《素问·阴阳应象大论》"清阳发腠理,浊阴走五脏"的"浊阴"是指
　A. 粪便和尿液　　　B. 水道中的阴液
　C. 化生的精血津液　D. 浓厚的营养物质

【周而复始】老王在树下休息,老李走过来对他说:"嗨,为什么不去上山砍柴?"老王说:"砍柴干什么?"老李说:"好卖钱啊。卖到钱就可以买驴,再沿家挨户卖柴。挣了钱就再买卡车,然后买木厂卖木器,再买更多的卡车,那样就可以发大财了。"老王问:"发了财干什么?"老李答:"发了财就可以逍遥自在地享清福嘛。"

E. 痰饮等病理产物　　（北京中医药大学）

5. 《素问·阴阳应象大论》所言"治病必求于本"的"本"是指
   A. 病机　　　　　　B. 症状
   C. 体征　　　　　　D. 病因
   E. 阴阳
   　　（北京中医药大学1998、湖南中医药大学）

6. 《素问·阴阳应象大论》中"味厚则泄"是指味厚之药可使
   A. 泄气　　　　　　B. 泄便
   C. 泄汗　　　　　　D. 泄精
   E. 泄热　　　　　　（北京中医药大学）

7. 据《素问·阴阳应象大论》中，药食中气厚者为
   A. 阳之阴　　　　　B. 阴之阴
   C. 阴之阳　　　　　D. 纯阴
   E. 阳之阳　　　　　（长春中医药大学）

8. 《素问·阴阳应象大论》中"阳为气，阴为味"的"气"是指
   A. 药食之气　　　　B. 人体的正气
   C. 药物的四气　　　D. 天地之精气
   E. 水谷之精气　　　（北京中医药大学）

9. 据《素问·阴阳应象大论》五味所伤所胜的论述，酸味对人的损伤是
   A. 伤脾　　　　　　B. 伤血
   C. 伤津　　　　　　D. 伤筋
   E. 伤阳气　　　　　（北京中医药大学）

10. 《素问·阴阳应象大论》"血生脾"的含义是
    A. 血化为气　　　　B. 血助脾运
    C. 心生脾　　　　　D. 血化精
    E. 以上均非　　　　（北京中医药大学）

11. 《素问·阴阳应象大论》中"胀"是指
    A. 胸腹胀满　　　　B. 皮肤肿胀
    C. 头部胀痛　　　　D. 胸闷憋气
    E. 以上都不是　　　（北京中医药大学）

12. 《素问·阴阳应象大论》指出"湿盛"所引起的病变是
    A. 濡泻　　　　　　B. 动
    C. 肿　　　　　　　D. 干 E. 浮
    　　（长春中医药大学2003、湖南中医药大学）

13. 《素问·六元正纪大论》指出治疗"水郁"的方法是
    A. 达之　　　　　　B. 夺之
    C. 折之　　　　　　D. 泄之
    E. 发之　　　　　　（北京中医药大学）

14. 《素问·六元正纪大论》指出治疗"土郁"的方法是
    A. 达之　　　　　　B. 夺之
    C. 折之　　　　　　D. 泄之
    E. 发之　　　　　　（北京中医药大学）

15. 据《素问·阴阳应象大论》，"夏伤于暑"到秋引起的病变是
    A. 温病　　　　　　B. 痎疟
    C. 飧泄　　　　　　D. 濡泻
    E. 咳嗽　　　　　　（长春中医药大学）

16. 《素问·阴阳应象大论》指出"地之湿气"最易侵害的部位是
    A. 五脏　　　　　　B. 六腑
    C. 皮肉筋脉　　　　D. 筋骨
    E. 经络　　　　　　（长春中医药大学）

17. 《素问·阴阳应象大论》指出药食中气薄的功能是
    A. 泻下　　　　　　B. 通利
    C. 发热　　　　　　D. 发泄
    E. 发散　　　　　　（长春中医药大学）

18. 《素问·阴阳应象大论》"喜怒伤气"句中的"气"是指
    A. 脉气　　　　　　B. 营气
    C. 卫气　　　　　　D. 藏气
    E. 元气　　　　　　（湖南中医药大学）

19. 据《素问·阴阳应象大论》，少火会
    A. 食气　　　　　　B. 生气
    C. 阳气虚　　　　　D. 阴气虚
    E. 散气　　　　　　（湖南中医药大学）

20. 据《素问·阴阳应象大论》，少火会
    A. 食气　　　　　　B. 生气
    C. 阳气虚　　　　　D. 阴气虚
    E. 津液伤　　　　　（湖南中医药大学）

亢则害，承乃制，制则生化，外列盛衰，害则败乱，生化大病。（《素问·六微旨大论》）

21. 《素问·阴阳应象大论》的"神明之府"是指
    A. 心脏   B. 五脏
    C. 阴阳   D. 天地
    E. 神志思维   （湖南中医药大学）
22. 据《素问·阴阳应象大论》，"浊阴"的走向为
    A. 出上窍   B. 发腠理
    C. 实四肢   D. 归六府
    E. 走胸腹   （湖南中医药大学）
23. 据《素问·阴阳应象大论》，"清阳"的走向为
    A. 出上窍   B. 走五脏
    C. 发腠理   D. 实四肢
    E. 出下窍   （多选，长春中医药大学）

二、填空题
1. _____者,阴阳之道路也;水火者,阴阳之_____也。　　　　（北京中医药大学）
2. 阴阳者,_____也,_____之纲纪,_____之父母。
    （北京中医药大学1998、湖南中医药大学）
3. 故邪风之至,疾如风雨,故善治者治_____,其次治_____,其次治_____,其次治_____,其次治五脏。
    （北京中医药大学、湖南中医药大学）
4. 故清阳出上窍,浊阴出下窍;清阳发_____,浊阴走_____;清阳实_____,浊阴归_____。　　（北京中医药大学）
5. 味厚则泄,_____;气薄则发泄,_____。
    （长春中医药大学）
6. _____伤痛,_____伤肿。故先痛而后肿者,_____;先肿而后痛者,_____也。
    （北京中医药大学）
7. 风胜则动,热胜则_____,燥胜则干,寒胜则_____,湿胜则_____。
    （北京中医药大学、湖南中医药大学）
8. 故喜怒伤_____,寒暑伤_____。暴怒伤_____,暴喜伤_____。
    （北京中医药大学）
9. 冬伤于寒,春必_____;春伤于风,夏生_____;夏伤于暑,秋必_____;秋伤于湿,冬生_____。　　（长春中医药大学）
10. 阴在内,_____也;阳在外,_____也。
    （北京中医药大学）
11. 阴胜则_____,身常清,数栗而寒,寒则厥,厥则_____,能夏不能冬。
    （北京中医药大学）
12. 天气通于_____,地气通于_____。风气通于肝,雷气通于_____,谷气通于脾,雨气通于_____。
    （北京中医药大学）
13. 木郁_____之,火郁发之,土郁夺之,金郁_____之,水郁折之。　（北京中医药大学）
14. 壮火之气衰,少火之_____。壮火食气,气食_____。　　　　（长春中医药大学）
15. 味厚者为阴,薄为_____。气厚者为阳,为_____阳之阴。味厚则_____,薄则通。气薄则_____,厚则发热。
    （湖南中医药大学）
16. 清气在下,则生_____;浊气在上,则生_____。
    （湖南中医药大学）
17. 《内经》以五音归五行,角音属_____,宫音属_____。　　（湖南中医药大学）

三、名词解释
1. 左右者,阴阳之道路也   （北京中医药大学）
2. 七损八益   （北京中医药大学）
3. 神明之府   （北京中医药大学）
4. 寒胜则浮   （北京中医药大学）
5. 同出而名异   （北京中医药大学）
6. 见微得过,用之不殆   （北京中医药大学）
7. 金郁泄之   （北京中医药大学）
8. 神机   （北京中医药大学）
9. 气立   （北京中医药大学）
10. 飧泄
    （黑龙江中医药大学2000、2005,长春中医药大学）
11. 壮火   （长春中医药大学）
12. 痎疟   （黑龙江中医药大学）
13. 镌谷   （黑龙江中医药大学）
14. 骶䐃   （黑龙江中医药大学）
15. 暴怒伤阴,暴喜伤阳   （湖南中医药大学）

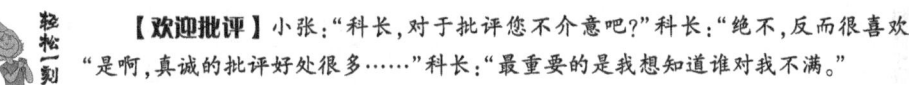

【欢迎批评】小张:"科长,对于批评您不介意吧?"科长:"绝不,反而很喜欢。"小张:"是啊,真诚的批评好处很多……"科长:"最重要的是我想知道谁对我不满。"

四、原文阐释

1. 清阳出上窍，浊阴出下窍；清阳发腠理，浊阴走五脏；清阳实四支，浊阴归六府。
（北京中医药大学）

2. 阴阳者，天地之道也，万物之纲纪，变化之父母，生杀之本始，神明之府也，治病必求于本。
（北京中医药大学）

3. 水为阴，火为阳，阳为气，阴为味。味归形，形归气，气归精，精归化，精食气，形食味，化生精，气生形。味伤形，气伤精，精化为气，气伤于味。
（北京中医药大学）

4. 寒伤形，热伤气。气伤痛，形伤肿。故先痛而后肿者，气伤形也；先肿而后痛者，形伤气也。
（北京中医药大学）

5. 风胜则动，热胜则肿，燥胜则干，寒胜则浮，湿胜则濡泻。
（北京中医药大学2001、湖南中医药大学）

6. 亢则害，承乃制，制则生化，外列盛衰，害则败乱，生化大病。（北京中医药大学）

7. 阴阳者，血气之男女。（黑龙江中医药大学）

8. 壮火之气衰，少火之气壮。
（黑龙江中医药大学、湖南中医药大学）

9. 阴在内，阳之守也；阳在外，阴之使。
（黑龙江中医药大学）

10. 治病必求于本。（黑龙江中医药大学）

11. 风胜则动，热胜则肿，燥胜则干，寒胜则浮，湿胜则濡泻。（湖南中医药大学）

12. 阴胜则阳病，阳胜则阴病。阳胜则热，阴胜则寒。重寒则热，重热则寒。（湖南中医药大学）

13. 天地者，万物之上下也；阴阳者，血气之男女也；左右者，阴阳之道路也；水火者，阴阳之征兆也；阴阳者，万物之能始也。故曰：阴在内，阳之守也；阳在外，阴之使也。
（湖南中医药大学）

14. 故邪风之至，疾如风雨，故善治者治皮毛，其次治肌肤，其次治筋脉，其次治六府，其次治五藏。治五藏者，半死半生也。
（湖南中医药大学）

五、问答题

1. 如何理解"治病必求于本"？它与现代之"治病求本"有何异同？（北京中医药大学）

2. 谈谈你对"阳生阴长，阳杀阴藏"的理解。
（北京中医药大学）

3. 《内经》中药食气味是如何分阴阳的？
（北京中医药大学）

4. 你是如何理解"阴在内，阳之守也；阳在外，阴之使"？（长春中医药大学）

5. 谈谈你对阳胜病能冬不能夏，阴胜病能夏不能冬的认识。（长春中医药大学）

6. 试析"善诊者，察色按脉，先别阴阳"对临床有何指导意义？（长春中医药大学）

7. 为何说阴阳"有名而无形"？（北京中医药大学）

8. 谈谈你对"亢则害，承乃制"的理解。
（北京中医药大学）

9. 谈谈你对"阴胜则阳病，阳胜则阴病"的理解。
（北京中医药大学）

10. 试述"秋伤于湿，冬生咳嗽"的机理。
（长春中医药大学）

11. 如何理解"冬伤于寒，春必温病"？对后世有何影响。（长春中医药大学）

12. 《素问·阴阳应象大论》中调摄阴阳二气的关键是什么？应如何理解？（天津中医药大学）

13. 如何理解"从阴引阳，从阳引阴"的针刺含义？试举例说明。（天津中医药大学）

14. 《素问·阴阳应象大论》有"清阳出上窍，浊阴出下窍"，如此与中医学阴升阳降的观点是否矛盾？如何认识？（天津中医药大学）

15. 结合《素问·阴阳应象大论》谈一下你是怎样理解"治病必求于本"的。
（黑龙江中医药大学）

16. 怎样理解"喜怒伤气，寒暑伤形"。
（湖南中医学院）

六、论述题

1. 结合《素问·阴阳应象大论》有关"清阳""浊阴"的论述，谈谈阴阳升降出入理论中医治疗学发展的影响。（北京中医药大学）

2. 结合原文论述阴阳的相互关系。
（北京中医药大学）
3. 《内经》中分析阴阳的方法有哪些？如何运用？
（北京中医药大学）
4. 简述阴阳学说在人体生命活动中的具体运用。
（北京中医药大学）
5. 后世医家对"壮火之气衰,少火之气壮"有何发挥？其指导意义。
（湖南中医药大学、天津中医药大学、北京中医药大学）
6. 谈谈你对"风胜则动,热胜则肿,燥胜则干,寒胜则浮,湿胜则濡泻"的理解。（北京中医药大学）
7. 谈谈你对"天人相应"的认识。
（北京中医药大学）
8. 结合《素问·阴阳应象大论》谈谈外感邪气传变的次序及早期治疗的重要性。
（长春中医药大学）
9. 据《素问·阴阳应象大论》，试从生理、病理角度阐述阴精与阳气的关系。（黑龙江中医药大学）

七、其他题型

改错题（说明：指出下列句子中的错误之处,并改正之,每句只有一处错误。）
1. "气食少火"的"食"字通蚀,销蚀之意。
（湖南中医药大学）
2. "少火"是指人体阳气不足。
（湖南中医药大学）
3. "壮火"是指人体正常的阳气。
（湖南中医药大学）
4. 药食之味薄者可泄利大便。（湖南中医药大学）
5. "清气在下,则生飧胀"。（湖南中医药大学）
6. 药食之味厚者可通利小便。（湖南中医药大学）
7. "治病必求于本"之"本"乃指扶正固本。
（湖南中医药大学）
8. "喜怒伤气"是指情志内伤,伤及元气。
（湖南中医药大学）
9. "清阳发腠理"之"清阳"是指汗液。
（湖南中医药大学）

【放大眼睛】女顾客进照相馆,问营业员："我的照片可以放大吗?"营业员接过底片,说："可以。要放大多少?""别的不要,光眼睛放大一倍就行了。"

第二章 藏　　象

板书与教案栏——浓缩教材精华，打破听记矛盾

本章节包含了程士德主编的《内经讲义》(第二章　藏象)、王洪图主编的《内经选读》(下篇　原文导读　相关篇章)、《内经讲义》(中篇　第二章　藏象)、烟建华主编的《内经选读》(原文导读　第二章　藏象)、王庆其主编的《内经选读》(第三单元　藏气法时,第五单元　血气精神)翟双庆主编的《内经选读》(原文导读　第二章　藏象)贺娟、苏颖主编的《内经讲义》(原文导读　第四章　五脏之象　第五章　血气精神)等教材的重点经文,主要内容涉及藏象学说。

第一节　素问·灵兰秘典论

(一) 重点经文

黄帝问曰:愿闻十二藏之相使,贵贱何如？岐伯对曰:悉乎哉问也,请遂言之。心者,君主之官也,神明出焉。肺者,相傅之官,治节出焉。肝者,将军之官,谋虑出焉。胆者,中正之官,决断出焉。膻中者,臣使之官,喜乐出焉。脾胃者,仓廪之官,五味出焉。大肠者,传道之官,变化出焉。小肠者,受盛之官,化物出焉。肾者,作强之官,伎巧出焉。三焦者,决渎之官,水道出焉。膀胱者,州都之官,津液藏焉,气化则能出矣。凡此十二官者,不得相失也。故主明则下安,以此养生则寿,殁世不殆,以为天下则大昌。主不明则十二官危,使道闭塞而不通,形乃大伤,以此养生则殃,以为天下者,其宗大危,戒之戒之！

(二) 考点分析　本段以十二官职作类比,论脏腑功能分工协作,强调脏腑概念的功能内涵及脏腑间的统一整体联系。容易出填空题、名词解释和问答题。

(三) 名词解释

1. 肺者,相傅之官,治节出焉：相傅,古代官名,辅助君王治国者,如宰相、相国等。治节,治理、调节之意。此句意为肺主气而朝百脉,有辅助心脏而治理和调节脏腑气血的功能。
2. 肝者,将军之官,谋虑出焉：将军,刚武善战,主司护卫；有勇有谋,方可全功。
3. 胆者,中正之官,决断出焉：中正,正直无私,不偏不倚。胆脏刚正果决,故官为中正。其司勇怯而主决断,故称中正之官。
4. 膻中,臣使之官,喜乐出焉：膻中,注释有二,一指气海；一指心包络。此作为十二官之一,当指心包络。心包行君相之令,命为臣使。心包为心之外围,心之志为喜,故心气畅达,令人喜乐。
5. 肾者,作强之官,伎巧出焉：作强,指作用强力,也有教材认为是功能作用强大。伎同技,多能也。巧,精巧也。肾藏精而舍志,主骨生髓,脑为髓海,髓充则骨强,智多生巧。
6. 决渎之官：指三焦具有主管水液代谢,通调水道的作用。决,通也。渎,水道。
7. 主明则下安：君主圣明,则百官各司其职,安于其位,喻脏腑功能协调。
8. 使道：有的教材指心主神气协调十二脏腑相互关系的通道,即血脉。有的教材认为是即十二经脉,是十二脏腑相使之道,也就是气血往来、脏腑相互关联的通道。与《灵枢·天年》中的"使道"含义也有所不同。

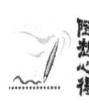

(四) 原文阐释　十二脏腑在功能上分工合作,其相互关系可以政府官职制度来比喻。心如君主,主神明;肺如宰相,主治理、调节;肝如将军,主谋划思虑;胆如中正之官,主决定、判断;膻中即心包如君主之近臣,主传达心之喜乐;脾胃如人体之仓廪,主消化饮食、吸收精微;大肠如主管传送水谷残渣之官,主变化饮食为粪便;小肠主接受、盛纳,将饮食物分为精微和糟粕;肾精充则体强而聪慧,故主人身作用、强力,并产生技巧;三焦如开挖水道之官,主水液代谢,为水液排泄的通道;膀胱如贮藏水液之官,内藏津液,其气化正常则吸收津液、排泄尿液。以上脏腑在生理活动上必须协调。其中心神是主宰,其功能活动正常则其他脏腑各司其职,是养生的要诀;如果心神昏昧,则神气之道闭塞,脏腑功能就会逆乱,这是养生之大忌。

(五) 理论分析

1. 十二脏腑主要生理功能特点

(1) 心主宰生命活动,通过神明来协调各脏腑的功能,喻为"君主之官"。

(2) 肺主气司呼吸,调节全身气机,辅助心血运行,而且位高近心,犹如宰相,喻为"相傅之官"。

(3) 肝藏血舍魂,职司谋虑,又主筋司运动,喻为"将军之官"。胆参与谋虑而善决断,刚正果决,号称"中正之官"。

(4) 膻中(心包络)护卫心脏,最接近"君主",犹如内臣,能传达心主的情志与命令,喻为"臣使之官"。

(5) 脾胃受纳水谷,运化精微以供养全身,犹如藏粮之所,喻为"仓廪之官"。

(6) 肾藏精,主发育与生殖,主髓养骨充脑,是形体强壮的基础和智慧聪明的源泉,名"作强之官",而出"伎巧"。

(7) 小肠受纳胃中初步消化的食物,并进一步分别清浊,其精微经脾的转输作用运送至五脏,其水液经下焦渗入膀胱,其残渣向下进入大肠,喻为"受盛之官","化物出焉"。大肠将水谷残渣继续向下传导,称为"传道之官",其将残渣中部分水分吸收,形成粪便排出,因而谓"变化出焉"。

(8) 三焦化气行水,维持津液在全身的输布畅通,喻为"决渎之官",而出"水道"。膀胱是津液汇聚之处,而名为"州都之官",在肾的气化作用下,将津液中有用的部分升腾输布至全身,而无用的废料则成为尿液经前阴排出,故曰"气化则能出矣"。

(9) 十二脏腑的相互关系在于"凡此十二官不得相失"。十二官,指上述十二脏腑。十二脏腑在人体生命活动中发挥的功能和所处地位虽不相同,但它们的功能活动必须协调统一,即不得相失,各脏腑之间在功能上必须相互配合,相互为用。

(10) 如果十二脏腑失其相使协调的正常关系,就会"使道闭塞不通,形乃大伤,以此养生则殃",充分说明了人体内脏功能既分工又合作的整体性,是中医理论体系的重要学术观点,成为中医整体观念的重要内容之一。

【白看】球迷老头看电视播放的球赛,老太婆在厨房里忙活;球赛完毕,老太婆探头问道:"进了多少球?""零比零,打平了。""白看。"

(五)理论分析
2. 心在十二脏中的主宰作用
- (1)《素问·灵兰秘典论》说:"心者,君主之官,神明出焉"。以君主至高无上之位,主宰人的生命活动,其实这是一种喻指,其原因主要有两个:一是因为心藏神,而神在人体生命活动中具有主宰或统领的作用;二是因为心主血脉,而血是奉养精神和形体的重要物质,同时就心脏而言,其主血脉的功能也是其主藏神功能的基础。
- (2)"心者,君主之官,神明出焉"中的神明,除了指精神意识、聪明智慧外,还包括心用以协调各脏腑组织活动而发出的神气。正是通过"使道",即心所连通的血脉,将神气输达各脏腑,使各种脏腑既分工又合作,维持生命的健康状态。
- (3)《素问·灵兰秘典论》又强调"主明则下安,主不明则十二官危"为此,文中申明养生必以养心为要务,而心神失常则会危及生命,故该篇从病理的角度阐明了心主的功能活动失常,对其他脏腑的影响作用,如神窍被蒙的神昏谵语,多伴有二便的失常等。

第二节 素问·六节藏象论

(一)重点经文 帝曰:善。余闻气合而有形,因变以正名。……天食人以五气,地食人以五味。五气入鼻,藏于心肺,上使五色修明,音声能彰。五味入口,藏于肠胃,味有所藏,以养五气,气和而生,津液相成,神乃自生。

(二)考点分析 本段主要是提出对事物命名的方法,容易出名词解释。

(三)名词解释
1. 气合而有形,因变以正名:变,变异、变化之意。正名,定正名称。阴阳二气相合而成万物,但诸物所禀阴阳之气有多少之异,根据其阴阳多少而定名称,是对事物命名的基本原则之一,故有阴阳太少等不同名称。
2. 五气入鼻,藏于心肺:五气经鼻吸入,藏于上焦胸中,上焦为心肺所居。心肺功能正常才能吸纳五气,并运达周身。

(四)理论分析 脏腑阴阳的标准:本段提出事物命名的方法之一是"气合而有形,因变以正名",即根据事物各自的阴阳多少强弱,来确定其名称,人身的脏腑同样可以用阴阳来命名,从而确定每个脏腑的阴阳多少强弱,有两条可作为标准
1. 根据脏腑部位划分,凡部位在上(胸中)者为阳,而在下(腹中)者为阴。
2. 根据脏腑功能特性划分,凡具有升发之性者属阳,而具有潜降之性的属阴;其性质强大的便为"太",相对较弱的便为"少"。

二

(一)重点经文
  帝曰:藏象何如?岐伯曰:心者,生之本,神之变也,其华在面,其充在血脉,为阳中之太阳,通于夏气。肺者,气之本,魄之处也,其华在毛,其充在皮,为阳中之太阴(可改作"少阴"),通于秋气。肾者,主蛰,封藏之本,精之处也,

其华在发,其充在骨,为阴中之少阴(可改作"太阴"),通于冬气。肝者,罢极之本,魂之居也,其华在爪,其充在筋,以生血气,其味酸,其色苍,此为阳(可改作"阴")中之少阳,通于春气。脾胃大肠小肠三焦膀胱者,仓廪之本,营之居也,名曰器,能化糟粕,转味而入出者也,其华在唇四白,其充在肌,其味甘,其色黄,此至阴之类,通于土气。凡十一藏,取决于胆也。

(二)考点分析　本段主要讲述了藏象的概念及基本内容。容易出填空题、名词解释。

(三)名词解释
1. 肾者,主蛰,封藏之本:肾旺于冬,应冬气主闭藏,是人体封闭潜藏功能之根本,以维护人体精气固守而不妄泄。蛰,蛰虫,即冬眠蛰藏之虫,此喻肾气闭藏精气。
2. 肝者,罢极之本:一从生理解,以"罢"通熊罴之罴,罴即熊之雌者,耐劳而多勇力,用以喻肝脏任劳勇悍之性。一从病理解,罢,音义同疲;极,《说文》云:"燕人谓劳曰极"。罢极,即劳困之意。吴崑注:"动作劳甚,谓之罢极。肝主筋,筋主运动,故为罢极之本。"并参。
3. 至阴:至,到达。春夏为阳,秋冬为阴,脾应长夏,由阳而至阴,故称至阴。
4. 唇四白:口唇四周的白肉。

(四)原文阐释　五脏是生命活动中的核心。心为生命之本、肺为气之本、肾为封藏之本、肝为罢极之本、脾及胃大肠小肠三焦膀胱为人身仓廪之本。同时,五脏又各外合其五体,各有外荣五华。五脏的阴阳属性的划分,主要依据五脏的位置及与四时相通关系来确定。膈上胸腔属阳,膈下腹腔属阴,故心肺为阳,肝脾肾为阴。心属火,其气通于夏,故为太阳;肺属金,其气通于秋,故为少阴;肾属水,其气通于冬,故为太阴;肝属木,其气通于春,故为少阳;脾属土,应于长夏,称为至阴。十一脏在功能活动上又均依赖于胆气的生发。

(五)理论分析
1. 藏象的概念
　(1) 所谓"藏",是指藏于体内的脏腑;"象",主要是指脏腑机能反映于外的征象及脏腑的实质形象。正如张介宾说:"象,形象也。藏居于内,形见于外,故曰藏象。"这说明《内经》中关于藏象的认识,主要是观察人体内在脏腑功能活动反映于外部的各种现象,经过总结、概括出来的。
　(2) 藏象学说的理论基础,是建立在人们的生活体验、治疗实践和解剖知识等方面,尤其是在治疗实践中,通过病理反映和治疗效果来反证生理的功能。藏象学说虽有解剖学基础,但它所论述脏腑的生理并不局限于实质的脏腑,绝大部分是包括了脏腑所属范围的功能,因此不能单纯地用现代医学的解剖学和组织学观点来理解藏象的概念。

2. 藏象的基本内容
　(1) 五脏的主要生理功能及与体表组织的通应关系:心为生命活动的根本,主神明,其荣华于面,其充养在血脉;肺为人体气的根本,主藏魄,其荣华在毛,其充养在皮肤;肾主藏精,宜闭固不宜妄泄,故为人体的精气封藏的根本,其荣华在头发,其充养在骨骼;肝主筋,具有任劳勇悍之性,故为人体的罢极之本,主藏魂,其荣华在爪,其充养在筋;脾及胃、大肠、小肠、三焦、膀胱等主饮食物的消化吸收,故人体的仓廪之本,主藏营血,其荣华在口唇,其充养在肌肉。

【唱歌】妻:"每次我唱歌的时候,你为什么总要到阳台上去?"
夫:"我是想让大家都知道,不是我在打你。"

(五) 理论分析
- 2. 藏象的基本内容
  - (2) 五脏的阴阳属性：心属阳，为阳中之太阳；肺属阳，为阳中之少阴(原为太阴)；肾属阴，为阴中之太阴(原为少阴)；肝属阴，为阴(原为阳)中之少阳；脾属阴，为阴中之至阴。
  - (3) 五脏与四时的通应关系：心为阳中之太阳，通于夏气；肺为阳中之少阴(原为太阴)，通于秋气；肾为阴中之太阴(原为少阴)，通于冬气；肝为阴(原为阳)中之少阳，通于春气，脾为阴中之至阴，通于长夏。
- 3. 关于"十一脏取决于胆"的争议
  - (1) 十一脏取决于胆，并非指在脏腑中胆最关键，或将胆凌驾于诸脏腑之上，而是强调胆在十二脏腑生理功能及相互关系中的重要作用。据李东垣之说，胆主少阳春生之气，一年四季中只有当春气正常生发时，其他季节才能正常地变迁，在人体也是如此，只有主生发的胆功能正常，其他脏腑才能正常发挥其功能活动，因此说"十一脏取决于胆"。
  - (2) 对于此句古今注家见解不一，如有人认为"十一"为"土"字之误，即本句应为"土脏取决于胆"；"决"乃疏通之意。所谓"土脏"，即通于土气的脾及胃、大肠、小肠、三焦、膀胱等主饮食物消化吸收的器官。这些脏腑的功能有赖于胆气疏泄才能发挥正常的功能，故曰："土脏取决于胆"。
- 4. 五脏的阴阳属性：本节从五脏功能所主，外应于四时，内藏精舍神，并联系五体等论五脏在生命活动中的核心地位。其中心为生之本、肺为气之本、肾为封藏之本、肝为罢极之本、脾为仓廪之本的论述，体现了中医五脏概念的核心内涵。其所论五脏的阴阳属性，决定于两个因素
  - (1) 五脏所在的位置，膈上胸腔属阳，膈下腹腔属阴，故心肺为阳，肝脾肾为阴。
  - (2) 五脏的五行属性及与四时相通关系。心属火，其气通于夏，故为太阳；肺属金，其气通于秋，故为少阴；肾属水，其气通于冬，故为太阴；肝属木，其气通于春，故为少阳；脾属土，应于长夏，称为至阴。
  - (3) 原文所述五脏的阴阳属性，经《新校正》引《甲乙经》、《太素》勘校，又有《灵枢·阴阳系日月》内证，多数学者倾向于校后之论：心为阳中之太阳，肺阳中之少阴，肾阴中之太阴，肝为阴中之少阳，脾属至阴。

第三节　素问·五藏别论

(一) 重点经文

脑、髓、骨、脉、胆、女子胞，此六者，地气之所生也，皆藏于阴而象于地，故藏而不泻，名曰奇恒之府。夫胃、大肠、小肠、三焦、膀胱，此五者，天气之所生也，其气象天，故泻而不藏。此受五脏浊气，名曰传化之府。此不能久留，输泻者也。魄门亦为五脏使，水谷不得久藏。所谓五脏者，藏精气而不泻也，故满而不能实。六府者，传化物而不藏，故实而不能满也。所以然者，水谷入口，则胃实而肠虚；食下，则肠实而胃虚。故曰：实而不满，满而不实也。

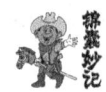

阳气者，若天与日，失其所则折寿而不彰，故天运当以日光明。(《素问·生气通天论》)

(二) 考点分析　本段主要讨论了奇恒之府、五脏以及六腑的生理功能特点及其分类。容易出选择题、名词解释及问答题。

(三) 名词解释
1. 女子胞:亦名胞宫,即子宫。
2. 奇恒之府:奇,异也。恒,常也。即言异于恒常之腑。
3. 传化之府:谓传导化物之腑。
4. 魄门亦为五脏使:言肛门的功能也受五脏的支配。魄门,即肛门。丹波元简注:"魄,粕通。"粕为糟粕之意,以肛门为排泄粪便糟粕之门户,故称魄门。使,使役,支配、制约之意。

(四) 原文阐释　脑、髓、骨、脉、胆、女子胞的特性象地,藏而不泻,功能主藏精气,因其异于一般脏腑,故称奇恒之府。胃、大肠、小肠、三焦、膀胱的特性象天,泻而不藏,功能主传送和变化水谷,并接受、排泄五脏功能活动产生的浊气,称为传化之府。肛门不仅是六腑的尽端,也受五脏支配,反映和协调五脏的功能状态。五脏的主要功能是储藏精气而不传泻水谷,具有精气充满而无水谷充实的特点;六腑的主要功能是传化水谷而不储藏精气,具有水谷充实而无精气充满的特点。脏腑功能虽有藏泻不同,但两者相互依赖,相反相成。

(五) 理论分析

1. 五脏、六腑、奇恒之府总的生理功能和特点

(1) 五脏总的功能是"藏精气而不泻",具有"满而不实"的特点。由于精和神对于人体生命活动的重要性,五脏所藏的精和神应保持盈满旺盛,不宜妄泄亏损。又由于精气精微而无形,五脏藏精气的特点是"满而不能实"。

(2) 六腑总的功能是"传化物而不藏",具有"实而不满"的特点。由于水谷及其化物应及时传送输泄,而不宜久留体内,而且有形的水谷及其化物在六腑的传化为更实更虚,不宜同时充满,所以六腑传化物的特点是"泻而不藏","实而不能满也"。

(3) 奇恒之府功能上象于地属阴,主藏阴精,与五脏相似;形态上中空与六腑相似,但其没有脏和腑之间的表里配偶关系,因而有别于一般的脏腑,故称"奇恒之府"。奇恒之府的功能特点是"藏于阴而象于地,故藏而不泻"。如脑藏脑髓,骨藏骨髓,脉藏血液,胆藏胆汁,女子胞藏有精血,可孕育胎儿。其中值得一提的是胆既属腑,又归于奇恒之府。胆与肝相表里,故在六腑之列;而其所藏胆汁,属人体精气,且又名中正之官,"决断出焉",具有"五神脏"功能特点,又与一般腑不同。

(4) 应当指出,脏腑虽有藏泻功能的不同,这仅是就其生理功能特点的区别而言,既不是对立的,也不是绝对的。实际上五脏藏中有泻,六腑泻而有藏,应该灵活掌握。《内经》藏泻论确立了脏腑的基本概念,为中医学理论的发展奠定了基础,也指导着临床应用。五脏藏精气,贵其充满,虚证责之精气不藏,以滋补精气为要;六腑传化物而输泻,故糟粕浊气壅塞的实证责之不泻,以通泻胃肠为法。文中并指出,六腑传化水谷,有胃肠虚实下行的消化、排泄的活动规律,是后世论六腑功能以通为用、以下行为顺的依据。近年来采用通里攻下法治疗急腹症,就是应用此理论取得的成果。

【具体一点】教授正在家忙着赶写一篇学术报告。"亲爱的,"他对妻子说:"我的铅笔放在哪儿了?""不正夹在你的耳朵上吗?"妻子回答。"没看到我忙得要死,你就不能说得具体一点,铅笔究竟夹在哪只耳朵上了?"教授有些生气了。

（五）理论分析

2. "魄门亦为五脏使"的解释
(1) "魄门亦为五脏使"指出了魄门的生理与五脏之间的联系。
(2) 魄门即肛门，是大肠的下口，其功能是排泄水谷糟粕，参与六腑传化，但其功能亦受五脏的制约。
(3) 魄门的启闭要依赖于心神的主宰，肝气的条达，脾气的升提，肺气的宣降，肾气的固摄，方能不失常度，而魄门功能正常，又对内脏的气机升降有重要影响。
(4) 魄门的功能常可反映内在脏腑的状况，对于临床辨证、治疗、判断预后，都有一定指导意义。

3. 脏腑藏泻理论及其意义
(1) 以藏泻论脏腑的依据。脏腑的命名固有其解剖学基础，但深入体会《内经》之意，更重要的是运用"天人阴阳相应"的方法探讨脏腑机能活动的特点。按阴阳学说，天阳地阴，阳施阴受。五脏禀地气所生，属阴，具有静敛含蓄的特点，故象大地藏纳化育万物一样，藏精气而不泻；六腑禀天气所生，属阳，具有动而不息的特点，故象天主施泻一样，泻而不藏。由于脏藏精气，故贵乎精气充满，腑主输泻，故宜乎浊物通降。可见《内经》所谓脏腑藏泻，是取象天地、比类阴阳，从功能特点来论证的。

(2) 五脏藏精气，贵乎充盈，若精气亏损则脏虚，故五脏多虚，虚证常责之于五脏。如心气不足之心悸失神，肺气虚弱之少气喘息，脾气下陷之内脏下垂，肝血亏虚之眩晕抽搐。肾主藏精，最忌耗泄，虚证最多，故有"肾无实证"之说。同时，五脏又藏神而各主形体官窍，所以脏不藏精又能影响精神活动和形体官窍。如《灵枢·本神》说："至其淫溢离藏则精失，魂魄飞扬……，智虑去身"，《灵枢·决气》说："精脱者，耳聋；气脱者，目不明"等，都是精气不藏于脏而导致的病变。由于五脏是人体生理活动的核心，因而脏虚被认为是严重的病证，故《灵枢·本神》说："是故五脏主藏精者也，不可伤，伤则失守而阴虚，阴虚则无气，无气则死矣。"

(3) 六腑传化物，贵乎通降。若糟粕壅滞，浊气不泄，则腑实，故六腑多实，实证多责之于六腑。如胃失和降，食积胃脘的脘病呕吐，肠有燥屎的腹部胀痛，三焦不泻、膀胱气化不行的癃闭、水肿等，就是六腑不泻的常见病证。六腑不泻，不仅会引起本身病变，而且常由于六腑浊气不泄，反熏五脏，导致气机升降紊乱，严重影响五脏功能活动，所以《内经》非常重视六腑实证的治疗，提出"小大便不利，治其标"的原则。

（五）理论分析

3. 脏腑藏泻理论及其意义
(4)《内经》脏腑藏泻的理论，为后世所遵循，如张仲景《伤寒论》中三阳经多实证，以祛邪为主；三阴经多虚证，以扶正为主，以及后世通泄为主治六腑，补益为主治五脏等，都是这一理论的应用。

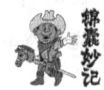

阴者，藏精而起亟也；阳者，卫外而为固也。（《素问·生气通天论》）

（五）理论分析 { 3. 脏腑藏泻理论及其意义 { （5）以藏泻论脏腑，其意义除上述之外，还具有较高的学术价值。脏藏腑泻，其作用若乎相反，实则深含相反相成之妙义。没有脏之藏，维持人体生命活动的物质就不能适当存留，生命活动也就不能进行，也就不可能有腑之泻；没有腑之泻，精气就无从产生，不但脏无所藏，而且脏之藏也会发生障碍。这一藏一泻，藏泻协调，正是生命运动阴阳对立统一的概括，对于研究人体新陈代谢的方式，探索生命的奥秘，是有一定价值的。

（一）重点经文　帝曰：气口何以独为五藏主？岐伯曰：胃者，水谷之海，六府之大源也。五味入口，藏于胃，以养五藏气，气口亦太阴也。是以五藏六府之气味，皆出于胃，变见于气口。故五气入鼻，藏于心肺；心肺有病，而鼻为之不利也。

（二）考点分析　本段阐述了"气口独为五藏主"的机理，容易出问答题。

（三）名词解释　气口：指腕后桡动脉搏动处，是切脉的常用部位。

（四）理论分析
{
1. "气口独为五藏主"说明了寸口诊病的机理
{
（1）气口属手太阴肺经，且气血涌动最为明显，"肺朝百脉"，由此，通过对其脉动的触摸，就能诊察全身经脉及其所属脏腑之精气的盛衰。这是气口用于诊脉的根本原因。

（2）经过气口的气血，化生于水谷精微，而源自于脾胃，由此，从气口就可以诊察脾胃的状况，故曰"气口亦太阴也"，此之"太阴"指足太阴而非手太阴。脾胃是脏腑气化活动的基础，通过诊察气口，就可以把握脏腑精气盛衰的状况，进而诊察疾病的状况，故曰"五藏六府之气味，皆出于胃，变见于气口"。
}

2. "心肺有病，而鼻为之不利"的解释
{
（1）"心肺有病，而鼻为之不利"是以"五气入鼻藏于心肺"为基础而提出的临床表现和诊断要点。

（2）心肺居上焦胸中，五气由鼻而入，先藏于心肺，然后由心主之血脉，肺主之宣发布于周身。

（3）若二脏有病，受清气功能不足，不仅会出现胸闷、短气等症状，且可表现为"鼻不利"。其症状或表现为呼吸不畅，或为嗅觉失灵。
}
}

（一）重点经文　凡治病，必察其下，适其脉，观其志意，与其病也。拘于鬼神者，不可与言至德。恶于针石者，不可与言至巧。病不许治者，病必不治，治之无功矣。

（二）考点分析　本段阐释了诊治疾病的一些注意事项，一般出选择题或填空题。

（三）原文阐释　诊治疾病时，还要注意：一是要全面诊察，综合分析，将察形体与诊脉象结合起来，将诊察躯体病证与了解病人精神状态结合起来。二是要充分认识到病人的心理状态对于疗效的影响，尽力争取病人的配合以提高疗效。

【谎言】心理学教授在课上对学生们说："今天我准备给大家讲'什么是谎言'。有关这方面的问题我已经在我的一本学术著作《论谎言》中作了详尽的介绍。在你们当中有谁读过我的这本书的请举起手来。"所有的学生都举起了手。"很好，"教授接着说，"对于什么是谎言我们大家都有了切身的体会，因为我的这本著作尚未出版。"

第四节　素问·经脉别论

（一）重点经文　黄帝问曰：人之居处动静勇怯，脉亦为之变乎？岐伯对曰：凡人之惊恐恚劳动静，皆为变也。是以夜行则喘出于肾，淫气病肺；有所堕恐，喘出于肝，淫气害脾；有所惊恐，喘出于肺，淫气伤心；度水跌仆，喘出于肾与骨，当是之时，勇者气行则已，怯者则著而为病也。故曰：诊病之道，观人勇怯、骨肉皮肤，能知其情，以为诊法也。故饮食饱甚，汗出于胃。惊而夺精，汗出于心。持重远行，汗出于肾。疾走恐惧，汗出于肝。摇体劳苦，汗出于脾。

（二）考点分析　本段主要是论述勇怯与发病的关系，容易出选择题和填空题。

（三）原文阐释　人的居住环境、起居动静、精神刺激等，都能影响经脉气血运行。比如夜晚奔走，出现喘促，是肾气受扰而外泄，侵及肺脏；堕坠、恐惧引起喘促，是伤筋损血，扰动肝气所致，并可伤脾；惊恐而致喘促，是肺气逆乱所致，甚则伤害心脏；渡水跌仆引起喘促，是损伤肾气之故。在遇到上述情况时，体质强壮、心理素质强的人，气机紊乱的状态能很快恢复正常，事过则已，不形成病变；如是体虚、心理素质弱的人，经脉气血紊乱的状态难以恢复，留著不去就会发生疾病。所以诊病时需要全面了解病人的体质、心理等情况。

（四）理论分析　勇怯与发病：本段论体质在疾病发生中的作用。《素问·经脉别论》以日常生活行为引起喘促为例，指出"勇者气行则已，怯者则著而为病"，阐发以勇怯为代表的体质强弱与发病的关系。不仅对于疾病的诊断和防治有一定的指导意义，而且为中医体质学说的建立奠定了基础。

（一）重点经文　故春秋冬夏，四时阴阳，生病起于过用，此为常也。

（二）考点分析　本段主要论述了生病起于过用的观点。容易出论述题。

（三）原文阐释　人的生活，应与自然界四时阴阳消长变化一样有序，若过其度则多致疾病，这已是一般规律。

（四）理论分析　"生病起于过用"的发病观：《素问·经脉别论》云"生病起于过用"，认为自然界春夏秋冬顺序递迁是四时阴阳有规律消长结果，与此相类比，人体的正常生活行为，无论饮食起居，还是劳作、情志等，都应有所节制而不可太过，太过而超出人体生理调节限度，损伤阴阳气血、脏腑功能则能致病。这种病因观是与我国古代"过犹不及"、"过则为灾"的哲理一脉相承的，它从人的生活行为方式失和与过度探讨病因，体现了《内经》病因理论的学术特点，并对疾病防治有重要指导意义，具体论述可从以下五个方面论述

1. 四时气候的过用：四季正常气候变化是人体赖以生存的重要条件。若气候反常，风寒暑湿燥火六气太过或不及时，均可造成对人体对"时气"的过用。如《素问·六节藏象论》云："未至而至，此谓太过……命曰气淫。"

2. 精神情志过用：精神情志是生命活动的正常生命活动的表现之一。适度有益于健康，若精神反常，情志太过，则为"过用"，过则为病。如《素问·举痛论》云："怒则气上，喜则气缓，悲则气消，恐则气下……惊则气乱，劳则气耗，思则气结。"

3. 饮食五味过用：饮食五味是维持人体生命活动的后天之本，若暴饮暴食、饥饱失常或五味偏嗜，饮食不洁，均可造成"过用"，是为发病之因。如《素问·痹论》云："饮食自倍，肠胃乃伤。"《素问·生气通天论》亦云："是故味过于酸，肝气以津，脾气乃绝。味过于咸，大骨气劳，短肌，心气抑。味过于甘（苦），心气喘满，色黑，肾气不衡。味过于苦（甘），脾气不濡，胃气乃厚。味过于辛，筋脉沮弛，精神乃央"。

4. 劳逸过用：劳可指劳力、劳心、房劳。劳逸太过即为过用。如《素问·举痛论》云："劳则喘息汗出，外内皆越，故气耗矣"。《素问·宣明五气》亦云："五劳所伤：久视伤血，久卧伤气，久坐伤肉，久立伤骨，久行伤筋，是谓五劳所伤。"

5. 药物过用：药物各具偏性，"过用"亦能致病。如《素问·腹中论》云："石药发癫，芳草发狂。"

综上所述，"生病起于过用"本指过劳伤五脏致病而言，推广而言具有病因学的普遍意义。"过用"即超越常度，无论内伤、外感，其发病之由，均因"起于过用"，如七情的过激过久、六气的太过、饮食的过饱与偏嗜、房事太过乃至纵欲等。对指导养生防病及治疗，都有重要意义。在养生防病有重视中和、防止太过的思想；在治疗，无论是用针、用药、推拿、按摩，均应适度而不可过之。

(一) 重点经文
1. 食气入胃，散精于肝，淫气于筋。食气入胃，浊气归心，淫精于脉。脉气流经，经气归于肺，肺朝百脉，输精于皮毛。毛脉合精，行气于府。府精神明，留于四藏，气归于权衡。权衡以平，气口成寸，以决死生。
2. 饮入于胃，游溢精气，上输于脾。脾气散精，上归于肺，通调水道，下输膀胱。水精四布，五经并行，合于四时五藏阴阳，揆度以为常也。

(二) 考点分析　本段主要论述了水谷入胃后，化生精微及其运化、输布过程及切寸口脉诊病的道理。容易出填空题、选择题及问答题。

(三) 名词解释
1. 散精于肝，淫气于筋：胃将所化食气精微转输于肝，肝又以此滋养所合筋脉。淫，浸润、滋养之意。
2. 浊气归心：胃将食气中的浓稠部分转注于心。浊气，此指稠浊之精气。
3. 肺朝百脉：肺主气，为十二经之首，周身经脉皆朝会于肺，气血运行于诸经，皆赖肺气之推动。朝，朝会、会合之意。
4. 毛脉合精：肺主皮毛，心主血脉；肺主气，心主血。毛脉合精，即气血相合。
5. 府精神明：经脉中的精气有序运行。府精，指经脉中的精气。神明，指运行正常不乱之意。
6. 通调水道：水道，指三焦。肺主气，有宣发肃降的功能，水液代谢，必赖肺之宣降，通过三焦水道进行津液代谢活动。
7. 气归于权衡：言精气化为气血，均衡的输布于脏腑组织。
8. 合于四时五藏阴阳，揆度以为常也：揆度，测度也。意为饮食精气的生成输布，气血津液的生化运行，均可从测度脉象的变化而得知，在分析时还要结合四时阴阳的变化进行综合判断。

(四) 原文阐释　食物进入人体，经胃的腐熟消化，其中精微营养物质，经脾转输于肝而营养于筋；而其稠厚者归注于心，经过奉心化赤，再经肺吸取外界清气，合而为气血，借肺朝百脉，通过经脉外达于脉络、皮毛，内输于五脏六腑，营养全身。全身血脉平调，表现在气口上。所以通过诊察气口脉象的变

【画肖像】一个有钱的寡妇要一个画家为她已故的丈夫画一幅肖像。

"好的，"画家说："您有他的照片吗？"

"唉，没有。我正是因为没有照片才请您画一幅肖像的。"

"那么，太太，我怎么画这幅肖像呢？"

"你怎么去画与我不相干，这是你的事。至于我，我只能告诉你：他的眼睛是灰色的，头发是黑色的，嘴上有一撮小胡子，而且整天微笑着。"

"好吧！"画家说。

一个月后，他来到这个寡妇家中，把画成的肖像拿出来放在壁龛上。这个寡妇注视了片刻之后惊叫道："哦，他的变化可真大啊！"

化,可以了解脏腑的病变、预测人之生死。

水饮入胃,精华输于脾,再经脾的转输又上注至肺,肺气宣发以布散水液于全身,肺气肃降以收敛水液,降于膀胱。整个水液代谢都是在三焦水道中进行的,涉及五脏六腑经脉,共同完成水液的代谢过程。水液的代谢过程是外以适应自然变化、内以满足各种生理需求,是有序的过程。

(五) 理论分析
1. 关于水饮入胃后的输布过程:《素问·经脉别论》将水谷的生化过程分为谷食和水液两部分别论述
  (1) 谷食化生精气,先供奉其生化之主肝,其浓稠部分经过心的作用"奉心化赤",再经肺的作用,合入清气,至此谷食精微经过心肺作用,则生成能为全身利用的精气,即所谓"毛脉合精",而后经由"百脉"输布全身。
  (2) 水饮入胃,游溢布散其精气,上行输送于脾,脾气升清,将水液上输于肺。胃、脾、肺在水液输布与代谢中起到了重要的作用。此外,水液代谢还与肾与膀胱有关。肺气肃降,通调水道,下输膀胱。肺为水之上源,肾为水之主,水液属阴,赖肾气与膀胱的气化得以变化为津液,如此则水精四布,外而布散于皮毛,内而灌输于五脏之经脉,对全身具有滋润和濡养作用。水液代谢亦与三焦关系较为密切,三焦为人体一身之大府,主通调水道,主决渎。水液代谢靠三焦气化得以正常敷布与转输。水液代谢与肺、脾、肾三脏的密切关系,是后世水肿病治肺、治脾、治肾原则的理论基础。

2. 切寸口脉诊病的道理
  (1) 寸口是手太阴肺经所过之部位,脉气旺盛,易于切诊。
  (2) 肺主气,朝百脉。气为血帅,在心肺之气的作用下,百脉中的气血都要朝会于肺,然后在肺心之气的推动下,又将气血输送于百脉,布散于脏腑组织,所以脏腑之气的盛衰,百脉中气血的变动,均可在气血朝会于肺时,从肺脉的寸口部位反映出来。

第五节　素问·太阴阳明论

(一) 重点经文　黄帝问曰:太阴阳明为表里,脾胃脉也,生病而异者何也?岐伯对曰:阴阳异位,更虚更实,更逆更从,或从内,或从外,所从不同,故病异名也。帝曰:愿闻其异状也。岐伯曰:阳者,天气也,主外;阴者,地气也,主内。故阳道实,阴道虚。故犯贼风虚邪者,阳受之;食饮不节,起居不时者,阴受之。阳受之,则入六腑,阴受之,则入五脏。入六腑,则身热不时卧,上为喘呼;入五脏,则䐜满闭塞,下为飧泄,久为肠澼。故喉主天气,咽主地气。故阳受风气,阴受湿气。故阴气从足上行至头,而下行循臂至指端;阳气从手上行至头,而下行至足。故曰阳病者上行极而下,阴病者下行极而上。故伤于风者,上先受之;伤于湿者,下先受之。

(二) 考点分析　本段以太阴、阳明为例,阐述了阴、阳不同之理。容易出问答题或论述题。

(三) 名词解释　阴阳异位:阴指足太阴脾经,阳指足阳明胃经。两经循行部位及阴阳属性各不相同,故曰阴阳异位。

清阳出上窍,浊阴出下窍;清阳发腠理,浊阴走五藏;清阳实四肢,浊阴归六府。(《素问·阴阳应象大论》)

(四)理论分析	1. "阳道实,阴道虚"的意义:本段论脏腑表里配合关系,并以脾胃为例,详述脏腑生理病理特点及临床诊治的不同,提出"阳道实,阴道虚"理论,为后世藏象理论和脾胃学说的形成奠定了基础。关于"阳道实,阴道虚"的含义	(1)以脏腑而言,五脏为阴,贮藏精气,"满而不能实";六腑属阳,主传导化物,"实而不能满"。 (2)以感邪发病特点而言,虚邪贼风为外邪,性质属阳,易伤阳经而邪入六腑,致病多为邪实证。饮食不节,起居不时为内因所伤,性质属阴,易伤阴经而进一步伤及五脏,致病多为正虚证。 (3)以脾胃而言,阳明之病,易伤津液,多从燥化、热化,故以热证、实证多见;太阴病多虚,寒湿不化,故以虚证、寒证多见。正因为脾病多虚,胃病多实,故中焦之病有"实则阳明,虚则太阴"之说。
	2. 不同病因伤人的部位规律:不同性质的邪气,对人体部位的侵犯有一种趋向性。这种趋向性表现为以类相从、同气相求的规律	(1)病因中的六淫属阳,饮食不节、起居不时属阴;脏腑中六腑属阳,五脏属阴;经脉中阳脉属阳,阴经属阴。故有"犯贼风虚邪者,阳受之;食饮不节,起居不时者,阴受之。阳受之,则入六腑,阴受之,则入五脏。"可见属阳的邪气,多侵犯属阳的部位,而属阴的邪气,则多侵犯属阴的部位。 (2)由于阴阳属性的划分具有相对性,因此外感内伤之邪还有阴阳之别,其所伤的部位也各不相同,如"故阳受风气,阴受湿气","故伤于风者,上先受之;伤于湿者,下先受之"。 (3)值得说明的是《素问·阴阳应象大论》云:"天之邪气,感则害人五脏;水谷之寒热,感则害于六府"是从另一角度讨论了邪气伤人的规律,此文乍看上来,与本篇"故犯贼风虚邪者,阳受之;食饮不节,起居不时者,阴受之。阳受之,则入六府,阴受之,则入五藏"之义相反,然实则相反相成,一是从形气的角度,邪气无形故入脏,水谷有形故入腑;一是从表里言,腑阳主外,故虚邪贼风从外而入,脏阴主内,故饮食不节从内而受。

(一)重点经文 帝曰:脾不主时何也?岐伯曰:脾者土也,治中央,常以四时长四藏,各十八日寄治,不得独主于时也。脾藏者常著胃土之精也,土者生万物而法天地,故上下至头足,不得主时也。帝曰:脾与胃以膜相连耳,而能为之行其津液何也?岐伯曰:足太阴者三阴也,其脉贯胃属脾络嗌,故太阴为之行气于三阴。阳明者表也,五藏六府之海也,亦为之行气于三阳。藏府各因其经而受气于阳明,故为胃行其津液。四肢不得禀水谷气,日以益衰,阴道不利,筋骨肌肉皆无气以生,故不用焉。

(二)考点分析 本段主要讨论了脾胃的关系及"脾病而四肢不用"的机理。容易出问答题。

(三)名词解释
1. 脾不主时:指脾实为不独主一时,而四时皆有脾气。
2. 阳明者表也,五藏六府之海也:海,有汇聚之意。阳明胃主受纳水谷,脏腑气血均源于水谷所化,故称胃为"五脏六腑之海",由于胃中水谷精微因于脾才能布达周身五脏六腑,所以称脾胃为"五脏六腑之海"也可以。

【拔牙】牙医对病人说:"你不要害怕,来来,喝一杯酒镇静镇静。"等病人喝下酒后,过了一会儿,医生问:"你现在觉得如何?""看谁还敢拔我的牙?"病人红着眼恶狠狠地对医生说。

（四）理论分析

1. 脾与胃的关系：脾主运，胃主纳，二者虽然生理分工不同，但它们之间的关系密不可分，具体表现如下

(1) 组织结构方面：脾与胃同居中焦，"以膜相连"，太阴阳明为表里，经脉相互络属，阴阳相从。

(2) 生理功能方面：胃主受纳，为"五脏六腑之海"，脾主运化，"为胃行其津液"，两者既分工又协作，共同完成对水谷的消化、吸收、输布等功能。

(3) 病理方面：脾与胃的病理虽然各有特点，所谓"阳道实，阴道虚"，然而二者之间相互影响，不可分割，脾病可影响胃中水谷精微的输布；反之胃失和降亦可影响到脾运。

2. "脾病而四肢不用"的机理

(1) 四肢不用指四肢不能正常运动，"脾病而四肢不用"的论点，是从脾胃为水谷精气生化之源的角度提出的，反映了"后天之本"的重要性。

(2) 四肢能够正常运动，是由于它不断地得到胃中水谷精微的充养，然胃中水谷精微因于脾，才能达于四肢，"脾病不能为胃行其津液"，则"四肢不得禀水谷气"而至"筋骨肌肉无气以生"，四肢失养而不用。

(3) 临床上，痿证多从脾胃治疗。故《素问·痿论》有"治痿独取阳明"之说，重视脾胃在治痿中的地位实具十分重要的意义。

3. 脾与时令的关系：关于脾与时令的关系，《内经》有两说：一是脾主长夏，二是脾不主时

(1) 脾主长夏：以五脏五行分主五时五化生、长、化、收、藏，脾主长夏化，故长夏多湿困脾，脾应长夏而主化，同时可以解释临床长夏多湿，易于困脾，故长夏多见脾病的现象，用药也多选健脾祛湿之品。

(2) 脾不主时：所谓脾不主时，实为不独主一时，四时皆有脾气，是五脏应时的重要内容。源于"万物无土不生，五行无土不成"的理念，在农耕社会具有重要意义。在医学中，其说以脾不主时，即不主一时，不主定时，而是主四时。脾寄旺于四季之末各十八天的说法，只是脾与四时相关的一种数字形式，这样划分是将一年360日平均地划归于五脏，并不是说脾仅主各季之末的十八日。文中说"土者，生万物而法天地"，奠定医学以脾为生命之本的理论基础。验之临床，脾胃充盛，五脏安和，脾胃受损，则五脏不安。因此，临证时要正确处理脾胃与其他脏腑的关系，脾胃有病，自宜治脾，然脾为土脏，灌溉四旁，是以五脏中皆有脾气。

(3) 从文化渊源论，与古代的农本思想有关；就《内经》理论而言，是重视脾胃的学术观点，故后世论脾胃为后天之本。

第六节 灵枢·本神

(一)重点经文

1. 黄帝问于岐伯曰：凡刺之法，先必本于神。血、脉、营、气、精神，此五藏之所藏也，至其淫泆，离脏则精失、魂魄飞扬、志意恍乱、智虑去身者，何因而然乎？天之罪与？人之过乎？何谓德、气、生、精、神、魂、魄、心、意、志、思、智、虑？请问其故。
2. 岐伯答曰：天之在我者德也，地之在我者气也，德流气薄而生者也。故生之来谓之精，两精相搏谓之神，随神往来者谓之魂，并精而出入者谓之魄，所以任物者谓之心，心有所忆谓之意，意之所存谓之志，因志而存变谓之思，因思而远慕谓之虑，因虑而处物谓之智。故智者之养生也，必顺四时而适寒暑，和喜怒而安居处，节阴阳而调刚柔，如是则僻邪不至，长生久视。

(二)考点分析　本段主要讨论了生命的产生与精神意识思维活动的过程。容易出填空题、选择题、原文阐释题、问答题。

(三)名词解释

1. 本于神：神是生命活力的集中体现，神旺则生机正常，健康无病。本于神，指刺法的施用及取效与否以病人的神气盛衰为转移。
2. 所以任物者谓之心：心接受外物的刺激，担任认识与分析，并作出反应之职。任，担当之意。
3. 僻(bi 音辟)邪：致病的邪气。僻，不正的意思。
4. 长生久视：长生不老健康长寿之意。

(四)原文阐释

1. 刺法的施用及取效与否以病人的神气盛衰为转移。肝藏血、心藏脉、脾藏营、肺藏气、肾藏精，如果情志过急，嗜欲无度，则五脏所藏德、血、气、精、神就会耗散，魂魄飞扬散失，志意恍惚，失去了思考的能力，这是什么原因呢？什么又是德、气、生、精、神、魂、魄、心、意、志、思、智、虑呢？
2. 天地自然具有孕育生命的法则与物质，德就是指自然规律，气就是指成形的物质，天德下流，地气上交，阴阳相错，升降相因，始有生命的产生，这是古人的自然观与生命观。人之生，由父母阴阳之精相合而成，精是构成形体的初始物质。神由阴阳精气交感而生。魂随神往来，受神的统摄，若魂神相离，就会出现梦寐恍惚、变幻游行之态。魄为身体感觉、运动等本能行为，依附于精形而存在。精神活动统领于心，其过程是：心接受内外之物的刺激，作出感知、分析活动并作出反应；心有意念而未确定者为意；意念确定谓志；有既定目标，又在变中求、分析思考为思；深思远虑、综合比较为虑；结论已定，能作出准确的判断和反应为智。对外界事物有正确的感知和分析、处理能力，是人类异于动物而进入社会生活的标志。智者养生的法则是顺应四时寒暑变化，调和情志而居处安适，并且做到各种养生方法阴阳协调，刚柔相济。如此，邪就不会能侵犯人体，便能达到长寿的目的。

【口音】一个口音很重的县长到村里作报告："兔子们，虾米们，猪尾巴！不要酱瓜，咸菜太贵啦!!"(注：同志们，乡民们，注意吧！不要讲话，现在开会啦!!)县长讲究以后，主持人说："咸菜请香肠酱瓜！"(注：现在请乡长讲话！)乡长说："兔子们，今天的饭狗吃了，大家都是大王八！"(注：同志们，今天的饭够吃了，大家都使大碗吧！)

（五）理论分析	1. "凡刺之法，先必本于神"的诊治原则	（1）神是生命活力的集中体现，神旺则生机正常，健康无病。本于神，指刺法的施用及取效与否以病人的神气盛衰为转移。
		（2）广义上来看神是生命活动的主宰，针刺及其他治法的使用，都必须在充分调动和发挥神气作用的前提下，才能取得最佳治疗效果，具体应用上：一是察病人之神以了解其机体状态；二是调动病人之情，解除心理障碍，充分发挥其主观能动作用；三是用目光制约，调理病人的心理活动，促进其气血流通，从而为治疗服务；四是调整医生之神，使医患之神高度统一，提高治疗效果。
		（3）本文虽言针刺，但实则包括药物、推拿等治法在内。
	2. 生命的产生与精神意识思维活动的过程	（1）本段指出人的生命源于天地阴阳之气的相互作用，论述了精、神、魂、魄、心、意、志、思、智、虑的概念，指出神的产生以及从认识事物到正确处理事物、从感性到理性、由低级到高级的认知思维过程。
		（2）其认为神是生命活动的外在表现，其存在与产生以形体为基础，人的精神意识思维活动皆统属于心，并以五脏所藏之精为物质基础。精神魂魄并存并用，四者关系密切。
		（3）人之生源于父母之精，神在两精相合形成新生命体的同时也产生，即"形具而神生"。
		（4）魂是神活动的一部分，随神往来，受神主宰，主要包括一些非本能性的较高级的精神思维心理活动，如人的情感、思维等。魂若离开神的支配，则可出现幻觉、梦游等症。
		（5）魄也是神之一，一些与生俱来的本能性的、较低级的神经精神活动均属魄的范畴，即人体本能的感觉和动作，如新生儿的啼哭、吮吸、非条件反射的四肢运动，以及人体的触觉、痛觉、温觉、视觉等。
		（6）心主管认识事物和处理事物，心感知事物后，根据记忆产生意念但尚未完成定见之时的思维称之意；意念积累之后形成的认识称之志；对已形成的认识进行反复思考的过程称之思；通过反复思考，对事物进行由近及远的，由浅入深的推理、预测，称之虑；经过深思远虑而作出正确的判断和处理称为智。
		（7）这些认识对临床诊断治疗心身疾病，以及中医心理学研究与发展有重要的指导价值。
		（8）意志有主动控制精神活动、调节脏腑生理的作用，意志对于脏腑精气的这种反作用是人类所特有的。《内经》的这种认识，为中医调心、摄神、养生与防治疾病提供了理论依据。

阴阳者，天地之道也，万物之纲纪，变化之父母，生杀之本始，神明之府也，治病必求于本。（《素问·阴阳应象大论》）

（五）理论分析

3. "神"的含义：《内经》中"神"的运用十分广泛而丰富，就其内容来看，主要包括以下三个方面

(1) 指自然界事物的运动变化。万事万物无时无刻不处于运动变化之中，其运动变化均可以用"神"来概括。如《素问·天元纪大论》说："故物生谓之化，物极谓之变，阴阳不测谓之神，神用无方谓之圣。"王冰注："由圣与神，故众妙无能出幽玄之理。深乎妙用，不可得而称之。"可见，万事万物的生长变化，均源于内部的阴阳运动，因其运动变化高深莫测，故以神之。《素问·阴阳应象大论》说的"神明之府"即以事物内部玄妙莫测的阴阳变化而称为"神"。

(2) 神是对人体生命活动及现象的高度概括。本篇"两精相搏谓之神"，以及《灵枢·天年》"何者为神？岐伯曰：血气已和，荣卫已通，五脏已成，神气舍心，魂魄毕具，乃成为人。"其神的含义即指人体的生命活动及其外在表现。

(3) 指人的精神、意识、思维、情志活动。此神乃狭义之神。本节之"神、魂、魄、心、意、志、思、智、虑"以及《素问·阴阳应象大论》"人有五脏化五气，以生喜怒悲忧恐"之"喜怒悲忧恐"等均属此类。

三

（一）重点经文　是故怵惕思虑者则伤神，神伤则恐惧流淫而不止。因悲哀动中者，竭绝而失生。喜乐者，神惮散而不藏。愁忧者，气闭塞而不行。盛怒者，迷惑而不治。恐惧者，神荡惮而不收。心怵惕思虑则伤神，神伤则恐惧自失，破䐃脱肉，毛悴色夭，死于冬。脾愁忧而不解则伤意，意伤则悗乱，四肢不举，毛悴色夭，死于春。肝悲哀动中则伤魂，魂伤则狂忘不精，不精则不正当人，阴缩而挛筋，两胁骨不举，毛悴色夭，死于秋。肺喜乐无极则伤魄，魄伤则狂，狂者意不存人，皮革焦，毛悴色夭，死于夏。肾盛怒而不止则伤志，志伤则喜忘其前言，腰脊不可以俯仰屈伸，毛悴色夭，死于季夏。恐惧而不解则伤精，精伤则骨酸痿厥，精时自下。是故五藏主藏精者也，不可伤，伤则失守而阴虚，阴虚则无气，无气则死矣。是故用针者，察观病人之态，以知精神魂魄之存亡得失之意，五者已伤，针不可以治之也。

（二）考点分析　本段论述了七情过激可导致五脏功能失调，产生不同的症状。可出选择题、填空题、问答题。

（三）名词解释
1. 破䐃脱肉：䐃，大的肌肉块。破䐃脱肉形容极度消瘦，肌肉脱陷。
2. 意不存人：不能正常认识外界事物，似旁若无人状。

（四）理论分析　情志太过伤脏的规律：七情虽然产生于五脏，但七情太过反过来又会损伤五脏，其规律是

(1) 五志首先伤心：情志发于心，复为心所统，故五志过激均可首先伤及心脏，而出现心功能失调的病证。如"怵惕思虑者则伤神"。

(2) 五志自伤本脏：五志分属于五脏，五志过激多可伤及本脏，具体是喜伤心，怒伤肝，悲忧伤肺，思虑伤脾，惊恐伤肾。如"恐惧而不解则伤精"。

(3) 五志互伤他脏：五志伤心和五志自伤本脏，属于五志伤脏的一般规律，五志互伤他脏属于五志伤脏特殊情况，如"愁忧而不解则伤意"。

【解除婚约】甲："你为什么要和张先生解除婚约？"

乙："昨天我们去看相，算命先生说我会生两个孩子，但却说他会生四个。你想想看，他多了两个孩子，是跟谁生的？"

三

(一) **重点经文** 肝藏血,血舍魂,肝气虚则恐,实则怒。脾藏营,营舍意,脾气虚则四肢不用,五藏不安;实则腹胀,经溲不利。心藏脉,脉舍神,心气虚则悲,实则笑不休。肺藏气,气舍魄,肺气虚则鼻塞不利少气;实则喘喝,胸盈仰息。肾藏精,精舍志,肾气虚则厥;实则胀,五藏不安。必审五藏之病形,以知其气之虚实,谨而调之也。

(二) **考点分析** 本段概括了五脏所藏,并提出五脏虚实的主证。容易出填空题、名词解释、问答题。

(三) **名词解释** 五神脏:精神意识活动虽属于心,但有分属于五脏,如"肝藏血,血舍魂";"脾藏营,营舍意";"心藏脉,脉舍神";"肺藏气,气舍魄";"肾藏精,精舍志"。

(四) **原文阐释** 肝藏血,魂依附于血。肝气虚会产生恐惧;肝气盛易发怒。脾藏营,意依附于营。脾气虚则四肢的运用不灵,五脏不能调和;脾气实则腹部胀满,月经及大小便不利。心藏脉,神寄附于脉。心气虚会产生悲伤;心气盛易喜笑不止。肺藏气,魄依附在气。肺气虚则呼吸不利而短气;肺气实会喘息,胸满,甚至仰面而喘。肾藏精,志依附于精。肾气虚会手足厥冷;肾有实邪会出现腹胀,并致五脏不安。临证必须依据五脏虚实的具体表现,谨慎地辨证调治。

(五) **理论分析**

1. "五神脏"的意义
   - (1) 神由精生,意识、思维、情绪以及聪明智慧等精神活动,是人类独有的生命现象,统称为神志。魂魄属于意识活动,以心神为主导的意、志、思、虑、智则属于思维活动,由思维产生智慧;而心神对内外刺激产生的感情反应喜、怒、忧、思、悲、恐、惊,所谓七情,属于情志类。对于以上精神活动,《内经》约为神、魂、魄、意、志五种,以心总统之,而分属于五脏。《内经》虽有心主神之说,但将神志归属五脏,这是以五脏为生命核心的学术思想的具体体现。
   - (2) "五神脏"即《素问·三部九候论》所说"神脏五",王冰注曰"五神脏"。五神脏理论将人的精神活动归属五脏,通过五脏分主及五脏间的阴阳五行制化调节,阐发精神活动机制与规律,为神志疾病的诊断与防治奠定了理论基础。
   - (3) 精气化生于五脏,神是在精气的基础上产生的,因而《内经》以五脏藏精舍神的方式将神归属五脏所主,通过五脏五行生克制化关系,掌握神志活动规律。
   - (4) 临床神志病证通过补泻五脏治疗,就是五脏藏神理论的应用。

2. 脾与肾的地位
   - (1) "脾藏营,营舍意","脾气虚则四支不用,五藏不安;实则腹胀,经溲不利";"肾藏精,精舍志","肾气虚则厥,实则胀,五藏不安",以五脏虚实而言突出出脾、肾的重要地位。
   - (2) 腹胀、二便不利、五脏不安是脾与肾两脏之病的共同表现。腹胀、二便不利为气机滞塞,升降失常,关系到整个机体的状态,五脏不安是由一脏影响到五脏,可见脾肾的影响之巨。
   - (3) 此说为后世脾为后天之本,肾为先天之本提供了有力依据。

（五）理论分析

3. 神与脏腑

(1) 神主于心：心藏神，心为神的主宰。如《素问·灵兰秘典论》云："心者，君主之官，神明出焉"。

(2) 神分属于五脏：神由精气所化，精气藏于五脏，所以神又分属于五脏，故五脏又有"五神脏"之称。神与五脏的配属关系，即本篇所言的"肝藏血，血舍魂"；"脾藏营，营舍意"；"心藏脉，脉舍神"；"肺藏气，气舍魄"；"肾藏精，精舍志"。亦《素问·宣明五气》所说："心藏神，肺藏魄，肝藏魂，脾藏意，肾藏志，是谓五脏所藏。"这种理论反映了《内经》整体观思想，它与"心主神"共同构成了《内经》脏腑与神志关系的主要理论。

(3) 神寄于脑髓：脑髓为奇恒之府，因其为肾精所生，故与神有密切关系。脑与神的关系除了肾藏精，精生髓，脑为髓海之外，还与五脏六腑之精气均上充于脑密切相关。

(4) 神与胆相关：胆属六腑之一，又属奇恒之府，因其内藏精汁，故可生神而主决断。神在决断方面的功能则主要分属于胆。

4. 五脏虚实证候

(1) 五脏藏精、藏气、藏神，故其虚实病变既可表现为躯体症状，也可表现为神志症状。

(2) 就《灵枢·本神》所论，其神志病证侧重于心与肝，躯体病证侧重于肺、脾、肾。即"肝气虚则恐，实则怒""脾气虚则四支不用，五藏不安，实则腹胀，经溲不利""心气虚则悲，实则笑不休""肺气虚则鼻塞不利，少气；实则喘喝，胸盈仰息""肾气虚则厥，实则胀，五藏不安"。

(3) 就五脏虚实的总体而言，突出了脾和肾的重要位置，即二脏之病皆可表现为气机滞塞、升降失常的腹胀、二便不利，甚至引起五脏不安。

第七节 灵枢·营卫生会

一

（一）重点经文 黄帝问于岐伯曰：人焉受气？阴阳焉会？何气为营？何气为卫？营安从生？卫于焉会？老壮不同气，阴阳异位，愿闻其会。岐伯答曰：人受气于谷，谷入于胃，以传与肺，五藏六府，皆以受气，其清者为营，浊者为卫，营在脉中，卫在脉外，营周不休，五十而复大会，阴阳相贯，如环无端。卫气行于阴二十五度，行于阳二十五度，分为昼夜，故气至阳而起，至阴而止。故曰：日中而阳陇为重阳，夜半而阴陇为重阴。故太阴主内，太阳主外，各行二十五度，分为昼夜。夜半为阴陇，夜半后而为阴衰，平旦阴尽而阳受气矣。日中为阳陇，日西而阳衰，日入阳尽而阴受气矣。夜半而大会，万民皆卧，命曰合阴，平旦阴尽而阳受气，如是无已，与天地同纪。

（二）考点分析 本段主要论述了营卫二气的来源及运行规律。容易出名词解释和问答题。

【懒小孩】 儿子："爸爸的袜子您在洗，我的袜子比他的还小，为什么您不洗小的而洗大的？"妈妈："爸爸工作忙，你也该自己做点事了。"儿子很快洗好袜子。妈妈："你没洗净，应该这样洗……"儿子："这次洗净了，下次您洗什么呢？"

（三）名词解释
1. 清者为营，浊者为卫：水谷入口，经脾胃腐熟运化成为精微而布散全身。"清者为营，浊者为卫"清、浊，指精气的性质刚柔而言。营气为清，性质柔顺，故行于脉内而具有滋养之功；卫气为浊，性质刚悍，故行于脉外而有卫外之力。但由于其阴阳是对待而言，因而二者又密不可分，故营卫二者又是互根互用，相反相成的。离卫则无营，离营则无卫，不能独存。
2. 重阳：日中阳气最盛，故曰重阳。
3. 重阴：夜半阴气最盛，故曰重阴。
4. 太阴主内，太阳主外：太阴，指手太阴肺经。内，指营气。营行脉中，始于手太阴而复合于手太阴，故曰太阴主内。太阳指足太阳膀胱经。外指卫气。卫行脉外，始于足太阳而复合于足太阳，故曰太阳主外。
5. 合阴：夜半子时，阴气极盛，阳气将生，营气在内，卫气也在内，二气相会于内脏，故曰合阴。

（四）原文阐释　饮食入胃，经脾胃的腐熟与运化，将水谷之精微上输于肺，由肺经百脉将精微转送到五脏六腑。脏腑均受到水谷精气的荣养，才能维持生命。在水谷形成的精气之中，具有濡润滋养的作用者，性质柔顺，行于脉中，属阴而称为营气。特性刚悍，具有卫外功能者，行于脉外，属阳而称为卫气。其中营气循十二经之序，阴阳相互贯通，昼夜运行五十周。卫气昼行于阳二十五周，人即醒寤；夜行于阴二十五周，人即睡眠。营卫的运行在夜半大会于手太阴肺经。营卫如此运行，合于"天地之纪"，与自然界昼夜阴阳消长节律同步。

（五）理论分析
1. 营气与卫气
(1) 营卫二气皆由水谷精微化生，其"清者为营，浊者为卫"即水谷精气中清纯柔和周行者能入脉为营，慓悍滑利捍护者可充实于皮肤分肉为卫。
(2) 营卫二气的运行规律如下：营气沿十二经脉之序，一昼夜运行五十周次。卫气昼行于阳二十五周，夜行于阴二十五周。营卫二气周而复始有规律的运行，如环无端。营卫二气虽各行其道，但会于夜半子时会合于手太阴肺。
(3) 营卫的昼夜运行规律，是人体生命节律的一种反映，其理论对指导养生防病、诊断治疗、探求发病规律以及深入探讨生命节律均有重要的研究价值。

2. 营气的运行
(1) 营气的运行，其主体路线是循十二经脉之顺序运行，始于肺，终于肝，复还于肺。其支别的路线则是从足厥阴别出，循督脉，过任脉，复入于手太阴经，即"阴阳相贯，如环无端"。
(2)《灵枢·脉度》及《灵枢·五十营》等篇提出营气行于二十八脉之说。所谓二十八脉指十二经脉左右各一、任督脉各一、跷脉左右各一。但是跷脉有阴跷、阳跷二脉，其计数方法是：男子只计阳跷脉，女子只计阴跷脉。计数者为经脉，包括在二十八脉之内；不计数者为络脉，排除在二十八脉之外。即《灵枢·脉度》所说的"男子数其阳，女子数其阴"。

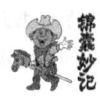

阳气者，精则养神，柔则养筋。（《素问·生气通天论》）

第二章 藏 象

(五) 理论分析
- 3. 卫气的运行
  - (1) 是营行脉中,卫行脉外,二者并行。如《灵枢·卫气》说:"其浮气之不循经者为卫气,其精气之行于经者为营气。阴阳相随,外内互贯,如环之无端。"说明卫气与营气阴阳相互依随,脉内外互相贯通,有如圆环之无端一样地运行不息。临床常见营血至则卫气亦至,营血虚则卫气亦不足的情况,反映了卫气借同营气运行的状态。张志聪对此有明确论述,指出:"营卫相将,卫随营行者也。"
  - (2) 如《灵枢·营卫生会》所述,昼行于阳,夜行于阴,各二十五周。
  - (3) 是卫行脉外,散行于肌肉、皮肤、胸腹、脏腑。如《灵枢·邪客》说:"卫气者,出其悍气之慓疾,而先行于四末分肉皮肤之间而不休者也。"
  - (4) 卫气的三种运行途径:第一种是基本方式;第二、第三种是调节方式。体现了它分布广泛,运行迅速,应激能力强的特点,是完成温煦、卫外等功能的前提和基础。
- 4. 营卫的会合
  - (1) 营气自会:营气的运行始于手太阴,终于足厥阴,而复会于手太阴。营气运行一周在手太阴相会一次,一昼夜相会五十次。
  - (2) 卫气自会:卫气昼行于阳,夜行于阴的部分,始于足太阳,终于足少阴,而复会于足太阳。卫气运行一周在足太阳相会一次,一昼夜亦相会五十次。
  - (3) 营卫交会:一是营卫脉内外交会。营行脉中,卫行脉外,在运行中二气相互感应、贯通、交会。二是营卫运行五十周次后有一次大的会合,便称为大会。《内经》认为营卫大会是在各自运行五十周之后,于夜半子时而会合于手太阴。

二

(一) 重点经文　黄帝曰:老人之不夜瞑者,何气使然?少壮之人不昼瞑者,何气使然?岐伯答曰:壮者之气血盛,其肌肉滑,气道通,营卫之行不失其常,故昼精而夜瞑。老者之气血衰,其肌肉枯,气道涩,五藏之气相搏,其营气衰少而卫气内伐,故昼不精,夜不瞑。

(二) 考点分析　本段营卫运行与睡眠的关系,容易出问答题。

(三) 理论分析

营卫与寤寐的关系
- (1) 营卫运行与睡眠的关系十分密切,本节说:"故气至阳而起,至阴而止。"起,寤起;止,止息。说明人体正常睡眠的条件是气血盛,营卫强,气血运行之道通畅,营卫能够正常运行而阴阳相交。
- (2) 举出老人昼不精、夜不瞑,是因为其气血衰,其肌肉枯,气道涩,五脏之气相搏,其营气衰少而卫气内伐;而少壮之人昼精夜瞑,则是因为其气血盛,其肌肉滑,气道通,营卫之行,不失其常。明确阐释了营卫与寤寐的关系。
- (3) 若卫气不能入于阴分与营气相交,导致阳分之气盛,而阴分之气虚,这是失眠的重要机理。由此推之,凡外感、内伤等因素,一旦扰乱了营卫的正常运行,均有可能导致失眠或嗜睡等睡眠紊乱证。

【天地良心】法官问被告:"在你偷东西的时候,你难道一点儿也不替自己的妻子和女儿想想吗?"被告:"天地良心,我想过的。但是,那个商店里只有男人的衣服呀!"

营卫与寤寐的关系 {
(4) 临床上,对于睡眠失常的病证,应当辨证运用调和营卫之法。如《内经》用半夏秫米汤治失眠,《金匮要略》用桂枝龙骨牡蛎汤治失眠、梦交,《三因极一病证方论》用温胆汤治虚烦不眠、惊悸不宁等,皆与调和营卫之法有关。
}

(一) 重点经文 {
1. 黄帝曰:愿闻营卫之所行,皆何道从来? 岐伯答曰:营出于中焦,卫出于下焦。黄帝曰:愿闻三焦之所出。岐伯答曰:上焦出于胃上口,并咽以上,贯膈,而布胸中,走腋,循太阴之分而行,还至阳明,上至舌,下足阳明,常与营俱行于阳二十五度,行于阴亦二十五度一周也。故五十度而复大会于手太阴矣。
2. 黄帝曰:人有热,饮食下胃,其气未定,汗则出,或出于面,或出于背,或出于身半,其不循卫气之道而出,何也? 岐伯曰:此外伤于风,内开腠理,毛蒸理泄,卫气走之,固不得循其道,此气慓悍滑疾,见开而出,故不得从其道,故命曰漏泄。
3. 黄帝曰:愿闻中焦之所出。岐伯答曰:中焦亦并胃中,出上焦之后,此所受气者,泌糟粕,蒸津液,化其精微,上注于肺脉,乃化而为血,以奉生身,莫贵于此,故独得行于经隧,命曰营气。
4. 黄帝曰:夫血之与气,异名同类。何谓也? 岐伯答曰:营卫者,精气也,血者,神气也,故血之与气,异名同类焉。故夺血者无汗,夺汗者无血,故人生有两死而无两生。
5. 黄帝曰:愿闻下焦之所出。岐伯答曰:下焦者,别回肠,注于膀胱,而渗入焉;故水谷者,常并居于胃中,成糟粕,而俱下于大肠,而成下焦,渗而俱下。济泌别汁,循下焦而渗入膀胱焉。
6. 黄帝曰:人饮酒,酒亦入胃,谷未熟,而小便独先下,何也? 岐伯曰:酒者,熟谷之液也。其气悍以清,故后谷而入,先谷而液出焉。黄帝曰:善。余闻上焦如雾,中焦如沤,下焦如渎,此之谓也。
}

(二) 考点分析　本段论述了三焦之气发出的部位、功能,以及三焦功能失常所致的病证。提出了"夺血者无汗,夺汗者无血"和"血之与气,异名同类"的重要观点。容易出名词解释、问答题。

(三) 名词解释 {
1. 毛蒸理泄:风热侵入,蒸迫皮毛,使腠理开泄。
2. 漏泄:一说为病证名,又称露泄风。一说是皮肤不密,卫气不能固表,为风邪所伤,致汗泄如漏,故称露泄。
3. 人生有两死而无两生:两,指夺血、夺汗。有两死,谓既夺血又夺汗,是死证。无两生,谓夺血而不夺汗,或夺汗而不夺血,两者不同见尚有可生之机。
4. 济泌别汁:指大肠接受胃、小肠所传下的水谷,过滤而分清浊。浊者自大肠而传下,清者渗入膀胱。
5. 回肠:即大肠上段,下为广肠,是中焦和下焦的分别处。
6. 上焦如雾,中焦如沤,下焦如渎:上焦如雾,形容上焦心肺宣发布散水谷精气的功能,如同雾露弥漫灌溉全身。中焦如沤,形容中焦脾胃腐熟水谷,吸收精微,并将营养物质转输到全身的功能,如同沤渍食物,使之变化。下焦如渎,形容下焦肾与膀胱排泄水液的功能,如同沟渠。沤,久渍也。渎,水道也。
}

(四) 理论分析 {
1. 三焦之气发出的部位及功能 {
(1) 上焦:一般将膈以上的胸部,包括心肺两脏,以及头面部,称作为上焦。上焦的功能主要是宣发卫气,布散水谷精微以营养全身。本节概括为"上焦如雾",形容上焦宣发敷布水谷精气如雾露那样弥漫灌溉至全身,实际上主要是心肺输布气血的作用。
}
}

（四）理论分析	1. 三焦之气发出的部位及功能	(2) 中焦：一般认为中焦是指膈以下、脐以上的部位。其所属脏腑主要是脾胃。中焦有腐熟消化、吸收并输布水谷精微和化生血液的功能。原文概括为"中焦如沤"，实际上就是指脾胃对饮食物的腐熟消化、吸收和输布水谷精微的功能，指出了中焦是气血生化之源。
		(3) 下焦：现一般以脐以下的部位为下焦，包括小肠、大肠、肾、膀胱等脏腑。肝的解剖部位虽在脐之上、膈之下，但从肝肾精血同源的观点出发，特别是清代温病学说的三焦辨证将温病后期出现的肝的病证列为"下焦病"范围后，肝亦归属于下焦。本段指出下焦的功能是："济泌别汁，循下焦而渗入膀胱焉。"即将胃传下的谷食经小肠分清别浊，其清者即水液渗入膀胱排出体外，其浊者即糟粕归入大肠排出体外。所以概括为"下焦如渎"。
	2. 关于"营出中焦，卫出下焦"	(1) "营出中焦"，当从两方面认识：一从营气的化源：营气来源于水谷精微。一从营气的运行：营气始于手太阴肺经，而手太阴肺经起于中焦。
		(2) "卫出下焦"也从二方面认识：一是卫气根于肾中阳气。一是卫气的运行白昼始于足太阳膀胱经而行于阳分，夜晚始于足少阴肾经而行于阴分，其经气自下焦肾和膀胱出。
	3. 关于"夺血者无汗，夺汗者无血"的理解	(1) "夺血者无汗，夺汗者无血"意为因病或治疗使血液大量脱失的病人，不要再用发汗的方法；因病或治疗使汗液大量脱失的病人不要再用破血、放血疗法。如果既脱血又脱汗，则重伤水谷精气，预后不良；如果仅脱血或脱汗，还有救治希望。
		(2) 在生理上：血汗同源。汗乃津液所化，血亦由水谷精微和津液化合而成。
		(3) 在病理上：血汗相互影响。多汗必伤其血，失血亦必伤津，汗血两伤必致阴液枯竭，生命危殆，单伤汗或单伤血，经及时治疗，尚有生机。
		(4) 在治疗中必须遵循"夺血者无汗，夺汗者无血"的原则，即对于血虚、脱血者勿用发汗法，对于脱汗者勿用动血之品及针刺放血法，这样才能保全阴液，留得一份生机。《伤寒论》中"疮家不可发汗"，"衄家不可汗"等治法禁忌，就是对《内经》理论的运用和发挥。这个原则对现今临床实践仍有重要指导价值。
	4. "血之与气，异名同类"的理解	(1) 营卫二气与血均源于水谷精微，营卫二气是水谷精微之气所化。
		(2) 血由水谷精微之气奉心神化赤而成。
		(3) 营气、卫气与血虽皆源于水谷，但由于它们的循行分布不同、作用不同，故名称亦异。故曰：血之与气，异名同类。

【近情理】 老佩气势汹汹地问道："小申，你迟到了整整两个小时，为什么？"

"请原谅，教练，我遇到了倒霉事。"小申说道。

"什么倒霉事？"

"我从房间的窗台上摔到地上了。"

"你住几楼？"

"二楼。"

"什么？二楼？"老佩咆哮起来，"这像话吗？难道二楼掉下来要这么多时间？"

第八节 灵枢·决气

(一) 重点经文　黄帝曰:余闻人有精、气、津、液、血、脉,余意以为一气耳,今乃辨为六名,余不知其所以然。岐伯曰:两神相搏,合而成形,常先身生,是谓精。何谓气? 岐伯曰:上焦开发,宣五谷味,熏肤、充身、泽毛,若雾露之溉,是谓气。何谓津? 岐伯曰:腠理发泄,汗出溱溱,是谓津。何谓液? 岐伯曰:谷入气满,淖泽注于骨,骨属屈伸,泄泽补益脑髓,皮肤润泽,是谓液。何谓血? 岐伯曰:中焦受气,取汁,变化而赤,是谓血。何谓脉? 岐伯曰:壅遏营气,令无所避,是谓脉。

(二) 考点分析　本段主要讲述了一气分六气,六气的生成及作用。容易出选择题、填空题、问答题。

(三) 名词解释
1. 两神相搏:男女两性精气相合。两神,指男女两性。搏,交也。
2. 泄泽:津液渗出而有润泽的作用。
3. 中焦受气取汁:受气,受纳水谷之气。汁,指饮食所化生的精微物质。
4. 壅遏营气,令无所避,是谓脉:脉具有约束营气行于脉中,运营全身的作用。壅遏,约束、控制。避,回避。

(四) 原文阐释　男女相合而产生子代形体,此生命的原始之物称为精。化生于水谷,布散于全身,可温煦皮肤、充养身形、润泽毛发于无形者称为气。津液是对人体有滋养作用的液体,其中清稀、流动性大、主要布散于皮肤、肌肉和孔窍等部位的为津,浊稠、流动性小、灌注于骨节、脏腑、脑、髓等组织的为液。饮食精微经过心肺的作用变化而赤者为血。约束营血,使其循序而行者为脉。

(五) 理论分析

六气的生成及作用
1. 六气皆源于先天,赖后天水谷精微不断充养。由于其性质、分布部位及作用不同,故分为精、气、津、液、血、脉六者。
2. 精是构成人体生命的原始物质,能发育成新的生命体,源于先天,赖后天之精不断培育。
3. 气在上焦宣发作用下,输布全身,温养肌肤肌腠皮毛。
4. 津较清稀,能变为汗,滋润肌肤。
5. 液比较稠浊,注于骨骼和脑,滑利关节,补益脑髓,润泽皮肤。
6. 血由水谷精微经复杂变化而成,具有营养、滋润和维持生命活动的作用。
7. 脉是血液运行的道路。
8. 六气同源而异名,相互依存,相互转化。为临床治疗六气亏损病证从六气相互关系角度分清主次,审因施治,提供了依据。

(一) 重点经文　黄帝曰:六气者,有余不足,气之多少,脑髓之虚实,血脉之清浊,何以知之? 岐伯曰:精脱者,耳聋;气脱者,目不明;津脱者,腠理开,汗大泄;液脱者,骨属屈伸不利,色夭,脑髓消,胫酸,耳数鸣;血脱者,色白,夭然不泽,其脉空虚,此其候也。黄帝曰:六气者,贵贱何如? 岐伯曰:六气者,各有部主也,其贵贱善恶,可为常主,然五谷与胃为大海也。

(二) 考点分析　本段重点阐述了六气耗脱的证候特点及提出了"五谷与胃为大海"的观点。容易出问答题。

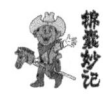

凡阴阳之要,阳密乃固。(《素问·生气通天论》)

(三) 名词解释
1. 耳数鸣:指常觉耳中鸣响。
2. 常主:固定的脏器所主。

(四) 理论分析

1. 六气耗脱的证候特点
   (1) 精脱:肾藏精,开窍于耳,肾精耗脱,耳失精养,出现耳鸣、耳聋之症。治宜补肾填精法,方可用耳聋左慈丸等,临床可酌加丹参、当归、石菖蒲、远志等和血开窍之品,以提高疗效。
   (2) 气脱:《灵枢·大惑论》云:"五藏六府之精气,皆上注于目而为之精。"目之视觉功能全赖五脏六腑精气上奉濡养,其中与肝气的关系尤为密切,《灵枢·脉度》说:"肝气通于目,肝和则目能辨五色矣"。本段"气脱者,目不明"正是建立在上述理论基础之上。临床治疗宜补气升阳为法,方取补中益气汤加减。偏于肝肾精气亏虚者,选用杞菊地黄丸、明目地黄丸之类。
   (3) 津脱与液脱:津液是人体一切正常水液的总称,严格地说津与液有别,但临床上津脱与液脱实难区分。在生理情况下,津液有滋润和营养之功;在病理情况下,如津液耗脱则主要表现为脏腑组织器官失于润养,出现"骨属屈伸不利、色夭、脑髓消、胫痠、耳数鸣"等症状。治宜养阴生津为法,方选增液汤、生脉饮之类化裁。
   (4) 血脱与脉脱:"血主濡之",血的濡养作用可以从面色、肌肉、皮肤、毛发等方面反映出来。血的濡养作用正常,则面色红润、肌肉丰满、肌肤和毛发光滑等;血耗脱则"色白,夭然不泽"。治宜补血、生血,方以四物汤、八珍汤为代表。至于"脉脱",原文似阙漏,据《针灸甲乙经》认为当补,否则"六经之候不备"。《素问·脉要精微论》说:"夫脉者,血之府也。"故本篇原文所云"其脉空虚",既可认为是"脉脱"的证候,实又寓于血脱的证候之中,两者无实质区别。

2. "六气者,各有部主也,其贵贱善恶,可为常主"的理解
   (1) 六气皆源于先天,赖后天水谷精微不断充养。由于其性质、分布部位及作用不同,故分为精、气、津、液、血、脉六者。
   (2) 六气同源而异名,相互依存,相互转化,而且精、气、津、液、血、脉各有所主之部,如肾主精,肺主气,脾主津液,肝主血,心主脉。
   (3) 六气的正常与失常都各自固定的脏器统领,为临床治疗六气亏损病证从六气相互关系角度分清主次,审因施治,提供了依据。
   (4) 精、气、血、津、液、脉六气可合而为一,六气的生成都是以胃之水谷精气为化源的。

3. "五谷与胃为大海"的意义
   (1) "五谷与胃为大海"的观点,体现了整体观思想及脾胃后天之本的精神。强调了胃与饮食水谷在生命活动中的重要性。
   (2) 精、气、血、津、液、脉六气是维持机体各项生理活动的物质基础,分属于五脏,即精属于肾,气属于肺,津液属于脾,血属于肝,脉属于心。然六气合而为一,六气的生成都是以胃之水谷精气为化源的。
   (3) 这一思想提示在临证时,既要看到六气为病与五脏的密切关系,同时又要看到六气之间相互影响、同源于脾胃的一面,六气不足从补益脾胃,资其化源入手治疗,为后世医家所尊崇,反映了《内经》重视脾胃后天之本的观点。

【简历】吾表兄,年四十余。始从文,连考三年而不中。遂习武,练武场上发一矢,中鼓吏,逐之出。改学医,自撰一良方,服之,卒。

第九节 灵枢·邪客

(一) **重点经文** 五谷入于胃也,其糟粕、津液、宗气分为三隧。故宗气积于胸中,出于喉咙,以贯心脉,而行呼吸焉。营气者,泌其津液,注之于脉,化以为血,以荣四末,内注五藏六府,以应刻数焉。卫气者,出其悍气之慓疾,而先行于四末分肉皮肤之间而不休者也。昼日行于阳,夜行于阴,常从足少阴之分间,行于五藏六府。

(二) **考点分析** 本段主要讲述了宗气、卫气、营气的循行及作用。容易出问答题。

(三) **名词解释**
1. 以应刻数:营气的循行,一昼夜循行全身五十周次,与计时之刻度相应。刻数,此指古人计时铜壶滴漏之刻度。昼夜计百刻,则营气每循行一次为两刻。
2. 足少阴之分间:指足少阴肾经与足太阳膀胱经的交接处。

(四) **原文阐释** 五谷入于胃,其变化有三个方面:在下焦形成糟粕,在中焦化生津液,在上焦产生宗气。宗气是水谷之气与吸入清气相合聚集于胸中而成,它上出喉咙以助发声,又贯通心脉以推动气血运行,还入肺以行呼吸。营气行于脉中,化而为血,滋养五脏六腑,营周不休,日行五十周。卫气行于脉外,其气刚悍,温养肌肤腠理,昼行于阳经,夜行于五脏,故其运行盛衰与人的睡眠有关。

(五) **理论分析**

宗气的生成与功能
1. 宗气是人体一身之大气,"其大气之抟而不行者,积于胸中,命曰气海,出于肺,循喉咽,故呼则出,吸则入。"其来源于水谷,通过呼吸出入,纳入自然界的清气,由水谷之气合于自然清气而成,故生成于脾肺。
2. 宗气聚集于胸中,上出于喉咙,具有贯通心脉,推动气血运行,推动肺脏,助益呼吸功能的作用。
3. 宗气走息道以形成声音,司呼吸以维持气血清浊交换,贯心脉以推动营血运行,故临床诊治发声病证,如声音嘶哑;呼吸病证,如咳喘、气短;血脉病证,如血脉运行迟缓、血脉滞涩等病证,多从调治宗气入手,实则泻邪以畅宗气,虚则补益脾肺之气。

第十节 灵枢·脉度

(一) **重点经文** 五藏常内阅于上七窍也。故肺气通于鼻,肺和则鼻能知臭香矣;心气通于舌,心和则舌能知五味矣;肝气通于目,肝和则目能辨五色矣;脾气通于口,脾和则口能知五谷矣;肾气通于耳,肾和则耳能闻五音矣。五藏不和则七窍不通;六府不和则留为痈。

(二) **考点分析** 本段主要论述了五脏与七窍的关系。容易出问答题。

(三) **理论分析**

五脏与七窍的关系
1. 五脏与七窍的生理关系密切,五脏的精气由经脉输送至颜面五官七窍,使七窍与五脏通应相连,发挥正常的生理功能。
2. 肺主呼吸,鼻为气道,故"肺气通于鼻"。鼻的功能是通行呼吸,辨别香臭。
3. 心主血脉,心血可以通过经别上荣舌本,故"心气通于舌",舌具有分辨五味,调节发音的功能。

第二章 藏　象 · 71 ·

五脏与七窍的关系
- 4. 肝藏血,开窍于目,故"肝气通于目"。目能视物形态,分辨五色。
- 5. 脾主运化,水谷赖口摄入,故"脾气通于口"。脾的功能正常,则食欲旺盛,口味调和。
- 6. 肾藏精,充养于耳,故"肾气通于耳"。耳具有主持听觉,分辨五音的功能。
- 7. 五脏与七窍在病理上相互影响:肺气失宣,则鼻塞不通;心火上炎,则舌赤红肿;肝经风热,则目赤肿痛;脾虚不运,则饮食口淡无味;肾精亏虚,则听力下降,不能分辨五音。故曰:"五藏不和则七窍不通"。
- 8. 五脏与七窍密切相关的理论具有重要的临床意义,七窍疾病可通过治疗五脏获效。如伤风鼻塞,嗅觉不灵,治宜宣肺透窍;心火上炎舌赤红肿,治宜清心降火;肝血不足之眼目干涩,治宜补血养肝;脾虚失运之口淡乏味,治宜健脾消滞;肾精亏虚耳鸣耳聋,治宜滋肾补精。这是七窍有病治从五脏着眼的依据。

第十一节　素问·五藏生成论

(一) 重点经文　诸脉者皆属于目,诸髓者皆属于脑,诸筋者皆属于节,诸血者皆属于心,诸气者皆属于肺,此四肢八溪之朝夕也。故人卧血归于肝,肝受血而能视,足受血而能步,掌受血而能握,指受血而能摄。

(二) 考点分析　本段介绍了脉、髓、筋、血、气的生理与病理。容易出选择题、填空题。

(三) 理论分析

脉、髓、筋、血、气在人体中具有重要的生理功用
- 1. 脉、髓、筋、血、气在人体中具有重要的生理功用,它们之所以能够发挥各自的生理功用主要依赖于它们各自的连属关系而形成的整体功能。
- 2. 五脏六腑之精气由十二经脉上注于目,始能有眼目的视觉功能。
- 3. 肾藏精主骨生髓,而上注于脑,使脑具有主持肢体运动和思维的功能。
- 4. 肝主筋,全身筋膜连属骨节,形成肢体运动功能。
- 5. 心主血脉,在心气推动下完成血脉循行不息。
- 6. 肺主气,完成人体的呼吸功能和气机的调节功用。
- 7. 本段还指出一切脏腑组织都需要气血的供养和调节,才能发挥其功能,所说的目之能视、足之能步、手之能握、指之能摄均是举例而已。

第十二节　素问·刺禁论

(一) 重点经文　肝生于左,肺藏于右,心部于表,肾治于里,脾为之使,胃为之市。

(二) 考点分析　本段从气机输布运行论五脏功能特点。容易出填空题、原文阐释及问答题。

(三) 名词解释　肝生于左,肺藏于右:以肝肺脏气运行而言,肝气从左而升,肺气从右而降,合天地之气东

【香蕉】在火车上,有人看见两个小女孩珍妮和玛丽很好玩,就给她们每人一只香蕉。她们有生以来第一次见到香蕉,珍妮好奇地咬了一口。正在这时,火车驶进隧道。她觉得眼前一黑,不禁大吃一惊。

"喂,玛丽!"她叫了起来:"你吃过香蕉没有?"

"还没有吃呢?"玛丽答道。

"噢,那快别吃!"珍妮说,"吃了香蕉会什么都看不见的。"

升西降之理。

（四）原文阐释　气机输布运行是五脏功能的重要特征,肝气从左生升,肺气从右肃降,相反相成;心属火性炎散其气布于表,肾属水性内沉其气治于里,脾主运化如使之运行不息,胃主受纳如市之百物汇聚。

（五）理论分析

从气机输布运行论五脏功能特点
1. 肝气从左生升,肺气从右肃降,相反相成。
2. 心属火性炎散其气布于表,肾属水性内沉其气治于里。
3. 脾胃为使为市,反映了水谷化生、精微出入四布的功能活动特点。
4. 以上关于脏腑概念与相互关系的论述,是《内经》藏象学说重要组成内容,无论对于中医理论研究,还是临床疾病的辨治用药,都有指导意义。

第十三节　灵枢·大惑论

（一）重点经文　五藏六府之精气,皆上注于目而为之精。精之窠为眼,骨之精为瞳子,筋之精为黑眼,血之精为络,其窠气之精为白眼,肌肉之精为约束,裹撷筋骨血气之精而与脉并为系,上属于脑,后出于项中。

（二）考点分析　本段主要论述了眼睛与五脏在生理上的密切联系。容易出选择题、填空题。

（三）名词解释　精之窠为眼:指五脏六腑之精气汇聚于目。窠,窝穴,在此引申为汇聚。

（四）原文阐释　眼睛及其视觉的形成是由五脏精气上注而成,其中肾精形成瞳子(瞳孔),肝精形成黑眼(虹膜),心精形成血络,肺精形成白眼(结膜),脾精形成约束(眼睑)。脏腑之精与目之经脉相合而形成目系,上联于脑。

（五）理论分析

目与五脏的关系
1. 眼睛及其视觉的形成是五脏精气上注,阴阳协调的结果。这一理论,为后世眼科"五轮说"奠定了基础。
2. 五轮说将瞳子称为水轮,黑眼称为风轮,血络称为血轮,白眼称为气轮,约束称为肉轮,分别与肾、肝、心、肺、脾相联系,是眼科疾病诊断和治疗的理论基础;同时也为临床从五脏治疗视觉异常提供了立法依据。

第十四节　灵枢·寿夭刚柔

（一）重点经文　人之生也,有刚有柔,有弱有强,有短有长,有阴有阳。

（二）考点分析　本段论述人之体质,先天禀赋即有阴阳之别,容易出填空题、原文阐释。

（三）原文阐释　人的体质差异与生俱来,以品性言有刚柔,以气血言有强弱,以形体言有短长,而总归于有阴阳之别。

（四）理论分析

体质与疾病及治疗的关系
1. 体质是群体及人类个体在遗传的基础上,受环境的影响,在其生长发育和衰老过程中形成的功能、形态与结构上相对稳定的特殊状态。
2. 决定着人体对致病因子的易感性以及病变类型的倾向性。
3. 体质的不同差异是治疗应考虑的因素。

体质与疾病及治疗的关系
- 4. 体质不同对药物和针刺的耐受性及治疗反应也不同,因而临床针刺用药注重因其体质不同而有所区别。
- 5. 如《灵枢·逆顺肥瘦》提出据其或年质壮大,或婴儿,或肥人,或瘦人,或百姓,或贵族的不同,而采用不同的针刺方法治疗等,体现了《内经》因人制宜的思想,对于中医临证针刺及用药均具有重要指导作用。

第十五节　灵枢·本输

(一) **重点经文**　肺合大肠,大肠者,传道之府。心合小肠,小肠者,受盛之府。肝合胆,胆者中精之府。脾合胃,胃者,五谷之府。肾合膀胱,膀胱者,津液之府也。少阴属肾,肾上连肺,故将两藏。三焦者,中渎之府也,水道出焉,属膀胱,是孤之府也。是六府之所与合者。

(二) **考点分析**　本段论述了六腑的生理功能及其与五脏的阴阳表里配合的内在联系。容易出名词解释与问答题。

(三) **名词解释**
1. 中精之府:胆是贮藏精汁的脏器,与六腑贮藏或转输浊物有所不同,胆汁中精不浊,故称为中精之府。
2. 少阴属肾,肾上连肺,故将两藏:"阴"原作"阳",据《太素》改。将,统率之意。两脏,一指与肾相表里的膀胱,一指与少阴肾脉相连的肺。在津液代谢中,肾为水脏,膀胱为水腑,肺通调水道,三者关系密切。
3. 中渎之府:渎,是水道。三焦具有主持人体气化和通行水道的功能所以称为中渎之府。
4. 孤之府:肺合大肠,心合小肠,肝合胆,脾合胃,肾合膀胱,只有三焦属膀胱,无所配合,故称为孤之府。盖孤有二义:一言孤独无偶;一为独特,不同于一般。

(四) **原文阐释**　六腑各具不同的生理功能而与各脏相合。大肠合肺,主传送糟粕;小肠合心,主受盛化物;胆合肝,主藏精汁;胃合脾,主受五谷;膀胱合肾,主藏化津液。少阴肾经上连肺,下络膀胱,共同主持津液代谢,而三焦为水液通行之道,与膀胱相连属,无与之相配属之脏。

(五) **理论分析**

"少阴属肾,肾上连肺,故将两藏"的含义
1. 在组织上,肺与肾由少阴经脉相互沟通。
2. 在功能上,肾主水,肺为水之上源,二者对体内水液的代谢具有重要作用。
3. 在病理情况下,肺病能够及肾,肾病也可影响到肺。
4. 在临床运用上,有人提出肾炎从肺论治以及哮喘在某种情况下也用益肾纳气的方法治疗,可见这一论点对临床实践具有一定的指导作用。

【出版(板)局】某市旅馆登记处,有个服务员问:"同志,您在哪里工作?"
旅客答道:"我在省出版局工作。"
"你们处理五合板吗?"
"没有。"
"纤维板总会有吧?"
"没有。"
服务员不满地说:"出版局没板子,谁信?"

第十六节 灵枢·海论

(一)重点经文
1. 黄帝曰:以人应之奈何?岐伯曰:人有髓海,有血海,有气海,有水谷之海,凡此四者,以应四海也。
2. 黄帝曰:远乎哉,夫子之合人天地四海也,愿闻应之奈何?岐伯曰:必先明知阴阳表荥腧所在,四海定矣。
3. 黄帝曰:定之奈何?岐伯曰:胃者,水谷之海,其输上在气街,下至三里;冲脉者,为十二经之海,其输上在于大杼,下出于巨虚之上下廉;膻中者,为气之海,其输上在于柱骨之上下,前在于人迎;脑为髓之海,其输上在于其盖,下在风府。

(二)考点分析　本段讲述了人体四海的经气运行的输穴。容易出填空题、名词解释、选择题。

(三)名词解释
1. 气街:即气冲穴,属于足阳明胃经,在任脉曲骨穴旁开二寸。
2. 三里:即足三里,属于足阳明胃经,位于外膝眼下三寸、胫骨边缘。
3. 巨虚之上下廉:即足阳明胃经之上巨虚(膝下六寸)和下巨虚(膝下九寸)。
4. 柱骨之上下:柱骨也称天柱骨,项骨。柱骨之上下指督脉经之哑门穴与大椎穴。

(四)理论分析

人体四海的内容
1. 胃为水谷之海,其输上在气冲穴,下至足三里。
2. 冲脉为十二经之海,其输上在大杼,下出上巨虚、下巨虚。
3. 膻中为气海,其输上在哑门穴与大椎穴,前在于人迎。
4. 脑为髓海,其输上在百会,下在风府。

(一)重点经文
1. 黄帝曰:凡此四海者,何利何害?何生何败?岐伯曰:得顺者生,得逆者败;知调者利,不知调者害。
2. 黄帝曰:四海之逆顺奈何?岐伯曰:气海有余者,气满胸中,悗息面赤;气海不足,则气少不足以言。血海有余,则常想其身大,佛然不知其所病;血海不足,亦常想其身小,狭然不知其所病。水谷之海有余,则腹满;水谷之海不足,则饥不受谷食。髓海有余,则轻劲多力,自过其度;髓海不足,则脑转耳鸣,胫酸眩冒,目无所见,懈怠安卧。
3. 黄帝曰:余已闻逆顺,调之奈何?岐伯曰:审守其腧,而调其虚实,无犯其害,顺者得复,逆者必败。黄帝曰:善。

(二)考点分析　本段讲述了人体四海有余不足的表现及治疗原则。容易出名词解释及问答题。

(三)名词解释
1. 得顺者生,得逆者败:人体四海作用正常,可维持人体的生命;如果四海作用反常,就容易败亡。
2. 知调者利,不知调者害:懂得调养四海的,就有利于健康;不知道调养四海的,就有害于健康。
3. 悗息面赤:谓胸中悗闷喘息,面热而赤。
4. 常想其身大,佛然不知其所病:谓常感身体胀大,佛郁不舒,但外表无明显病象。佛,佛郁。

五藏者,藏精气而不泻也,故满而不能实。六府者,传化物而不藏,故实而不能满也。(《素问·五藏别论》)

5. 常想其身小,狭然不知其所病:谓常感身体瘦小,胸宇紧闷不舒,但外表无明显病象。狭,狭隘。

6. 髓海有余,则轻劲多力,自过其度:张介宾注:"髓海充足,即有余也,故身轻而劲,便利多力,自有过人之度而无病也。"此言无病而强。又,马莳注:"此言髓海之偏胜而病者,见其所以为逆。"此言病态。征之前述诸海有余均病象,此亦当属病象,故马注为宜。

(三) 名词解释

7. 脑转:即头目眩晕。

8. 眩冒:即头晕眼花。

(四) 原文阐释　人体四海作用正常,可维持人体的生命;如果四海作用反常,就容易败亡。懂得调养四海的,就有利于健康;不知道调养四海的,就有害于健康。邪气壅滞于气海,就会胸满、呼吸急促、面赤;气海精气不足,就会气短、言语无力。邪气壅滞于血海,因为血多脉盛,会常感身体胀大,心情怫郁但外表无明显病证;血海精气不足,会常感身体轻小,心情不舒而外部无明显病象。邪壅水谷之海,就会腹部胀满;水谷之海精气不足,就会饥而不消水谷。邪壅髓海者,表现为身体轻劲多力、耐劳过于常度;髓海精气不足,可发生眩晕、耳鸣,下肢酸软、眼花,倦怠欲睡。治疗上就要审守其腧,而调其虚实,无犯其害。

(五) 理论分析

四海有余不足的表现
1. 气海有余者,气满胸中,悗息面赤;气海不足,则气少不足以言,与肺气不足有关。
2. 血海有余,则常想其身大,怫然不知其所病;血海不足,亦常想其身小,狭然不知其所病。血海不足,常想其身小,则系患者的一种幻觉,与"肝为血海"有一定联系。
3. 水谷之海有余,则腹满;水谷之海不足,则饥不受谷食,与脾胃之气虚弱有关。
4. 髓海不足,则脑转耳鸣,胫酸眩冒,目无所见,懈怠安卧,大多与肾阴亏损有关。
5. 四海有余不足的证候表现除髓海有余外,实质上还是和肺、胃、肾等脏腑的病变有关。

第十七节　灵枢·五癃津液别

(一) 重点经文　五藏六府,心为之主,耳为之听,目为之候,肺为之相,肝为之将,脾为之卫,肾为之主外。

(二) 考点分析　本段也论及脏腑在生理活动中的分工合作关系,强调了以心为生命之主,五脏官窍为心所用,以完成统一生理活动的思想。容易出填空题与名词解释。

(三) 名词解释
1. 耳为之听:耳为心之窍。之,此指心。
2. 目为之候:此指眼睛的视觉功能。候,观察之意。
3. 脾为之卫:脾主肌肉而保护机体。
4. 肾为之主外:肾藏精,濡养诸窍,以成五官之用,五官则为心之所以任物的外候。

(四) 原文阐释　人身以心为主宰,其他脏腑器官各有不同功能,如耳主听觉,目主视觉,肺如宰相,肝如将军,脾主肌肉而护卫肌体,肾藏精养窍以成五官之用,共同维持机体生命活动。

第十八节　灵枢·本藏

(一) 重点经文　黄帝问于岐伯曰:人之血气精神者,所以奉生而周于性命者也;经脉者,所以行血气而营阴阳,濡筋骨,利关节者也;卫气者,所以温分肉,充皮肤,肥腠理,司开阖者也;志意者,所以御精神,收魂魄,适寒温,和喜怒者也。是故血和则经脉流行,营覆阴阳,筋骨劲强,关节清利矣;卫气

【买书】女:"亲爱的,咱们马上就要结婚了,买本书送我作纪念吧。"男:"好!营业员同志,请你拿本'菜谱'。"

和则分肉解利,皮肤调柔,腠理致密矣;志意和则精神专直,魂魄不散,悔怒不起,五藏不受邪矣;寒温和则六府化谷,风痹不作,经脉通利,肢节得安矣,此人之常平也。五藏者,所以藏精神血气魂魄者也;六府者,所以化水谷而行津液者也。此人之所以具受于天也,无愚智贤不肖,无以相倚也。

(二)考点分析　本段概括了血气、精神、经脉、卫气、志意等对人体的重要作用(关于经脉的条文的解释详见本书经络部分)。容易出选择题和问答题。

(三)名词解释
1. 肥腠理:即滋养腠理。肥,肥沃,这里指滋润。
2. 司开合:主司汗孔的开合。
3. 精神专直:指思维敏达,思想集中而无妄念。

(四)原文阐释　人身以血气为本,精神为用,四者相合以奉生,而性命周全。经脉的功能是运行气血,营养脏腑肢节,濡润筋骨,滑利关节。因此气血和调则经脉运行顺畅,周而复始地运行于内外全身,使筋骨劲强、关节滑利。卫气具有温养肌肉、充养皮肤、滋养腠理、控制汗孔启闭的作用。人的意志具有统帅精神、收摄魂魄、调和情志、适应寒温变化的功能。舒畅气血,调和志意,适应气候寒温变化等是维持脏腑功能活动正常的重要保证。

(五)理论分析

血气精神在生命活动中的作用
1. 血气精神在生命活动中有重要作用,认为四者是维持生命的基本物质,但具体而言,其各自的功能有所不同。
2. 血气,由经脉运行而能"营阴阳,濡筋骨,利关节"。经脉是血气的运行之道,通过经脉可将血气敷布到全身,从而达到濡润筋骨,滑利关节的作用。
3. 卫气,"温分肉,充皮肤,肥腠理,司开合"。卫气行于阳,具有温煦肌肉,充养皮肤,滋润腠理,主司开合的作用,因此卫气也可抵御外邪的侵入。
4. 志意,"御精神,收魂魄,适寒温,和喜怒"。志意在此概括了神气的作用,神气不仅可调节、控制精神魂魄的活动,还能调节机体对外界寒热变化的能力。

第十九节　灵枢·五味

(一)重点经文
1. 黄帝曰:愿闻谷气有五味,其入五藏,分别奈何?伯高曰:胃者,五藏六府之海也,水谷皆入于胃,五藏六府,皆禀气于胃。五味各走其所喜,谷味酸,先走肝,谷味苦,先走心,谷味甘,先走脾,谷味辛,先走肺,谷味咸,先走肾。谷气津液已行,营卫大通,乃化糟粕,以次传下。
2. 黄帝曰:营气之行奈何?伯高曰:谷始入于胃,其精微者,先出于胃之两焦,以溉五藏,别出两行,营卫之道。其大气之抟而不行者,积于胸中,命曰气海,出于肺,循咽喉,故呼则出,吸则入。天地之精气,其大数常出三入一,故谷不入,半日则气衰,一日则气少矣。

(二)考点分析　本段着重论述胃在人体的重要作用,提出胃为"五藏六府之海"的论点,同时论证了营气、卫气、宗气与胃的密切关系。容易出名词解释和问答题。

(三)名词解释
1. 胃之两焦:两焦,上焦与中焦。上焦出胃上口,中焦亦并胃中,所以说胃之两焦。
2. 气海:是指宗气汇聚之处,其位在胸中,称"上气海"。
3. 天地之精气:天之精气,指自然界吸入的空气;地之精气,指水谷精微之气。
4. 出三入一:出三,指五谷入胃,其糟粕、津液、宗气分为三隧;入一,指纳入的水谷。

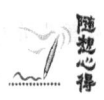

(四) 理论分析　宗气与营卫之气:宗气、营气、卫气三气均来源于水谷精微,宗气是水谷之气与吸入清气相合聚集于胸中而成。此气上出于喉咙以助发声,贯通心脉,是推动气血运行的动力,充益于肺以助呼吸。营气行于脉内,化而为血,其运行于十二经脉,具有时辰节律,是子午流注针法的理论根据;卫气温养肌肤腠理,控制汗孔启闭,其运行盛衰与人的睡眠有关。

第二十节　素问·宣明五气

(一) 重点经文

1. 五味所入:酸入肝,辛入肺,苦入心,咸入肾,甘入脾,是谓五入。
2. 五气所病:心为噫,肺为咳,肝为语,脾为吞,肾为欠为嚏,胃为气逆为哕为恐,大肠小肠为泄,下焦溢为水,膀胱不利为癃,不约为遗溺,胆为怒,是谓五病。
3. 五精所并:精气并于心则喜,并于肺则悲,并于肝则忧,并于脾则畏,并于肾则恐,是谓五并,虚而相并者也。
4. 五藏所恶:心恶热,肺恶寒,肝恶风,脾恶湿,肾恶燥,是谓五恶。
5. 五藏化液:心为汗,肺为涕,肝为泪,脾为涎,肾为唾,是谓五液。
6. 五味所禁:辛走气,气病无多食辛;咸走血,血病无多食咸;苦走骨,骨病无多食苦;甘走肉,肉病无多食甘;酸走筋,筋病无多食酸。是谓五禁,无令多食。
7. 五病所发:阴病发于骨,阳病发于血,阴病发于肉,阳病发于冬,阴病发于夏,是谓五发。
8. 五邪所乱:邪入于阳则狂,邪入于阴则痹,搏阳则为巅疾,搏阴则为喑,阳入之阴则静,阴出之阳则怒,是谓五乱。
9. 五邪所见:春得秋脉,夏得冬脉,长夏得春脉,秋得夏脉,冬得长夏脉,名曰阴出之阳,病善怒不治,是谓五邪,皆同命,死不治。
10. 五藏所藏:心藏神,肺藏魄,肝藏魂,脾藏意,肾藏志,是谓五藏所藏。
11. 五藏所主:心主脉,肺主皮,肝主筋,脾主肉,肾主骨,是谓五主。
12. 五劳所伤:久视伤血,久卧伤气,久坐伤肉,久立伤骨,久行伤筋,是谓五劳所伤。
13. 五脉应象:肝脉弦,心脉钩,脾脉代,肺脉毛,肾脉石,是谓五藏之脉。

(二) 考点分析　本段经文在早期各版教材均未收入,在硕士研究生考试中一般不会出现,但是在博士研究生考试中,还是会出现一些填空题,所以准备考博的学生还是要熟悉一下。

测试与考研栏——驰骋考研战场,成就高分能手

一、选择题
1. 据《素问·灵兰秘典论》,胆为

A. 君主之官　　　　B. 相傅之官

【(爆笑)恐怖司机】司机开车回到总站时,兴冲冲地对其他人说:"今天车上死了一个人!"

第二个司机说:"我的车上还有四个呢!少见多怪!"

第三个司机说:"我不争气,车上只有三个人头。"

第四个马上答:"我的车上刚好有三个没头的,也许就是他们,不过连双手也没了。"

第五个说:"我车上有六只手。"

第四个司机打断说:"终于凑齐了!"

第五个司机慢慢地说:"可六只都是右手啊!"

C. 中正之官　　　　D. 臣使之官
E. 将军之官
（北京中医药大学）

2. 据《素问·灵兰秘典论》，脾胃为
   A. 仓廪之官　　　　B. 传道之官
   C. 受盛之官　　　　D. 作强之官
   E. 决渎之官
   （北京中医药大学）

3. 据《素问·灵兰秘典论》，小肠为
   A. 仓廪之官　　　　B. 传道之官
   C. 受盛之官　　　　D. 作强之官
   E. 决渎之官
   （北京中医药大学）

4. 下列除哪项外均体现了《素问·五藏别论》奇恒之府的特性
   A. 其气象地　　　　B. 地气所生
   C. 藏精气而不泻　　D. 实而不满
   E. 泻而不藏
   （北京中医药大学）

5. 根据《素问·五藏别论》，以下除哪项外均属传化之府
   A. 胃　　　　　　　B. 大肠
   C. 小肠　　　　　　D. 胆
   E. 膀胱
   （北京中医药大学、湖南中医药大学）

6. 除下列哪项外，均体现了《素问·五藏别论》"魄门亦为五藏使"的含义
   A. 魄门的启闭，依赖心神的主宰
   B. 魄门的启闭，依赖肝气的条达
   C. 魄门的启闭，依赖胃气的下降
   D. 魄门的启闭，依赖肺气的宣降
   E. 魄门的启闭，依赖肾气的固摄
   （北京中医药大学）

7. 下列除哪项外均体现了《素问·五藏别论》传化之府的特性
   A. 其气象天　　　　B. 地气所生
   C. 传化物而不藏　　D. 实而不满
   E. 泻而不藏
   （北京中医药大学）

8. 下列哪项除外，都是《灵枢·邪客》提出的宗气的循行及作用
   A. 贯心脉　　　　　B. 行呼吸
   C. 积于胸中　　　　D. 以荣四末
   E. 出于喉咙
   （北京中医药大学）

9. 下列哪项属《灵枢·邪客》提出的卫气的循行及分布
   A. 先行于四末分肉皮肤之间而不休
   B. 贯心脉
   C. 注之于脉
   D. 出于喉咙
   E. 内注五藏六府，以应刻数
   （北京中医药大学）

10. 《灵枢·邪客》提出的失眠机理为
    A. 肝阴不足　　　　B. 心血不足
    C. 热扰心神　　　　D. 水不济火
    E. 卫气盛于阳经而不足于阴经
    （北京中医药大学）

11. 据《灵枢·营卫生会》，人体营卫之气大会的时间是
    A. 日中　　　　　　B. 平旦
    C. 日入　　　　　　D. 夜半
    E. 日西
    （北京中医药大学）

12. 据《灵枢·营卫生会》，老人夜不瞑的原因是
    A. 年老体弱，肾气不足
    B. 心气不足，心神失养
    C. 心肾亏虚，水不济火
    D. 营气衰少而卫气内伐
    E. 以上均不是
    （北京中医药大学）

13. 《灵枢·营卫生会》中，来自水谷精微，又称为"清"的气是
    A. 宗气　　　　　　B. 营气
    C. 元气　　　　　　D. 卫气
    E. 真气
    （北京中医药大学）

14. 《灵枢·营卫生会》"人生有两死，而无两生"之"两"是指
    A. 夺血、夺精　　　B. 夺食、夺精
    C. 夺血、夺汗　　　D. 夺气、夺血
    E. 夺精、夺气
    （北京中医药大学）

15. 《灵枢·本神》提出"思"的概念是
    A. 心有所忆　　　　B. 意之所存
    C. 因志而存变　　　D. 因虑而处物
    E. 所以任物
    （北京中医药大学、湖南中医药大学）

16. 《灵枢·本神》提出"狂忘不精"是何伤所致？
    A. 魄伤　　　　B. 魂伤
    C. 意伤　　　　D. 志伤
    E. 神伤　　　　（北京中医药大学）
17. 《灵枢·本神》提出"悲"的产生是由于
    A. 肝气虚　　　B. 脾气虚
    C. 肺气虚　　　D. 肾气虚
    E. 心气虚　　　（北京中医药大学）
18. 《灵枢·本神》"所以任物者谓之"是指
    A. 心有推动气血运行的作用
    B. 心有意念,准备去做
    C. 生命活动的总的表现
    D. 随人的神气往来的精神活动
    E. 接受外界事物并进行分析
    　　　　　　　（北京中医药大学）
19. 《灵枢·本神》云:"愁忧者"则
    A. 竭绝而失生　　B. 迷惑而不治
    C. 气闭塞而不行　D. 神惮散而不藏
    E. 神荡惮而不收　（北京中医药大学）
20. 《灵枢·本神》提出"心"的概念是
    A. 意之所存　　B. 因志而存变
    C. 因虑而处物　D. 所以任物
    E. 两精相搏　　（北京中医药大学）
21. 《灵枢·本神》提出"魄"的概念是
    A. 生之来谓之　　B. 所以任物者谓之
    C. 两神相搏谓之　D. 随神往来者谓之
    E. 并精出入者谓之（北京中医药大学）
22. 《素问·经脉别论》"毛脉合精,行气于府"之"府"是指
    A. 六腑　　　　B. 神明之府
    C. 经脉　　　　D. 膻中
    E. 以上都不是　（北京中医药大学）
23. 《素问·经脉别论》"府精神明"之"精"是指
    A. 阴精　　　　B. 肾精
    C. 津液　　　　D. 气血
    E. 以上都不是　（北京中医药大学）
24. 据《素问·经脉别论》所述,饮食精微由胃最先布散于

A. 脾　　　　B. 肺
C. 肝　　　　D. 心
E. 肾　　　　（北京中医药大学）
25. 据《素问·经脉别论》所述,可使"水精四布,五经并行"的脏是
    A. 脾　　　　B. 肺
    C. 肝　　　　D. 心
    E. 肾　　　　（北京中医药大学）
26. 《素问·经脉别论》所述"毛脉合精"是指
    A. 细小络脉相合　B. 毛脉均受谷气
    C. 毛脉相会合　　D. 气血相合
    E. 以上都不是　　（北京中医药大学）
27. 《素问·经脉别论》指出"食气入胃,浊气归心",其中"浊气"是指
    A. 饮食之气
    B. 食物残渣
    C. 谷食之气中的浓稠部分
    D. 糟粕
    E. 以上均非　　　（北京中医药大学）
28. 《素问·经脉别论》认为摇体劳苦,汗出于
    A. 心　　　　B. 肝
    C. 脾　　　　D. 肾
    E. 胃　　　　（北京中医药大学）
29. "府精神明,留于四藏"中的"四藏"指的是
    A. 心肺肝脾　　B. 心肺肝肾
    C. 心肝脾肾　　D. 心肺脾肾
    E. 脾肺肝肾　　（北京中医药大学）
30. 《素问·五藏别论》认为诊寸口脉察五脏疾病的原理是
    A. 肺朝百脉
    B. 寸口反映胃气的盛衰
    C. 寸口反映神气的有无
    D. 寸口反映肾气的盛衰
    E. 以上均非　　　（北京中医药大学）
31. 《素问·经脉别论》认为诊寸口脉察五脏疾病的原理是
    A. 肺朝百脉

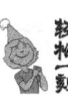

【开演以后】"先生,您迟到了。"电影院看门人对一个姗姗来迟的老人说,"电影早就开演了,我不能放您进去。""您只要把门开一点小缝",老人恳求道,"我悄悄地进去,不会影响别人。""不行",看门人十分紧张,"只要开一点小缝,观众就会挤出来跑掉了。"

B. 寸口反映胃气的盛衰
C. 寸口反映神气的有无
D. 寸口反映肾气的盛衰
E. 以上均非 （北京中医药大学）

32. 《素问·六节藏象论》提出人体以五脏为本，其中"心"为
    A. 精之本　　　　B. 命之本
    C. 生之本　　　　D. 藏之本
    E. 火之宅 （北京中医药大学）

33. 根据《素问·六节藏象论》，"藏象"的概念是指
    A. 内脏的形象　　B. 内脏的生理现象
    C. 内脏的病理变化　D. 内脏的阴阳属性
    E. 内脏及其外象 （湖南中医药大学）

34. 据《素问·六节藏象论》，心的阴阳属性当是
    A. 阳中之太阳　　B. 阳中之少阴
    C. 阴中之太阴　　D. 阳中之少阳
    E. 阴中之至阴 （北京中医药大学）

35. 《素问·太阴阳明论》指出，伤于湿者，受邪的部位是
    A. 上先受之　　　B. 外先受之
    C. 阳先受之　　　D. 下先受之
    E. 脾先受之 （北京中医药大学）

36. 据《素问·太阴阳明论》，下列除哪项外均是导致脾胃生病不同的因素
    A. 经脉循行异位　B. 脏腑阴阳不同
    C. 虚实逆从不同　D. 解剖形态不同
    E. 感伤病邪不同 （北京中医药大学）

37. 《素问·太阴阳明论》"阳道实，阴道虚"的含义是
    A. 阴不胜其阳，阳盛阴衰
    B. 阳经邪实，阴经正虚
    C. 阳刚主外，其病多实；阴柔主内，其病多虚
    D. 阴血有形，其病多壅实；阳气无形，其病多亏虚
    E. 以上都不是 （北京中医药大学）

38. 据《灵枢·本藏》，血气精神的作用是
    A. 奉生而周于性命
    B. 行血气而营阴阳、濡筋骨，利关节

    C. 温分肉，充皮肤，肥腠理，司关阖
    D. 御精神，收魂魄，适寒温，和喜怒
    E. 以上皆不正确 （北京中医药大学）

39. 据《灵枢·决气》，何谓气？
    A. 两神相搏，合而成形，常先身生
    B. 上焦开发，宣五谷味，熏肤、充身、泽毛，若雾露之溉
    C. 腠理发泄，汗出溱溱
    D. 谷入气满，淖泽注于骨，骨属屈伸，泄泽补益脑髓，皮肤润泽
    E. 中焦受气，取汁变化而赤
 （北京中医药大学）

40. 据《灵枢·决气》，液脱者可见
    A. 耳聋　　　　　B. 目不明
    C. 腠理开，汗大泄　D. 骨属屈伸不利
    E. 色白，夭然不泽 （北京中医药大学）

41. 据《灵枢·海论》，气海有余的症状是
    A. 气满胸中，悗息面赤
    B. 常想其身大，怫然不知其所病
    C. 常想其身小，狭然不知其所病
    D. 饥不受谷食
    E. 轻劲多力，自过其度 （北京中医药大学）

42. 《灵枢·营卫生会》中"太阴主内，太阳主外"的"内""外"指的是
    A. 阴经与阳经　　B. 气与血
    C. 营气与卫气　　D. 白天与黑夜
    E. 体内与体表
 （长春中医药大学2004、湖南中医药大学）

43. 《素问·经脉别论》指出"喘出于肝"是由于
    A. 堕恐　　　　　B. 惊恐
    C. 夜行　　　　　D. 跌仆
    E. 劳伤 （长春中医药大学）

44. 据《素问·太阴阳明论》"脾不能为胃行其津液"则病
    A. 泄泻　　　　　B. 水肿
    C. 腹痛　　　　　D. 四肢不用
    E. 饥不受食 （长春中医药大学）

45. 《灵枢·本神》提出肾气虚的症状是

A. 形寒 B. 厥逆
C. 耳鸣 D. 腰膝酸软
E. 面色㿠白 （长春中医药大学）

46. 关于五脏与四时之气相通的论述，主要见于
A. 《上古天真论》 B. 《六节藏象论》
C. 《五藏别论》 D. 《生气通天论》
E. 《经脉别论》 （湖南中医药大学）

47. 根据《素问·六节藏象论》，肾是
A. 先天之本 B. 后天之本
C. 罢极之本 D. 封藏之本
E. 仓廪之本 （湖南中医药大学）

48. 至阴在《素问·六节藏象论》中指
A. 胆 B. 肾
C. 脾 D. 肝
E. 肺 （湖南中医药大学）

49. 《五藏别论》认为诊脉独取寸口的原理与下列哪项有关
A. 心肺 B. 肺脾
C. 肺肾 D. 肺肝
E. 心肝 （湖南中医药大学）

50. 诊脉独取寸口的观点是由下列何篇提出
A. 《脉要精微论》 B. 《生气通天论》
C. 《六节藏象论》 D. 《五藏别论》
E. 《四气调神大论》 （湖南中医药大学）

51. 《营卫生会》"人生有两死，而无两生"之"两"是指
A. 气血两虚 B. 表里两感
C. 营卫两衰 D. 气两夺
E. 血汗两衰 （湖南中医药大学）

52. 《营卫生会》"漏泄"一词的含义为
A. 大便泄泻 B. 汗泄如漏
C. 便血如崩 D. 滑精
E. 遗尿 （湖南中医药大学）

53. 据《灵枢·营卫生会》所述"少壮之人不昼瞑"的原因是
A. 气血盛 B. 肌肉滑
C. 气道通 D. 营卫之气相搏
E. 营卫之行不失其常
（多选，长春中医药大学）

54. 据《灵枢·本神》，脾藏营，营舍意，脾气虚可见
A. 少气 B. 腹胀
C. 四肢不用 D. 五脏不安
E. 经溲不利 （多选，长春中医药大学）

二、填空题

1. 心者，君主之官也，_____出焉。肺者，相傅之官，_____出焉。肝者，将军之官，_____出焉。胆者，中正之官，_____出焉。
（北京中医药大学）

2. 故五气入鼻，藏于_____，心肺有病，而_____为之不利也。 （北京中医药大学）

3. 拘于鬼神者，不可_____。恶于针石者，不可_____。病不许治者，_____，治之无功矣。
（北京中医药大学）

4. _____亦为五藏使，_____不得久藏。
（北京中医药大学）

5. 所以然者，水谷入口，则_____；食下，则_____。 （北京中医药大学）

6. 故犯贼风虚邪者阳受之；_____、_____者阴受之。 （北京中医药大学）

7. 五谷入于胃也，其糟粕、_____、_____分为三隧。 （北京中医药大学）

8. 宗气积于胸中，出于_____，以贯_____，而行呼吸焉。 （北京中医药大学）

9. 人受气于谷，谷入于_____，以传与_____，五藏六府，皆以受气，其清者为_____，浊者为_____。
（北京中医药大学）

10. 老者之气血衰，其肌肉枯，气道涩，五藏之气相搏，其_____而_____，故昼不精，夜不瞑。
（北京中医药大学）

11. 故生之来谓之精，_____相搏谓之神，随神往来者谓之魂，_____而出入者谓之魄。

12. 肝藏血，血舍_____，肝气虚则_____，实则_____。 （北京中医药大学）

13. 故智者之养生也，必_____，和喜怒而安居处，_____。如是，则僻邪不至，长生久视。
（北京中医药大学）

【移用】将军检阅了部队之后，问陪同检阅的营长："为什么长得高大英俊的都排在前列，矮的反而全放到后排去了？""报告将军，"营长回答到："我是摆水果摊出身的！"

14. 是以夜行则喘出于肾,淫气病_____。有所堕恐,喘出于肝,淫气害_____。
（北京中医药大学）

15. 诊病之道,观人_____,能知其情,以为诊法也。
（北京中医药大学）

16. 食气入胃,散精于_____,淫气于_____。
（北京中医药大学）

17. 食气入胃,浊气归_____,淫精于_____。脉气流经,_____归于肺,肺朝百脉,输精于_____。
（长春中医药大学）

18. 《素问·六节藏象论》说:肝者,_____之本,_____之居也;其华在爪,其充在筋。
（北京中医药大学）

19. 上焦开发,宣五谷味,_____、_____、_____,若雾露之溉,是谓气。
（北京中医药大学）

20. 谷入气满,_____注于骨,骨属屈伸,_____补益脑髓,皮肤_____,是谓液。
（北京中医药大学）

21. 胃者水谷之海,其输上在_____,下至三里;冲脉者,为十二经之海,其输上在于大杼,下出于_____。
（北京中医药大学）

22. 夫胃、大肠、小肠、三焦、膀胱,此五者,_____,其气象天,故_____。
（长春中医药大学）

23. 其清者为营,_____,营在脉中,_____。
（长春中医药大学）

24. 营卫者,精气也;血者,_____,故_____,异名同类焉。
（长春中医药大学）

25. 上焦如雾,中焦如_____,下焦如_____。
（北京中医药大学）

26. 五藏化液:心为_____,肺为_____,肝为_____,脾为_____,肾为_____,是谓五液。
（北京中医药大学）

27. 心者,_____,_____变也。肺者,_____,_____处也。
（湖南中医药大学）

28. 肝者,_____,_____居也。脾胃者,_____,_____居也。
（湖南中医药大学）

29. 心者,其华_____,其充在_____。肺者,其华_____,其充在_____。
（湖南中医药大学）

30. 所谓五藏者,_____也,故_____。
（湖南中医药大学）

31. 六府者,_____,故_____也。
（湖南中医药大学）

三、名词解释

1. 决渎之官　　　　（北京中医药大学）
2. 使道　　　　　　（北京中医药大学）
3. 气合而有形,因变以正名（北京中医药大学）
4. 肾者,主蛰,封藏之本（北京中医药大学）
5. 肺朝百脉　　　　（长春中医药大学）
6. 毛脉合精　　　　（北京中医药大学）
7. 五神脏　　　　　（北京中医药大学）
8. 清者为营,浊者为卫（北京中医药大学）
9. 合阴　　　　　　（北京中医药大学）
10. 毛蒸理泄（长春中医药大学、湖南中医药大学）
11. 漏泄　（北京中医药大学、湖南中医药大学）
12. 上焦如雾,中焦如沤,下焦如渎
　　　　　　　　（长春中医药大学）
13. 中精之府　　　　（北京中医药大学）
14. 中渎之府　　　　（北京中医药大学）
15. 孤之府　　　　　（北京中医药大学）
16. 济泌别汁　　　　（北京中医药大学）
17. 通调水道、下输膀胱（北京中医药大学）
18. 人生有两死而无两生（长春中医药大学）
19. 二十八脉　　　　（北京中医药大学）
20. 耳数鸣　　　　　（黑龙江中医药大学）
21. 巨虚上下廉　　　（黑龙江中医药大学）
22. 回肠　　　　　　（黑龙江中医药大学）
23. 眩冒　　　　　　（黑龙江中医药大学）
24. 唇四白　　　　　（黑龙江中医药大学）
25. 足三里　　　　　（黑龙江中医药大学）
26. 气口　　　　　　（黑龙江中医药大学）

四、原文阐释

1. 主不明则十二官危。　（北京中医药大学）
2. 凡十一藏,取决于胆也。（北京中医药大学）

3. 心肺有病,而鼻为之不利也。
（北京中医药大学）
4. 天之在我者德也,地之在我者气也,德流气薄而生者也。（北京中医药大学）
5. 营出中焦,卫出下焦。（北京中医药大学）
6. 夺血者无汗,夺汗者无血。
（长春中医药大学、天津中医药大学）
7. 血之与气,异名同类。（长春中医药大学）
8. 壅遏营气,令无所避,是谓脉。
（北京中医药大学）
9. 六气者,各有部主也,其贵贱善恶,可为常主,然五谷与胃为大海也。（北京中医药大学）
10. 五藏常内阅于上七窍也。（北京中医药大学）
11. 肝生于左,肺藏于右,心部于表,肾治于里,脾为之使,胃为之市。（北京中医药大学）
12. 少阴属肾,肾上连肺,故将两藏。
（北京中医药大学）
13. 脾不主时。（黑龙江中医药大学）
14. 气口何以独为五藏主。（黑龙江中医药大学）
15. 魄门亦为五藏使。（黑龙江中医药大学）
16. 脏腑各因其经而受气于阳明,故为胃行其津液。
（黑龙江中医药大学）

五、问答题

1. 谈谈你对"心为君主之官"的认识。
（北京中医药大学）
2. 脏腑藏泻理论的临床意义。（北京中医药大学）
3. 试析"气口独为五藏主"的机理。
（北京中医药大学、湖南中医药大学）
4. 结合《素问·经脉别论》,谈谈关于水饮入胃后的输布过程。（北京中医药大学）
5. 《内经》有脾主长夏和脾不主时两说,二者是否矛盾,为什么？（北京中医药大学）
6. 你对《灵枢·本神》篇"凡刺之法,先必本于神"是怎样理解的？（长春中医药大学）
7. 结合《灵枢·本神》,谈谈你对魂、魄的看法。
（北京中医药大学）
8. 试析营卫与寤寐的关系。（北京中医药大学）
9. 根据《灵枢·大惑论》谈谈目与五脏的关系。
（北京中医药大学）
10. 《素问·五藏别论》篇脏腑分类的依据是什么？
（北京中医药大学）
11. 如何理解"魄门亦为五藏使"？
（北京中医药大学）
12. 简答《灵枢·营卫生会》"营出于中焦,卫出于下焦"的含义。（北京中医药大学）
13. 《素问·阴阳应象大论》云:"天之邪气,感则害人五藏;水谷之寒热,感则害于六府"而《素问·太阴阳明论》云:"故犯贼风虚邪者,阳受之;食饮不节,起居不时者,阴受之。阳受之,则人六府,阴受之,则入五藏"两者是否矛盾,为什么？
（北京中医药大学）
14. 谈谈你对"五神藏"的认识。
（北京中医药大学）
15. 默写原文《灵枢·本神篇》"所以任物者谓之心,……如是则僻邪不至,长生久视"。
（长春中医药大学）
16. 默写原文《素问·五藏别论》"脑、髓、骨、脉、胆、女子胞……故实而不能满也"。
（长春中医药大学）
17. 默写原文《素问·经脉别论》"食气入胃,散精于肝……气口成寸,以决死生"。
（长春中医药大学）
18. 默写原文《灵枢·本神篇》"故生之来谓之精……如是则僻邪不至,长生久视"。
（长春中医药大学）
19. 你对《灵枢·本神》"血、脉、营、气、精神,此五藏之所藏也"如何理解？（天津中医药大学）
20. 如何理解"夺血者无汗,夺汗者无血,故人有两死而无两生"？（黑龙江中医药大学）
21. 根据《灵枢·本藏》篇,归纳"卫气"的主要功能,提出经文依据。（黑龙江中医药大学）
22. 志意对人生命活动有什么作用？提出经文依据。
（黑龙江中医药大学）
23. 如何理解"天地之精气,其大数常出三入一"？
（黑龙江中医药大学）
24. 试据《灵枢·本神》概括思维和思维过程,并提出经文依据。（黑龙江中医药大学）

【吃鱼的好处】 甲:"你知道吃鱼有什么好处吗？"乙:"吃鱼可以预防近视。"甲:"为什么？"乙:"你见过猫有近视吗？"

25. 根据《灵枢·营卫生会》,如何理解"夺血者无汗,夺汗者无血"?有何临床意义?
（湖南中医学院、黑龙江中医药大学）
26. 《灵枢·本神》提出的五脏藏神的内容是什么?其理论实质是什么? （黑龙江中医药大学）
27. 如何理解"满而不实"、"实而不满"?它有何临床意义? （湖南中医药大学）
28. 《素问·六节藏象论》论人体以五脏为中心的内外整体观体现在哪些方面?
（湖南中医药大学）

六、论述题

1. 试述你对"藏象"的认识。 （北京中医药大学）
2. "生病起于过用"。 （北京中医药大学）
3. "阳道实,阴道虚"的意义。 （北京中医药大学）
4. 结合《素问·太阴阳明论》原文,试述"脾病而四肢不用"的机理,其对后世临床有何指导意义。
（天津中医药大学）
5. 试述《内经》中"神"的含义。
（北京中医药大学）
6. 试述《内经》中神与脏腑的关系。
（北京中医药大学）
7. 试述营气与卫气的运行与交会。
（北京中医药大学）
8. 何谓奇恒之府?何谓传化之府?是如何理解的?
（长春中医药大学）
9. 结合《灵枢·营卫生会篇》,试述卫气昼夜循行的规律。 （长春中医药大学）
10. 结合《素问·五藏别论》谈谈脏腑总的功能及功能特点。 （长春中医药大学）

七、其他题型

是非判断(说明:根据题干,判断题干下答案是与非,正确的画"√";错误的画"×"。)

1. "此受五藏浊气"(见于《素问·五藏别论》),是 （黑龙江中医药大学）
   ①传化之府受纳五脏的糟粕。（ ）
   ②传化之府受纳五脏的精气。（ ）
2. "三焦者,决渎之官,水道出焉。"(见于《素问·灵兰秘典论》)是指 （黑龙江中医药大学）
   ①三焦具有产生水道的作用。（ ）
   ②三焦具有疏导出水液的作用。（ ）
3. "肝者,罢极之本"(见于《素问·六节藏象论》),"罢极"应理解为 （黑龙江中医药大学）
   ①生理、病理状态下的劳困现象。（ ）
   ②疏泄的生理功能。（ ）
4. 《内经》中"回肠"是指 （黑龙江中医药大学）
   ①小肠的下段,上接空肠,下连大肠的一段肠管。（ ）
   ②大肠的一部分,上接小肠,下连广肠的一段肠管。（ ）

改错题(说明:指出下列句子中的错误之处,并改正之,每句只有一处错误。)

1. 《素问·六节藏象论》之"藏象"是指内脏的生理现象。 （湖南中医药大学）
2. 《灵枢·本神》所说"长生久视",是指长生不老,视力不退之意。 （湖南中医药大学）
3. 《灵枢·本神》所说"僻邪不至",是指疫疠之气不至。 （湖南中医药大学）
4. 《灵枢·营卫生会》所说"上焦如雾",是指上焦主司呼吸之气。 （湖南中医药大学）
5. 《灵枢·营卫生会》所说"漏泄",是指大便泄泻之症。 （湖南中医药大学）

第三章 经 络

板书与教案栏——浓缩教材精华,打破听记矛盾

本章节本应该包含了程士德主编的《内经讲义》、王洪图主编的《内经选读》、《内经讲义》、烟建华主编的《内经选读》、王庆其主编的《内经选读》翟双庆主编的《内经选读》(原文导读 第三章 经络)贺娟、苏颖主编的《内经讲义》(原文导读 第六章 经脉逆顺)等教材有关经络的重点经文,主要内容涉及经络学说,但是由于其内容和中医基础理论及针灸学的部分内容重复,所以很多学校都略去不讲,在考试中涉及的内容也相对较少,所以这里我们不作重点内容学习。

第一节 灵枢·经脉

(一)重点经文 黄帝曰:经脉者,所以能决死生,处百病,调虚实,不可不通。

(二)考点分析 本段强调了经脉对人体的重要作用。仅作了解。

(三)原文阐释 经脉是判断生死、治疗百病、调节虚实的重要环节,因此作为医生不可不通晓经络。经脉理论在临床诊断、治疗疾病过程中所具有的重要价值,因此告诫医生,要重视经脉理论。

(一)重点经文
1. 肺手太阴之脉,起于中焦,下络大肠,还循胃口,上膈属肺,从肺系横出腋下,下循臑内,行少阴心主之前,下肘中,循臂内上骨下廉,入寸口,上鱼,循鱼际,出大指之端;其支者,从腕后直出次指内廉,出其端。
2. 是动则病肺胀满,膨膨而喘咳,缺盆中痛,甚则交两手而瞀,此为臂厥。是主肺所生病者,咳,上气喘渴,烦心胸满,臑臂内前廉痛厥,掌中热。气盛有余,则肩背痛风寒,汗出中风,小便数而欠,气虚则肩背痛寒,少气不足以息,溺色变。为此诸病,盛则写之,虚则补之,热则疾之,寒则留之,陷下则灸之,不盛不虚,以经取之。盛者寸口大三倍于人迎;虚者则寸口反小于人迎也。
3. 大肠手阳明之脉,起于大指次指之端,循指上廉,出合谷两骨之间,上入两筋之中,循臂上廉,入肘外廉,上臑外前廉,上肩,出髃骨之前廉,上出于柱骨之会上,下入缺盆络肺,下膈属大肠;其支者,从缺盆上颈贯颊,下入齿中,还出挟口,交人中,左之右,右之左,上挟鼻孔。

【取经】砖瓦厂长:"你们这是糕点厂吗?"糕点厂长:"是啊,有什么事吗?"砖瓦厂长:"我们的砖老是烧不硬,我们想来取取经,你们的糕点是怎么做得那样硬的?"糕点厂长:"……"

4. 是动则病齿痛，颈肿。是主津液所生病者，目黄，口干，鼽衄，喉痹，肩前臑痛，大指次指痛不用。气有余，则当脉所过者热肿；虚则寒栗不复。为此诸病，盛则泻之，虚则补之，热则疾之，寒则留之，陷下则灸之，不盛不虚，以经取之。盛者人迎大三倍于寸口，虚者人迎反小于寸口也。

5. 胃足阳明之脉，起于鼻之交頞中，旁纳太阳之脉，下循鼻外，入上齿中，还出挟口环唇，下交承浆，却循颐后下廉，出大迎，循颊车，上耳前，过客主人，循发际，至额颅；其支者，从大迎前下人迎，循喉咙，入缺盆，下膈，属胃络脾；其直者，从缺盆下乳内廉，下挟脐，入气街中；其支者，起于胃口，下循腹里，下至气街中而合，以下髀关，抵伏兔，下膝膑中，下循胫外廉，下足跗，入中趾内间；其支者，下廉三寸而别，下入中趾外间；其支者，别跗上，入大趾间，出其端。

6. 是动则病洒洒振寒，善呻，数欠，颜黑。病至则恶人与火，闻木声则惕然而惊，心欲动，独闭户塞牖而处，甚则欲上高而歌，弃衣而走，贲响腹胀，是为骭厥。是主血所生病者，狂疟温淫汗出，鼽衄，口㖞，唇胗，颈肿，喉痹，大腹，水肿，膝膑肿痛，循膺、乳、气街、股、伏兔、骭外廉、足跗上皆痛，中指不用。气盛则身以前皆热，其有余于胃，则消谷善饥，溺色黄。气不足则身以前皆寒栗，胃中寒则胀满。为此诸病，盛则泻之，虚则补之，热则疾之，寒则留之，陷下则灸之，不盛不虚，以经取之。盛者人迎大三倍于寸口，虚者人迎反小于寸口也。

（一）重点经文

7. 脾足太阴之脉，起于大趾之端，循趾内侧白肉际，过核骨后，上内踝前廉，上踹内，循胫骨后，交出厥阴之前，上膝股内前廉，入腹，属脾，络胃，上膈，挟咽，连舌本，散舌下；其支者，复从胃，别上膈，注心中。

8. 是动则病舌本强，食则呕，胃脘痛，腹胀善噫，得后与气，则快然如衰，身体皆重。是主脾所生病者，舌本痛，体不能动摇，食不下，烦心，心下急痛，溏、瘕、泄、水闭，黄疸，不能卧，强立股膝内肿厥，足大指不用。为此诸病，盛则泻之，虚则补之，热则疾之，寒则留之，陷下则灸之，不盛不虚，以经取之。盛者寸口大三倍于人迎，虚者寸口反小于人迎也。

9. 心手少阴之脉，起于心中，出属心系，下膈络小肠；其支者，从心系上挟咽，系目系；其直者，复从心系却上肺，下出腋下，下循臑内后廉，行太阴、心主之后，下肘内，循臂内后廉，抵掌后锐骨之端，入掌内后廉，循小指之内出其端。

10. 是动则病嗌干，心痛，渴而欲饮，是为臂厥。是主心所生病者，目黄，胁痛，臑臂内后廉痛厥，掌中热痛。为此诸病，盛则泻之，虚则补之，热则疾之，寒则留之，陷下则灸之，不盛不虚，以经取之。盛者寸口大再倍于人迎，虚者寸口反小于人迎也。

11. 小肠手太阳之脉，起于小指之端，循手外侧上腕，出踝中，直上循臂骨下廉，出肘内侧两筋之间，上循臑外后廉，出肩解，绕肩胛，交肩上，入缺盆络心，循咽下膈，抵胃属小肠；其支者，从缺盆循颈上颊，至目锐眦，却入耳中；其支者，别颊上䪼抵鼻，至目内眦，斜络于颧。

12. 是动则病嗌痛颔肿,不可以顾,肩似拔,臑似折。是主液所生病者,耳聋,目黄颊肿,颈颔肩臑肘臂外后廉痛。为此诸病,盛则泻之,虚则补之,热则疾之,寒则留之,陷下则灸之,不盛不虚,以经取之。盛者人迎大再倍于寸口,虚者人迎反小于寸口也。

13. 膀胱足太阳之脉,起于目内眦,上额交巅;其支者,从巅至耳上角;其直者,从巅入络脑,还出别下项,循肩髆内,挟脊抵腰中,入循膂,络肾属膀胱;其支者,从腰中下挟脊贯臀,入腘中;其支者,从髆内左右,别下贯胛,挟脊内,过髀枢,循髀外,从后廉下合腘中,以下贯踹内,出外踝之后,循京骨,至小趾外侧。

14. 是动则病冲头痛,目似脱,项如拔,脊痛,腰似折,髀不可以曲,腘如结,踹如裂,是为踝厥。是主筋所生病者,痔、疟、狂、癫疾,头囟项痛,目黄,泪出,鼽衄,项、背、腰、尻、腘、踹、脚皆痛,小指不用。为此诸病,盛则泻之,虚则补之,热则疾之,寒则留之,陷下则灸之,不盛不虚,以经取之。盛者人迎大再倍于寸口,虚者人迎反小于寸口也。

15. 肾足少阴之脉,起于小趾之下,斜走足心,出于然谷之下,循内踝之后,别入跟中,以上踹内,出腘内廉,上股内后廉,贯脊属肾,络膀胱;其直者,从肾上贯肝膈,入肺中,循喉咙,挟舌本;其支者,从肺出络心,注胸中。

16. 是动则病饥不欲食,面如漆柴,咳唾则有血,喝喝而喘,坐而欲起,目䀮䀮,如无所见,心如悬若饥状,气不足则善恐,心惕惕如人将捕之,是为骨厥。是主肾所生病者,口热舌干,咽肿上气,嗌干及痛,烦心,心痛,黄疸,肠澼,脊股内后廉痛,痿厥,嗜卧,足下热而痛。为此诸病,盛则泻之,虚则补之,热则疾之,寒则留之,陷下则灸之,不盛不虚,以经取之。灸则强食生肉,缓带披发,大杖重履而步。盛者寸口大再倍于人迎,虚者寸口反小于人迎也。

17. 心主手厥阴心包络之脉,起于胸中,出属心包络,下膈,历络三焦;其支者,循胸出胁,下腋三寸,上抵腋下,循臑内,行太阴少阴之间,入肘中,下臂,行两筋之间,入掌中,循中指出其端;其支者,别掌中,循小指次指出其端。

18. 是动则病手心热,臂肘挛急,腋肿,甚则胸胁支满,心中憺憺大动,面赤目黄,喜笑不休。是主脉所生病者,烦心,心痛,掌中热。为此诸病,盛则泻之,虚则补之,热则疾之,寒则留之,陷下则灸之,不盛不虚,以经取之。盛者寸口大一倍于人迎,虚者寸口反小于人迎也。

19. 三焦手少阳之脉,起于小指次指之端,上出两指之间,循手表腕,出臂外两骨之间,上贯肘,循臑外上肩,而交出足少阳之后,入缺盆,布膻中,散落心包,下膈,循属三焦;其支者,从膻中上出缺盆,上项,系耳后直上,出耳上角,以屈下颊至䪼;其支者,从耳后入耳中,出走耳前,过客主人前,交颊,至目锐眦。

20. 是动则病耳聋浑浑焞焞,嗌肿,喉痹。是主气所生病者,汗出,目锐眦痛,颊痛,耳后肩臑肘臂外皆痛,小指次指不用。为此诸病,盛则泻之,虚则补之,热则疾之,寒则留之,陷下则灸之,不盛不虚,以经取之。盛者人迎大一倍于寸口,虚者人迎反小于寸口也。

(一)重点经文

【形象比喻】我的两个女儿常取笑她们的爷爷是个老顽固,而他却竭力否认。一天,爷爷跟她们讲他在山里的一次骑马旅行,他说:"导游认为马的性格应和骑马的人一致,并把我们做了很仔细的搭配。""你骑的马是什么样?"一个女儿插嘴道。爷爷极其勉强地回答:"给了我一头骡子。"

(一)重点经文

21. 胆足少阳之脉,起于目锐眦,上抵头角,下耳后,循颈行手少阳之前,至肩上,却交出手少阳之后,入缺盆。其支者,从耳后入耳中,出走耳前,至目锐眦后;其支者,别锐眦,下大迎,合于手少阳,抵于頄,下加颊车,下颈合缺盆以下胸中,贯膈络肝属胆,循胁里,出气街,绕毛际,横入髀厌中;其直者,从缺盆下腋,循胸过季胁,下合髀厌中,以下循髀阳,出膝外廉,下外辅骨之前,直下抵绝骨之端,下出外踝之前,循足跗上,入小趾次趾之间;其支者,别跗上,入大趾之间,循大趾歧骨内,出其端,还贯爪甲,出三毛。

22. 是动则病口苦,善太息,心胁痛不能转侧,甚则面微有尘,体无膏泽,足外反热,是为阳厥。是主骨所生病者,头痛颔痛,目锐眦痛,缺盆中肿痛,腋下肿,马刀侠瘿,汗出振寒,疟,胸胁肋髀膝外至胫绝骨外踝前及诸节皆痛,小指次指不用。为此诸病,盛则泻之,虚则补之,热则疾之,寒则留之,陷下则灸之,不盛不虚,以经取之。盛者人迎大一倍于寸口,虚者人迎反小于寸口也。

23. 肝足厥阴之脉,起于大趾丛毛之际,上循足跗上廉,去内踝一寸,上踝八寸,交出太阴之后,上腘内廉,循股阴入毛中,过阴器,抵小腹,挟胃属肝络胆,上贯膈,布胁肋,循喉咙之后,上入颃颡,连目系,上出额,与督脉会于巅;其支者,从目系下颊里,环唇内;其支者,复从肝别贯膈,上注肺。

24. 是动则病腰痛不可以俯仰,丈夫㿗疝,妇人少腹肿,甚则嗌干,面尘脱色。是主肝所生病者,胸满呕逆飧泄,狐疝遗溺闭癃。为此诸病,盛则泻之,虚则补之,热则疾之,寒则留之,陷下则灸之,不盛不虚,以经取之。盛者寸口大一倍于人迎,虚者寸口反小于人迎也。

(二)考点分析　以上条文论述了十二经脉的循行部位、经脉病候及其虚实寒热辨证。有些时候可能考十二经脉的起止部位及互为表里两经之间的联系或一些名词术语。

(三)名词解释
1. 尻:尾骶部或臀部。
2. 心系:指心与他脏联系的脉络组织。
3. 目系:指眼球内连于脑的脉络组织。

(四)原文阐释
1. 手太阴肺经循行:起于胃脘→大肠→贲门→横膈膜→肺→喉→中府→沿上臂前缘→肘中→寸口→鱼际→拇指尖端。支脉,从腕后桡骨茎突上方→手背侧第二掌骨→食指桡侧端→交手阳明大肠经。

2. 此经"是动病"包括肺脏本病症状,如胸部胀满、咳喘、缺盆中痛、心胸烦乱、口渴;肺经所过部位的症状,如上肢酸楚失温、臑臂内前廉痛厥、掌中热等。"所生病":肩背痛恶风寒,或自汗出,小便频数而量少;肺气虚则肩背痛怕冷畏寒,少气懒言,呼吸微弱,小便或清长或黄少。

3. 手阳明大肠经循行:起于食指桡侧端→手背第一、二掌骨间→腕上拇指后凹陷处→前臂上方→肘外侧→上臂外侧前缘→肩峰前缘→大椎穴→锁骨上凹→入胸络肺→膈膜→大肠。支脉,锁骨上窝→颈旁→颊部→下齿→上唇→口吻两端→交叉于人中→挟于鼻孔两旁,交于足阳明胃经。

4. 此经"是动病"主要为经脉所过部位的症状,如齿痛颈肿、目黄、口干、鼻衄、咽喉不适、肩前臑痛,大指次指痛不用。"所生病":经气有余多表现为经脉所过之处发热肿胀,不足则发寒战,肢体失温等。

	5. 足阳明胃经循行：起于鼻旁→交于鼻根→目内眦→交足太阳膀胱经→沿鼻外侧入上齿龈中→环绕口唇→承浆穴→下颌骨后下缘出大迎穴→下颌角前方→耳前→颞下颌关节→上关穴→沿发际至额颅。支脉，大迎穴→人迎穴→喉咙→锁骨上窝→胸腔→横膈→胃腑，与脾相络。直行主干，锁骨上窝→乳内侧→挟脐两旁→腹股沟处的气街穴。支脉，胃的下口→腹腔→腹股沟→气街穴→下肢的髀关→伏兔→膝髌→胫骨前缘外侧至足背→足二趾与中趾缝之间。支脉，膝髌下三寸→中趾外侧。支脉，足背→足大趾内侧端，交于足太阴脾经。
	6. 此经"是动病"主要为经气逆乱的症状，如洒洒振寒，好伸展腰肢，频频呵欠，额部色黑，厌恶见人；阳明热甚恶见火，若闻及木音则心中惕惕然，惊恐不安，独自闭门不敢外出；阳热盛极则欲登高而歌，弃衣而走，脘腹胀满，肠鸣作响。"所生病"：疟，大汗出；经脉所过部位的病变，如鼻衄、口㖞斜、口唇疮疡、颈项、咽喉肿痛，腹大、膝膑肿痛，循膺、乳、气街、股、伏兔、骭外廉、足跗上等经脉所过之处皆痛，中指痛楚不用。经气有余则身热；胃气有余则消谷善饥，尿色黄；经气不足则身畏寒战栗，胃寒则胀满。
	7. 足太阴脾经循行：足大趾内侧端→足跗内侧缘→趾跖关节后方的核骨→足内踝前方→胫骨内缘→内踝上八寸处→交足厥阴肝经的前方→膝关节→股内侧前缘→腹部→属脾→胃腑→横膈→咽喉两旁→舌根→舌下。支脉，胃腑→横膈→心中，交于手少阴心经。
（四）原文阐释	8. 此经"是动病"包括脾脏本病，如躯体动摇不能，食不下，心烦，心下急痛，便溏，痢疾，小便不通，黄疸，失眠，食则呕，胃脘痛，腹胀，善噫，肠鸣矢气频发，渐至体衰，身体困重；"所生病"主要是脾经所过部位之病，如舌根痛、舌根强，勉强站立则股膝内肿厥，足大趾麻木不用。
	9. 手少阴心经循行：心中→属心系→横膈→小肠。支脉，出心系→食道两旁→目系。直行脉，心系→肺脏→腋下→上臂内侧后缘→手太阴、手厥阴之后→肘窝内侧端→前臂内侧后缘→掌后（小指侧）锐骨→掌内后方→小指的内侧末端，交于手太阳小肠经。
	10. 此经"是动病"包括心脏本病和心系部位病变，如心痛，咽干，渴而欲饮；"所生病"：目黄，胁痛，臑臂内后廉痛厥，掌中热痛。
	11. 手太阳小肠经循行：小指外侧端→手背外侧→腕→锐骨→前臂外缘→肘后内侧两筋之间→臂外侧后缘→肩关节后方→肩胛→大椎→缺盆→膻中→心→膈→胃小肠。支脉，缺盆→面颊→目外眦→耳内。支脉，面颊部→眼眶下缘→目内眦→足太阳膀胱经→颧骨部。
	12. 此经"是动病"主要是经脉所过部位的症状，如咽喉肿痛，颌下部位肿胀，颈项肩臑活动不利；"所生病"：耳聋，目黄，颊肿，颈颔、肩臑、肘臂外后廉痛。
	13. 足太阳膀胱经循行：目内眦→额部→头顶。支脉，头顶→耳上角。直行主线，头顶→枕骨→颅内→络脑→下项→大椎→肩胛骨内侧缘→挟脊柱两旁→腰中→脊旁筋肉→络肾→属膀胱。支脉，脊柱两旁→臀部→腘窝。支脉，后项→肩胛骨内缘→股骨大转子部→髋关节外侧→大腿后侧→腘窝→腓肠肌→足外踝后方→小趾外侧端→交于足少阴肾经。

【先见之明】算命的对顾客说："跟你最接近的一个人，恐怕对你非常失望。"顾客说："你说得非常对，我忘记带钱包了。"

14. 此经"是动病"主要是经脉所过部位症状,如头痛、目似脱、颈项不利、脊痛、腰髀膝屈曲不利;"所生病":痔、疟、癫狂、头项痛、目黄、流泪、鼻衄、项、背、腰、尻、腘、踹、脚皆痛,小指麻痹不用。

15. 足少阴肾经循行:足小趾下方→足心→舟骨前粗隆下→内踝后→足跟→小腿内侧→腘窝内→股内侧后缘→脊柱→属肾→络膀胱。直行脉,从肾→肝脏→横膈→肺→喉咙→挟于舌根两旁。支脉,肺脏→心脏→胸中→交于手厥阴心包经。

16. 此经"是动病"有饥不欲食,面黑而干枯,咳唾带血,喘气,坐卧不安,视物不清,精神离散,常若饥状;经气不足则善恐,心惕惕如人将捕之。"所生病":口热舌干,咽喉肿痛而干,喘气,心烦,心痛,黄疸,下利,腰脊、股内后廉痛,精神疲乏,足下热痛。

17. 手厥阴心包经循行:胸中→属心包→胸部→横膈→腹→联络三焦。支脉,胸内→胁→腋下三寸→腋下→上臂内侧→手太阴和手少阴两经之间→肘中→前臂掌侧两筋之间→掌中→中指末端。支脉,掌中→无名指末端→交手少阳三焦经。

18. 此经"是动病"有手心热,臂肘挛急,腋肿,甚则胸胁支满,心悸动不安,面赤目黄,喜笑不休;"所生病":烦心,心痛,掌中热。

19. 手少阳三焦经循行:无名指末端→小指尺侧缘→手背侧四、五掌骨之间→腕关节→前臂外侧尺、桡骨之间→肘部→肩→交足少阳经→缺盆→膻中→络心包→横膈→属三焦。支脉,膻中→缺盆→大椎穴→项→耳后→耳上角→面颊→目眶下。支脉,耳后→耳中→耳前→上关穴前方→面颊→目外眦→交足少阳胆经。

(四)原文阐释 20. 此经病证主要是经脉所过部位的症状,"是动病":耳鸣、耳聋、咽喉肿痛;"所生病":汗出,目外眦痛,颊痛,耳后肩臑肘臂外侧皆痛,小指次指麻木不用。

21. 足少阳胆经循行:目外眦→头角部→耳后→颈侧部行手少阳三焦经之前→肩上→交手少阳三焦经→缺盆。支脉,耳后→耳中→耳前→目外眦后方。支脉,目外眦→大迎→手少阳三焦经→目眶下→颊车→颈侧部→缺盆→胸中→横膈→络肝→属胆→胁→气街→阴毛→髋关节部。支脉,缺盆→腋下→胸侧→季胁→髋关节部→大腿外侧→膝外缘→腓骨头前→腓骨下段→足外踝之前→足背外缘→四、五跖骨间→第四趾端。支脉,足背→大趾缝间→第一、二跖骨之间→足大趾外侧端→大趾爪甲→足大趾爪甲后毫毛处→交足厥阴肝经。

22. 此经"是动病"有口苦,善太息,甚则面色灰暗,肌肤失润,足热,汗出振寒,寒热往来,胸胁痛不能侧身;"所生病":头痛,颔痛,目外眦痛,缺盆肿痛,腋下肿,瘰疬如串珠,汗出恶寒,胸胁肋髀膝外至胫绝骨外踝前及诸节皆痛,小趾次趾麻木不用。

23. 足厥阴肝经循行:足大趾爪甲后丛毛中→足背内侧→足内踝前方→小腿内侧前缘→内踝上八寸→交足太阴脾经之后→膝腘内侧→大腿内侧→阴毛→阴器→小腹→挟胃→属肝→络胆→横膈→胁肋部→喉咙的后面→鼻咽部→目系→额部→头顶。支脉,目系→面颊深层→环绕口唇。支脉,肝→横膈→肺脏→交手太阴肺经。

24. 此经"是动病":腰痛不可以俯仰,男子阴囊肿痛下坠,女子少腹肿,咽喉干,面灰脱色;"所生病":胸满,呕逆,泄泻,阴囊疝气肿坠出入无常,遗尿或癃闭。

（五）理论分析

1. 十二经脉理论

(1) 十二经脉，是经络系统中的主干部分，分别联系内脏及肢体，为人体气血循环的主要通道。经脉运行血气、濡养脏腑、沟通内外，其气血失调则百病由生，因此由经脉就能诊断疾病之顺逆、调节气血之虚实，进而治疗百病。

(2) 十二经脉有一定的循行部位、交接次序及走向规律，同时与脏腑有特定的络属关系。十二经脉首尾相贯，如环无端，气血周流，无有休止，从而维持着人体正常的生命活动。

(3) 十二经脉之病候，内容丰富，对临床"同病异治""异病同治"有深刻的启示。经脉病证的辨证有寒、热、虚、实、陷下及不盛不虚六种，为经脉辨证的基本形式。在此基础上，本段进而提出了经脉病证治疗的基本原则（即宜针宜灸）、针刺手法（虚实补泻、寒热疾徐）以及治疗时本经、它经取穴的不同。

2. 经脉病候包括"是动病"和"所生病"。十二经脉皆有此病候，对于这两种病候，历代解释不同

(1) 《难经》二十二难云："经言是动者，气也；所生病者，血也。邪在气，气为是动；邪在血，血为所生病。"《难经集注》杨侯康认为，是动病是在气、在阳、在卫、在外；所生病是在血、在阴、在营、在里。

(2) 《难经经释》徐大椿认为，是动病为本经病，所生病为他经病。

(3) 《校注十四经发挥》承淡安注则认为，是动病为经络病，所生病为脏腑病。

(4) 还有以是动病为外因所致之病，所生病为内因所致之病；是动病为本经的病理表现，所生病为本经经穴的主治证候等。

(5) 烟建华《内经选读》：所谓"是动病"，是指经气变动而主要表现在经脉方面的病证；"所生病"，则是指经气变动而主要表现为脏腑方面的病证。

(6) 王庆其《内经选读》："是动"是由于本经变动而出现的各种病候，其病候彼此之间在病理上必然相互关联。"所生病"是指本经腧穴可主治之病证，可以是本经之病，也可以是他经之病，病证范围较"是动"广，但病候之间不一定有病理上的联系。

(7) 经文本义言，"是动病"当指本经经气变动而主要表现在经脉方面的病候，如手太阴肺经称"臂厥"，足阳明胃经称"骭厥"，手少阴心经称"臂厥"，足太阳膀胱经称"踝厥"，足少阴肾经称"骨厥"，足少阳胆经称"阳厥"等，皆本经经气厥逆所产生的病候。由于经脉内属脏腑，外联他经，所以每经的病候，均是以本经为主，而兼见本脏及相系他经脏的证候。"所生病"，经文已明确指出"是主×（脏）"或"气、血、津、液、筋、脉、骨"等所生病。气、血、津、液、筋、脉、骨隶属于脏腑，在此可视为相关脏腑的代名词，因此主要指本经经气变动影响本脏而产生脏腑方面的病候。由于脏腑相通，经脉相连，所以同时也包括本经影响相关经脏的病候。

【成就感】我对参加田径赛跑到最后一名的好友说："你跑了最后一名真没劲。"他告诉我说："怎么能说没劲，你没看到他们7个人被我追得直跑吗？"

三

(一) 重点经文 手太阴之别,名曰列缺,起于腕上分间,并太阴之经直入掌中,散入于鱼际。其病实则手锐掌热,虚则欠䶎,小便遗数,取之去腕半寸,别走阳明也。手少阴之别,名曰通里,去腕一寸半,别而上行,循经入于心中,系舌本,属目系。其实则支膈,虚则不能言,取之掌后一寸,别走太阳也。手心主之别,名曰内关,去腕二寸,出于两筋之间,循经以上,系于心包,络心系。实则心痛,虚则为头强,取之两筋间也。手太阳之别,名曰支正,上腕五寸,内注少阴;其别者,上走肘,络肩髃。实则节弛肘废,虚则生疣,小者如指痂疥,取之所别也。手阳明之别,名曰偏历,去腕三寸,别入太阴;其别者,上循臂,乘肩髃,上曲颊偏齿;其别者,入耳合于宗脉。实则龋聋,虚则齿寒痹隔,取之所别也。手少阳之别,名曰外关,去腕二寸,外绕臂,注胸中,合心主。病实则肘挛,虚则不收,取之所别也。足太阳之别,名曰飞阳,去踝七寸,别走少阴。实则鼽窒,头背痛;虚则鼽衄,取之所别也。足少阳之别,名曰光明,去踝五寸,别走厥阴,下络足跗。实则厥,虚则痿躄,坐不能起,取之所别也。足阳明之别,名曰丰隆,去踝八寸,别走太阴;其别者,循胫骨外廉,上络头项,合诸经之气,下络喉嗌。其病气逆则喉痹瘁瘖,实则狂巅,虚则足不收,胫枯,取之所别也。足太阴之别,名曰公孙,去本节之后一寸,别走阳明;其别者,入络肠胃。厥气上逆则霍乱,实则肠中切痛,虚则鼓胀,取之所别也。足少阴之别,名曰大钟,当踝后绕跟,别走太阳;其别者,并经上走于心包,下外贯腰脊。其病气逆则烦闷,实则闭癃,虚则腰痛,取之所别者也。足厥阴之别,名曰蠡沟,去内踝五寸,别走少阳;其别者,径胫上睾,结于茎。其病气逆则睾肿卒疝,实则挺长,虚则暴痒,取之所别也。任脉之别,名曰尾翳,下鸠尾,散于腹。实则腹皮痛,虚则痒搔,取之所别也。督脉之别,名曰长强,挟膂上项,散头上,下当肩胛左右,别走太阳,入贯膂。实则脊强,虚则头重,高摇之,挟脊之有过者,取之所别也。脾之大络,名曰大包,出渊腋下三寸,布胸胁。实则身尽痛,虚则百节尽皆纵,此脉若罗络之血者,皆取之脾之大络脉也。凡此十五络者,实则必见,虚则必下,视之不见,求之上下,人经不同,络脉异所别也。

(二) 考点分析 以上条文重点讲述了十五别络。有时出问答题及名词解释。

(三) 名词解释
1. 痹隔:指膈间闭塞不畅的病证。痹,闭也。
2. 鼽窒:鼻塞不通。
3. 痿躄:即下肢痿软无力,不能行走的病证。躄,张介宾注:"足不能行也。"
4. 霍乱:指上吐下泻并见的胃肠道疾病。
5. 挺长:指阴茎挺纵不收。
6. 实则必见,虚则必下:言邪气壅盛于别络,则络脉突起而可见;络中气血空虚,则脉陷下而不可见。
7. 视之不见,求之上下,人经不同,络脉异所别也:由于个体差异,其经脉的循行及络脉别出的部位亦有所不同,因此,在诊察络脉时必须在络脉的上下寻找,不可拘泥于固定的部位。

(四) 理论分析 十五别络是由经脉直接别出的主干分支。《灵枢·经脉》言其十五之数,并指出十五别络的病证有虚实之别,其病候的表现主要在别络的循行部位上,亦有涉及相关脏腑者。在治疗上,可分别取十五络穴,虚则补之,实则泻之,以平为期。而历代对此数及其入数之络脉亦有异议:

(1)《难经》虽赞同十五络说,但以十二经之别络,脾之大络及阴、阳跷之络入数。
(2) 马莳提出了十六络之说,以十二经之别络及脾、胃之大络入数;喻昌亦赞同十五络,但以十二经之别络及胃之大络、脾之大络及奇经之一大络入数。
(3) 邱幸凡《络脉理论与临床》认为,若从"别络"的特定含义,即从经脉上的络穴别出以为名来看,则实际上只有十四络,脾胃之大络从体内经脉发出,均不应计算其中。此外,由经脉别出的大络实际上有两大类:一类是从体表络穴分出的"别络",共十四条;另一类是从体内经脉别出的"大络",其数目较多而无所考。二者均是经脉气血营养脏腑、组织的重要通道,它们相互补充,缺一不可。

四

(一) 重点经文　凡诊络脉,脉色青则寒且痛,赤则有热。胃中寒,手鱼之络多青矣;胃中热,鱼际络赤;其暴黑者,留久痹也;其有赤有黑有青者,寒热气也;其青短者,少气也。凡刺寒热者皆多血络,必间日而一取之,血尽而止,乃调其虚实;其小而短者少气,甚者泻之则闷,闷甚则仆不得言,闷则急坐之也。

(二) 考点分析　本段主要论述络脉察病之法。容易出名词解释与问答题。

(三) 名词解释
1. 脉色青则寒且痛:寒则气血凝涩不通而现青黑,故寒且痛。
2. 赤则有热:热则气血满溢,脉络充盈,故赤则有热。
3. 其暴黑者,留久痹也:暴,《太素》作"鱼"。应据改。谓鱼部络色黑,乃血气瘀久不去化浊所致,多为留痹、久痹之类的病证。
4. 其有赤有黑有青者,寒热气也:寒热气,《太素》、《甲乙经》作"寒热"。可从。热则络赤,寒则络青黑,故络色有赤有黑有青乃属寒热夹杂之证。
5. 多血络:即浅刺血络,亦是治寒热的一种方法。
6. 其小而短者少气,甚者泻之则闷,闷甚则仆不得言:谓络脉小短,为体质素虚,气血不足,若泻之不当,其气更虚。轻者可见烦闷,重者甚至出现昏仆不能言等晕针现象。
7. 闷则急坐之:谓晕针现象发生后,应立即停针,使病人静坐或平卧,施行急救。

(四) 理论分析　络脉察病之法:络脉浮浅,其察病方法与经脉殊途,主要是通过望诊而辨寒热虚实及其经脏病位。基本要点
1. 是从络色辨寒热:色青或白主寒,色黄赤主热。如"凡诊络脉,脉色青则寒且痛,赤则有热。"
2. 是从络体辨虚实:邪气壅盛,则络脉充满,突起可见;正气不足,络脉空虚,则络脉不充,陷下难见。如"凡此十五络者,实则必见,虚则必下。"
3. 是从病络部位辨经脏病位:络脉分属于经脏,诊察时可以经脏所主部位之络来别其病变部位。如足阳明经起行于面,手阳明经行于手鱼之表,足阳明经下行于两跗之上,其病分别反映于相关的络脉上,故《灵枢·邪气藏府病形》说:"面热者,足阳明病,鱼络血者,手阳明病;两跗之上脉竖陷者,是阳明病,此胃脉也。"

第二节　灵枢·本藏

(一) 重点经文　经脉者,所以行血气而营阴阳,濡筋骨,利关节者也。是故血和则经脉流行,营覆阴阳,筋骨劲强,关节清利矣。

【绝妙分法】我和一个寡妇结了婚。她有六个孩子,我自己有五个孩子。我们结婚后,有了三个孩子。一天,我妻子匆忙跑来对我说:"快到院子里去,快!太可怕了。""怎么了?"我说。"唉!"她说,"你的孩子和我的孩子正在打我们的孩子。"

(二) 考点分析　本段讲述了经脉是人体气血运行的通路,担负着运行气血,营养脏腑组织,沟通表里内外等重要功能。

(三) 原文阐释　经脉的功能是运行气血,营养脏腑肢节,濡润筋骨,滑利关节。因此气血和调则经脉运行顺畅,周而复始地运行于内外全身,使筋骨劲强、关节滑利。

(四) 名词解释　营覆阴阳:覆,通复,是来往而有回还、周而复始之意。阴阳,这里指的是内外而言。营覆阴阳指血脉流动,气血循环往复地运行于内外全身。

第三节　素问·骨空论

(一) 重点经文　任脉者,起于中极之下,以上毛际,循腹里上关元,至咽喉,上颐,循面入目。冲脉者,起于气街,并少阴之经,侠脐上行,至胸中而散。任脉为病,男子内结七疝,女子带下瘕聚。冲脉为病,逆气里急。督脉为病,脊强反折。督脉者,起于少腹以下骨中央,女子入系廷孔,其孔,溺孔之端也。其络循阴器合篡间,绕篡后,别绕臀,至少阴与巨阳中络者,合少阴上股内后廉,贯脊属肾。与太阳起于目内眦,上额交巅上,入络脑,还出别下项,循肩髆内,侠脊抵腰中,入循膂络肾;其男子循茎下至篡,与女子等;其少腹直上者,贯脐中央,上贯心,入喉,上颐环唇,上系两目之下中央。此生病,从少腹上冲心而痛,不得前后,为冲疝。其女子不孕,癃、痔、遗溺、嗌干。

(二) 考点分析　本段论任脉、督脉的循行及任、督、冲三脉病证。容易出名词解释。

(三) 名词解释
1. 骨空:即骨孔,指周身骨节的孔穴,亦即今所谓的穴位。
2. 七疝:多数人认为指七种不同类型的疝气,即寒疝、筋疝、水疝、气疝、血疝、狐疝等;也可以认为是诸疝的总称。
3. 少阴与巨阳中络:指足少阴肾经的别络,从足根部肾经的大钟穴别出而行于足跟外侧,并与足太阳膀胱经相接的一条络脉。
4. 不得前后:指二便不通。

测试与考研栏——驰骋考研战场,成就高分能手

一、名词解释
1. 骨空　　　　　　(黑龙江中医药大学)
2. 尻　　　　　　　(黑龙江中医药大学)
3. 目系　　　　　　(黑龙江中医药大学)

二、问答题
简述肺与大肠的经脉联系?　(黑龙江中医药大学)

第四章 病因病机

板书与教案栏——浓缩教材精华，打破听记矛盾

本章节包含了程士德主编的《内经讲义》(第四章 病因病机)、王洪图主编的《内经选读》(下篇 原文导读 相关篇章)、《内经讲义》(中篇 第四章 病因病机)、烟建华主编的《内经选读》(原文导读 第四章 病机)、王庆其主编的《内经选读》(第七单元 百病始生)瞿双庆主编的《内经选读》(原文导读 第四章 病因病机)贺娟、苏颖主编的《内经讲义》(原文导读 第七章 百病始生)等教材的重点经文，主要内容涉及病因病机。

第一节 素问·生气通天论

(一) 重点经文 黄帝曰:夫自古通天者生之本,本于阴阳。天地之间,六合之内,其气九州九窍、五藏、十二节,皆通乎天气。其生五,其气三,数犯此者,则邪气伤人,此寿命之本也。

(二) 考点分析 本段提出"生之本,本于阴阳"的观点,容易出名词解释。

(三) 名词解释
1. 其生五,其气三:其,指自然界的阴阳。五,即木火土金水五行。三,即三阴三阳。全句意为自然界的阴阳化生木火土金水五行,分为三阴三阳。
2. 六合:指东、南、西、北、上、下六方,即整个宇宙。

(一) 重点经文 苍天之气,清净则志意治,顺之则阳气固,虽有贼邪,弗能害也。此因时之序。故圣人传精神,服天气,而通神明,失之,则内闭九窍,外壅肌肉,卫气散解,此谓自伤,气之削也。

(二) 考点说明 本段主要讲述人体应该顺应天地阴阳的变化而养生。容易出名词解释。

(三) 名词解释
1. 因时之序:因,顺也。意即顺应四时气候变化的规律而养生。
2. 传精神:即专一精神,而无邪思妄想。
3. 服天气:服,顺也。意即顺应自然界阴阳之气的变化。
4. 通神明:通,此处作统一解。神明,即阴阳变化。通神明,言人体阴阳之气与自然界阴阳之气变化统一起来。

(一) 重点经文 阳气者,若天与日,失其所则折寿而不彰,故天运当以日光明。是故阳因而上,卫外者也。

【袋鼠的袋子】父亲:"你知道为什么袋鼠的肚子前面有个袋子?"小孩:"我想一定是用来装小袋鼠的。"父亲:"但小袋鼠的肚子前面也有一个袋子,这又作何解释呢?"小孩:"那肯定是用来装糖果的!"

(二)考点说明　本段主要讲述阳气的重要作用,容易出名词解释和填空题。

(三)名词解释
1. 折寿而不彰:折寿,即短寿;不彰,不显著。指人身若阳气功能失常,可导致短折寿命的结果。
2. 阳因而上:因,顺应,依顺。言阳气顺应其上升外越之性,而具有卫外的作用。

四

(一)重点经文　因于寒,欲如运枢,起居如惊,神气乃浮。因于暑,汗,烦则喘喝,静则多言,体若燔炭,汗出而散。因于湿,首如裹,湿热不攘,大筋软短,小筋弛长,软短为拘,弛长为痿。因于气,为肿,四维相代,阳气乃竭。

(二)考点说明　本段所论,主要是阳气失于卫外,导致人体感伤寒、暑、湿、风四种外邪的病证。容易出名词解释和原文阐释。

(三)名词解释
1. 欲如运枢:运,运转。枢,户枢,即门轴。欲如运枢,是指卫阳之气如门轴般开合运转自如。
2. 起居如惊,神气乃浮:惊,卒暴之意。神气,即指阳气。浮,浮越于表。意为生活起居正常规律被扰,邪气侵犯,卫阳之气则上浮与邪气抗争。
3. 四维相代:四维,四时四方,此处指上文所言的风寒暑湿等四时邪气。代,更代。意为寒、暑、湿、风(气)四种邪气更替伤人。

(四)原文阐释　人体的阳气,应像门轴一样运动灵活,发挥其护卫肌表作用。如果生活起居妄动失常,便会浮越不固。此时若寒邪侵袭,可致身热如炭,且往往随汗而散;若为暑邪所伤,多汗出,可因暑扰心肺而烦躁、喘息,或耗气伤神而神昏谵语;若伤湿邪,可见头部沉重如物蒙裹,若湿郁化热伤筋,可致筋脉收缩而见拘挛,或筋脉松弛而见痿软;如风邪入侵,可引起浮肿。若四时之邪交替伤人,可致阳气衰竭。

五

(一)重点经文　阳气者,烦劳则张,精绝,辟积于夏,使人煎厥。目盲不可以视,耳闭不可以听,溃溃乎若坏都,汩汩乎不可止。阳气者,大怒则形气绝,而血菀于上,使人薄厥。有伤于筋,纵,其若不容。汗出偏沮,使人偏枯。汗出见湿,乃生痤疿。高梁之变,足生大丁,受如持虚。劳汗当风,寒薄为皶,郁乃痤。

(二)考点说明　本段论阳气失调所致内伤证及其机理。一是阳亢阴衰,阳气厥逆而生煎厥;二是阳气逆乱而生薄厥;三是阳气郁滞而为痤疿,为痈肿、疔疮等。容易出名词解释、原文阐释及简答题、论述题等。

(三)名词解释
1. 煎厥:病名。指过度烦劳,阳气亢盛。阴虚阳亢,又逢夏季之盛阳,以致煎熬阴精而昏厥的危重病证。
2. 溃溃乎若坏都,汩汩乎不可止:溃溃,是形容洪水泛滥的样子。都,防水之堤。汩汩,水急流的声音。本句以洪水决堤来形容煎厥发病来势凶猛发展迅速的特点。
3. 薄厥:病名。由大怒气血上冲,脏腑经脉之气阻绝不通而导致的昏厥证。
4. 不容:容,通"用"。不容,即不用,指肢体不能随意运动。
5. 受如持虚:形容得病容易,犹如持空虚之器受物一样。

(四)原文阐释　过度操劳可致阳气偏亢,阴精虚衰,若重复发生,并遇夏天暑热,就会发生煎厥,出现目盲、耳聋,病势急猛,如洪水决堤难以遏止。阳气每易随大怒而逆乱,血随气升郁于上部,发生薄厥,损伤筋脉则造成四肢弛纵,不能自如运动。若偏于半身汗出,往往可致半身不遂。若汗出后受湿邪侵袭,易发生疖、疿之病。膏梁厚味太过,蓄而为热,易变生疔疮。因劳汗出而受风寒,搏于肌肤,发生粉刺,郁积日久可成痤疮。

(五)理论分析　薄厥和煎厥
1. 薄厥的病因是大怒;病机为大怒伤肝,肝之阳气逆乱于上,血随气涌郁积于上部而蒙蔽神窍;主要症状是突然昏倒,不省人事等,可伴见肢体不能随意活动的后遗症状。证候性质属实,治则是平肝降逆、息风开窍。
2. 煎厥的病因则是烦劳;病机是阳亢伤阴,阴虚于下,阳亢于上;发病的条件:夏季暑热,缘于体内阴虚阳亢,而夏季阳盛炎热,故益使体内阳亢伤阴,发生猝然昏仆的病证。其主要症状:突然昏倒,不醒人事,耳失聪,目不明。其病势突然而危重。证候性质属于本虚标实,治则是滋补肝肾、潜阳息风。
3. 薄厥和煎厥虽然都是阳气失常导致突然昏厥的病证,但前者为情志过激致使阳气逆乱为病,后者则是烦劳而使阳气亢奋伤阴,阴衰而阳不潜藏为病,两者有本质的区别。

六

(一)重点经文　阳气者,精则养神,柔则养筋。开阖不得,寒气从之,乃生大偻。陷脉为瘘,留连肉腠。俞气化薄,传为善畏,及为惊骇。营气不从,逆于肉理,乃生痈肿。魄汗未尽,形弱而气烁,穴俞以闭,发为风疟。

(二)考点说明　本段主要论述阳气失调所致的内伤病证及其机理。容易出名词解释及原文阐释。

(三)名词解释
1. 精则养神,柔则养筋:当作"养神则精,养筋则柔"解。精,指精神爽慧。柔,即筋脉柔和、活动自如。此句提示阳气具有温养精神、筋脉的作用。
2. 大偻:偻,背曲之义。大偻,指阳气不能温养筋脉导致形态伛偻,不能直立的病证。
3. 俞气化薄:俞,同腧,即腧穴,为经脉气血输注之处。化,传化、传入的意思。薄,迫也。俞气化薄,指邪气从腧穴传入而内迫五脏。
4. 魄汗:魄,通白,魄汗即白汗。白汗,指汗出不因暑热所致,即自汗。
5. 形弱而气烁:形弱,在此指腠理不固,自汗出而易感受外邪,形体虚弱。烁,消烁。气烁,此指阳气被邪热所消耗。
6. 风疟:疟疾之一,因感受风邪,寒热往来,恶风汗出而名之。

(四)原文阐释　阳气具有温养精神、筋脉的作用。若阳气不固、腠理开阖失调,寒气乘机侵袭,留滞于经络,则会发生背部俯仰不利的大偻。寒邪内陷经脉,致生瘘疮;若邪气稽留于肌肉腠理,通过经俞而迫及脏腑,可出现善惊易恐。营气运行逆乱,留滞肌肉,郁而化热,变生痈肿;汗出未止,外感风寒而俞穴闭塞,热闭于里,以致形体衰弱而正气消灼,发生风疟。

七

(一)重点经文　故风者,百病之始也,清静则肉腠闭拒,虽有大风苛毒,弗之能害,此因时之序也。故病久则传化,上下不并,良医弗为。故阳畜积病死,而阳气当隔,隔者当泻,不亟正治,粗乃败之。

(二)考点说明　本段提出风是首要的致病因素,但是只要注重调养精神则不会感受外邪,同时提出阳气病变以壅滞阻隔的实证为主,治疗大法重在泻实决壅平逆。容易出名词解释和原文阐释。

(三)名词解释
1. 上下不并:并,交并、交通之意。上下不并,指人体阳气上部与下部不相交通,相互阻隔的病理变化。
2. 阳畜积病死:言阳气蓄积不行,闭阻致死。畜,同蓄。

【站着与坐着】一个妇女抱着一只狗上了公交车,她顺便将狗放在座位上。售票员说:"对不起,请将您的狗放地上。"妇女说:"我会给狗买票的。"售票员说:"那您的狗不能站着,必须得和人一样坐着。"

(四)原文阐释　风是首要的致病因素,但是只要注重精神调养,腠理就会关闭,拒绝外邪的侵入,即使大风苛毒,也不能危害人体,这是顺应四时养生的结果。所以病久则传化,上下阻隔不通,即使是高明的医生也没有办法。阳气蓄积、阻隔不通,便是死证。如发生阳气阻隔,必须施用泻法,若不迅速而又正确地救治,就必然造成死亡。

(一)重点经文　故阳气者,一日而主外,平旦人气生,日中而阳气隆,日西而阳气已虚,气门乃闭。是故暮而收拒,无扰筋骨,无见雾露,反此三时,形乃困薄。

(二)考点说明　本段主要讲述了阳气随昼夜阴阳消长而变化,人要顺应这种变化而养生。容易出名词解释及论述题。

(三)名词解释
1. 气门:此处指汗孔。
2. 形乃困薄:指形体困顿而衰薄。

(四)理论分析

1. 阳气的生理功能
(1) "阳气者,精则养神,柔则养筋"提示阳气的温养作用;阳气旺盛可使人精神聪慧、饱满,筋脉柔软屈伸自如。若阳气发生病变,则温养作用下降,精神、筋脉失养出现病变。如煎厥之病,因烦劳阳气亢盛精绝而致精神昏聩;再如薄厥,因大怒阳气上逆迫血上行,致血菀伤神伤筋,神伤则厥,筋伤则纵而不用;大偻之病,乃阳气不得养筋所致;魄汗则为阳气不能温固肌表所起。
(2) 阳气随昼夜阴阳消长而变化:阳气在一昼夜中有生发、隆盛、虚衰的变化规律,人身阳气与自然界阴阳变化息息相关。提示人要随自然界的阴阳变化来调节生活起居,以保持阳气的充沛,防止疾病的发生。

2. 阳气的病理
(1) 阳气卫外失常,外邪侵袭:寒邪易伤阳气,故首论"因于寒";暑为阳邪,两伤气津,实证是邪热内盛而多汗烦喘,虚证则神失所养而神昏谵语;湿邪重浊,困遏阳气,清阳不升,故头重,湿邪郁而化热,流连筋脉,致阳气不能温养,故或为挛急,或为筋痿;风性轻扬,易致头面浮肿。如风寒暑湿,交替为病,阳气反复受损,可使阳气衰竭。
(2) 阳亢精绝:平素烦劳过亢,阳气过亢,虚火上炎,阴精亏损,复加暑热煎灼,致阴精衰急,发生突然昏厥,古人名为"煎厥"。其临床表现除昏厥外,还有耳闭、目盲。此病虽来势骤急,但以阴精亏损为本,故为至虚危候。
(3) 阳气厥逆:由大怒而致气上逆,血随气上升,气血逆乱,出现突然昏厥,古人名为"薄厥"。其临床表现除昏厥外,可见筋脉驰纵不收,类似于现代脑中风。其发病暴卒,故其初病为气血壅阻之实证。
(4) 阳气偏阻:阳气不足,不能温养全身,偏阻一侧,表现为半侧身体汗出,半侧无汗,有可能出现局部肢体枯萎不用的病证。
(5) 阳气郁遏:汗出而阳气宣泄之时,猝被湿邪所郁遏,宣泄不畅,易生疖子、痱子。或形劳汗出,坐卧当风,风寒迫聚于皮腠,形成粉刺,郁而化热而成疮疖。

第四章 病因病机

(四)理论分析
2. 阳气的病理
(6) 阳气内盛:嗜食膏粱厚味,阳热蓄积,热毒逆于肉理,易生疔疮,而腐肉酿脓。
(7) 阳气开合不得:阳气不足,邪气入里留恋不去,会导致各种病证。如邪入筋,阳虚寒邪痹阻于背,筋失温养,不能运动自如,出现背曲不能直立之症。邪入脉中,阳虚邪陷经脉,经脉败漏,日久成瘘管,久不收口。邪入脏腑,阳虚邪气留恋肉腠,由腧穴侵入,内传迫及五脏,影响其藏神功能,而出现善畏、惊骇等症。邪入肉理,营卫失调,营气不从,阻逆于肌肉之间,发生痈肿。邪入腧穴,阳气被热邪所耗伤,汗出不止,风邪入侵,腧穴闭阻,发生风疟。
(8) 阳气阻隔,上下不相交通:阳气蓄积于一处则病情危重,当急用泻法以祛除实火,疏通阳气,当能挽救。
3. 阳气的养护:本段指出养生要按照自然界阴阳消长变化的规律来调节起居活动,从而保持阳气的充沛和正常的消长节律。所谓"是故暮而收拒,无扰筋骨,无见雾露",即强调在傍晚阳气收敛、腠理闭拒之际,要减少活动,以避免因过度活动影响阳气闭藏而导致阳气运行失调。若违背了阳气的日节律变化,使人体阳气昼夜节律紊乱,功能失常,就会发生疾病,即所谓"反此三时,形乃困薄"。这些都说明了顺应自然界阴阳消长变化是养生防病的一个重要方面。

(一)重点经文 岐伯曰:阴者,藏精而起亟也;阳者,卫外而为固也。阴不胜其阳,则脉流薄疾,并乃狂;阳不胜其阴,则五藏气争,九窍不通。是以圣人陈阴阳,筋脉和同,骨髓坚固,气血皆从。如是则内外调和,邪不能害,耳目聪明,气立如故。

(二)考点说明 本段主要讲述阴精和阳气的作用及阴阳不和的病理。容易出填空题和名词解释。

(三)名词解释
1. 起亟:亟,频数。起亟,指阴精不断地起而与阳气相应,说明阴为阳之基。
2. 五藏气争:争,不和之意。五藏气争,指五脏功能失调,气机失和。
3. 气立如故:立,反训为行。气立如故,指脏腑经络之气运行正常。一说气立,谓人需依赖自然四时之气才能有此生命。

(一)重点经文 凡阴阳之要,阳密乃固,两者不和,若春无秋,若冬无夏,因而和之,是谓圣度。故阳强不能密,阴气乃绝,阴平阳秘,精神乃治,阴阳离决,精气乃绝。

(二)考点说明 本段主要强调要阴阳平和协调及阳气的重要性。容易出填空题及原文阐释。

(三)原文阐释 阴精与阳气关系的关键在于阳气致密于外,阴气才能固守于内。如果两者不能协调,就像有春天而无秋天,有冬天而无夏天一样。如果二者调和,是最好的程度了。所以如果阳气亢盛,不能为阴气致密于外,则阴气亦不能内守而外泄,以致衰竭亡绝。阴阳平和协调,精神才会正常。如果阴阳分离决裂,则孤阳不生,独阴不长,精气无以滋生而竭绝。

【谁创造万物】某宗教学校的教师在课堂上厉声问学生:"你们说,是谁创造了世间万物?"

教室里鸦雀无声,大家屏住呼吸,不敢出大气。

教师许久听不到回答,更加火冒三丈地说:"我非要你们说不可!谁?"

说着,灯泡似的眼睛盯着一位学生。那位学生抖瑟瑟地站起来,说:"老师,不是我!"

(四) 理论分析
1. 阴精与阳气的关系
   - (1) 相互为用,相互依存。"阴者藏精而起亟也;阳者卫外而为固也"阴是内藏的精气,不断地起而供给阳气之用;阳气能保卫体表,抵御外邪,使机体固密,保护阴精的正常化生。
   - (2) 互相制约。"阴不胜其阳,则脉流薄疾,并乃狂;阳不胜其阴,则五藏气争,九窍不通。"提示阴阳之间存在着相互制约的关系,阴不胜阳则阳偏胜,阳不胜阴则阴偏胜。
   - (3) 阴平阳秘,精神乃治。阴阳之间的和谐协调,是万物自身运动所形成的最佳状态。它体现着阴阳双方在相互消长的状态中彼此相互作用,保持着稳定性。对人体来说,阴平阳秘是健康。

2. 阴阳平衡协调的重要性及阳气的主导作用
   - (1) "阴平阳秘,精神乃治",说明了只有阴精宁静不耗,阳气固密不散,阴阳双方保持动态的平衡协调,才能使精神旺盛,从而维持正常的生命活动。如果两者失调,就会导致阴阳偏盛偏衰等病变,甚则发展到"阴阳离决",而导致"精气乃绝"的严重后果。
   - (2) "凡阴阳之要,阳密乃固",概括了阳气在阴阳平衡协调中的主导作用。在正常的生理活动中,只有阳气固护致密,阴精才能固守于内,从而保持阴阳的动态平衡协调状态。所以说,阳气固密是阴阳平衡协调的关键。如果"阳强不能密",阴阳平衡协调关系就会被破坏,甚至导致"阴气乃绝"的病变。这一点,从病理方面印证了阳气的主导作用。本段有关重视阳气的理论对后世医家的影响很大,甚至成为了温补学派的理论依据。

3. 阴阳失和产生的病证:阴阳失和严重者,则如同自然界之"若春无秋,若冬无夏"。在临床表现上,"阴不胜其阳,则脉流薄疾,并乃狂;阳不胜其阴,则五脏气争,九窍不通"。阳热亢盛,迫血妄行,则脉流急迫快速。阳邪入于阳分,导致阳热盛极,扰乱神明,则生狂乱之证。阴气过盛而阳不能制,则五脏功能失调,气机不和,百病由此而生。原文以阴阳偏胜不和的病证为例,从病理方面反证了阴阳之间相互制约的关系。

4. 养生必须"陈阴阳":"陈阴阳",即调和阴阳。阴阳双方保持动态平衡协调,是维持生命活动正常的根本;如果两者失调,就会产生阴阳偏盛偏衰的病变。因此,养生必须调和阴阳,不使其偏盛偏衰,从而在内保持筋脉柔和、骨肉坚固、气血流畅,在外促进人体与自然界的统一,最终达到内外调和、阴阳和谐、"气立如故"的状态。如此,生命活动才能正常。

十一

(一) 重点经文　因于露风,乃生寒热。是以春伤于风,邪气留连,乃为洞泄。夏伤于暑,秋为痎疟。秋伤于湿,上逆而咳,发为痿厥。冬伤于寒,春必温病。四时之气,更伤五藏。

(二) 考点说明　本段强调人体阴阳失调后,感受四时邪气,因感邪种类、时间等的不同,可出现伏而后发的情况,即"四时之气,更伤五藏"之意,这一理论为后世温病学的"伏邪学说"奠定了理论基础。容易出选择题、填空题。

(三) 名词解释
1. 洞泄：指水谷不化，下利无度的重度泄泻。
2. 痎疟：疟疾的总称。
3. 痿厥：偏义复词，偏在"痿"，即肢体枯萎不用的病证。
4. 四时之气，更伤五藏：更，更替。指四时不正之气，交替地损伤五脏。

(四) 理论分析 "四时之气，更伤五脏"及伏气致病：起居不慎，外邪侵袭，感则发为外感寒热之病。春季伤于风邪，若不立即发病，邪气留连体内，到长夏脾土当令之时，木郁乘土，则发为完谷不化之飧泄；夏季伤于暑邪，若不立即发病，暑邪留连体内，延至于秋，秋凉外束，寒热交争，则发为寒热往来之疟疾；夏秋之交，伤于湿邪，若不立即发病，湿邪蓄积体内，秋凉之气内伏，郁久化热，至冬外感寒邪，外寒内热，相搏乘肺，则发为咳嗽；冬伤于寒邪，若不立即发病，寒气伏藏体内，至春天阳气发越，所藏寒毒，复感阳邪，则发为温病。以上内容都说明，六淫外感，不仅可以感而即发，伤害本脏为病，也可以伏而后发，损害他脏而变生他病，且所发生的病证有一定的规律可循。同时，经文也提示了外感疾病的发生是具有季节性的。此外，经文还说明某一季节的所发病证与其上一季节的养生情况是有关系的。外感病是感而即发还是伏而后发，不但与所感邪气的性质有关，更重要的是，还与人体正气的强弱有关。阴阳失调是外感病发生的重要前提。本段着重讨论了伏而后发的发病情况，为后世温病"伏邪"学说奠定了理论基础。

(一) 重点经文 阴之所生，本在五味，阴之五宫，伤在五味。是故味过于酸，肝气以津，脾气乃绝；味过于咸，大骨气劳，短肌，心气抑；味过于甘(苦)，心气喘满，色黑，肾气不衡；味过于苦(甘)，脾气不濡，胃气乃厚；味过于辛，筋脉沮弛，精神乃央。是故谨和五味，骨正筋柔，气血以流，腠理以密，如是则骨气以精。谨道如法，长有天命。

(二) 考点说明 本段讨论五味所伤及偏食五味损害五脏，是病因学的具体内容，体现了"生病起于过用"的病因学观点。对后世养生防病、临床用药及饮食保健均有指导意义。容易出选择题、名词解释及简答题。值得说明的是，本段据《太素》所载，"味过于甘"作"味过于苦"，"味过于苦"作"味过于甘"。

(三) 名词解释
1. 阴之所生，本在五味：阴，即阴精。五味，即酸苦甘辛咸，此处泛指饮食物。言阴精的产生，本源于饮食五味。
2. 阴之五宫：五宫，即五脏。阴之五宫，即藏蓄阴精的五脏。
3. 谨和五味：谨慎地调和饮食五味。
4. 天命：自然赋予人的寿限。

(四) 理论分析
阴之所生，
本在五味，
阴之五宫，
伤在五味
1. 饮食五味是人体赖以生存的基本条件，是五脏精气之本源。但是，若饮食太过，也可成为损伤五脏精气的重要原因。饮食所伤，除能直接伤害肠胃以影响五脏外，还可通过五味与五脏的关系，引起相关脏腑发生病理变化，又进一步影响到其他脏腑。
2. 酸味先走肝，可养肝资筋，但酸味太过，则肝气亢盛，易乘脾土，致脾气衰竭。咸味先走肾，可养肾资骨，若咸味损伤肾气，大骨气劳，气化失司，水邪偏盛，侮土则短肌，凌心则心气抑。苦味先走心，可养心资血，若苦味太过，损伤心气，则心悸烦闷。若心肾相交，则水火既济，今心火不足，则肾气不衡，而水气上乘，故色黑。甘味先走脾，可养脾资肉，若甘味太过，损伤脾气，脾失健运，则湿阻中焦而脘腹胀满。辛味先走肺，可养肺资气，若辛味太过，肺气受损，津液不布，肝筋失养，故筋脉沮弛，肝主魂，肺主魄，魂魄失藏，故精神乃殃。
3. 在《内经》中不仅有五味入五脏，五味各走其所喜，五味伤五脏的理论，还有五味所禁的内容。

【买皮鞋】贵妇人想买双皮鞋，她挑来挑去，最后严肃地对售货员大声说："好吧，请您把我最早看的那双拿来给我！""对不起，"售货员说，"您最早看的那双一个小时前已经卖出去了。"

第二节 素问·玉机真藏论

(一) **重点经文** 五藏受气于其所生，传之于其所胜，气舍于其所生，死于其所不胜。病之且死，必先传行，至其所不胜，病乃死。此言气之逆行也，故死。肝受气于心，传之于脾，气舍于肾，至肺而死。心受气于脾，传之于肺，气舍于肝，至肾而死。脾受气于肺，传之于肾，气舍于心，至肝而死。肺受气于肾，传之于肝，气舍于脾，至心而死。肾受气于肝，传之于心，气舍于肺，至脾而死。此皆逆死也。一日一夜五分之，此所以占死生之早暮也。黄帝曰：五藏相通，移皆有次，五藏有病，则各传其所胜。不治，法三月若六月，若三日若六日，传五藏而当死，是顺传所胜之次。故曰：别于阳者，知病从来；别于阴者，知死生之期。言知至其所因而死。

(二) **考点说明** 本段以五行生克之理，论五脏病气传变的两种模式及其预后。容易出名词解释及简答题。

(三) **名词解释**
1. 受气于其所生：受，接受。气，病气。其所生，指我生之脏。
2. 传之于其所胜：即把病气传给自己所克之脏。
3. 死于其所不胜：谓病气传于克我之脏而死。
4. 气之逆行：即病气的逆传。本段以五脏病气相胜传为顺传，以子病传母的次序传为逆传。
5. 至肺而死：病气由心传肝，肝传肾，肾传肺，即上文所说"气之逆行"，故言死。
6. 一日一夜五分之，此所以占死生之早暮：一日一夜五分之，指一天十二个时辰分为五部分以配属五脏。占，预测。
7. 五藏有病，则各传其所胜：谓五脏病气按相克之次序"顺传"。
8. 别于阳者，知病从来；别于阴者，知死生之期：阳，指有胃气的脉象。阴，指无胃气的脉象，即真脏脉。说明能分别脉的胃气，则知病之从来；能分别真脏脉，便知死生之期。

(四) **原文阐释** 五脏之间相互联系、相互影响，疾病的传变也有一定次序。其中五脏病按子病传母者为逆传，预后不良。如肝接受心传来的病气，又将病气传给脾，病气留止于肾，最后传至肺则死。余脏类推。五脏病按五行相胜规律传变者为顺传，治不及时者，病气也传遍五脏而亡。若能辨别脉的胃气，就能知道病的由来；若能分别真脏脉，就能推断死生的日期。五脏病往往是在所不胜之时而死，若将一昼夜按五行配以天干、地支及五脏，就可推测发生死亡的时间。

(一) **重点经文** 黄帝曰：余闻虚实以决死生，愿闻其情。岐伯曰：五实死，五虚死。帝曰：愿闻五实五虚。岐伯曰：脉盛、皮热、腹胀、前后不通、闷瞀，此谓五实；脉细、皮寒、气少、泄利前后、饮食不入，此谓五虚。帝曰：其时有生者何也？岐伯曰：浆粥入胃，泄注止，则虚者活；身汗得后利，则实者活。此其候也。

(二) **考点说明** 本段论述了五实证和五虚证的内容及其预后判断。容易出填空题及简答题、论述题。

第四章 病因病机 · 103 ·

(三) 理论分析
1. 关于五实证和五虚证：本段论述了五实证和五虚证的内容及其预后判断。《素问·通评虚实论》云"邪气盛则实，精气夺则虚。"五实，是五脏邪气壅盛的实证。心主脉，心气实则脉盛；肺主皮毛，肺气实则皮热；脾主运化，脾气实则腹胀；肾主二阴，肾气实则二便不通；肝开窍于目，肝气实则闷瞀。五虚，是五脏精气虚损的虚证。心气虚则脉细，肺气虚则皮寒，肝气虚则气少乏力，肾气虚则二便不禁，脾气虚则不欲饮食。五虚死，五实死，说明其预后多不良，但又并非是绝对的。在一定的条件下，其证尚有治愈之机。五实证生之转机在于"身汗得后利"，身汗则表邪解，后利则里邪除，使邪有出路，内外通和，提示实证治疗应以祛邪为先。五虚证生的转机在于"浆粥入胃，泄注止"，浆粥入胃则脾气渐运，气血生化有源；泄注止则肾气渐固，精气得以内藏。提示脾肾二脏对于五脏虚证的治疗有着决定性的意义，联系《灵枢·本神》有关脾肾二脏功能失调导致五脏不安的论述，说明《内经》作者已经对先天之本肾、后天之本脾对调节全身脏腑功能的重要作用有了深刻的理解。当然，临床上单纯的实证和虚证并不多见，疾病的症状往往错综复杂，病机虚实互见，故扶正祛邪，谁先谁后，孰轻孰重，当仔细斟酌，以免犯虚虚、实实之戒。

2. 使五实证、五虚证者"活"的临床指导意义：五实证仅是本篇举实证之要而言，并非概括临床上全部危急之实证。"邪气盛则实"，"身汗得后利则实者活"，强调五实证的治疗转机，实质是启发医生治疗实证要用"通"法，使邪有出路，邪去则正安。故临床上对危急的实证，如小大不利、高热不退、胸满气逆、腹胀如鼓、胃脘壅滞、欲吐不得、胎衣不下等，可采用泻法，以三承气汤攻之则小便通，大便利，腹胀除，壅滞去；催吐法亦是祛邪之通途，邪气在上而不得下，可因势利导，"其上者，因而越之，"用瓜蒂散、盐汤涌吐而祛邪；以少腹逐瘀汤攻下胎衣，为"留者攻之"法添一注脚。五虚证病情重笃，但只要胃气尚存，五脏精气仍有重建之希望，故"浆粥入胃，泄注止"为五虚证治疗指明了方向，虽正气已处衰微之时，然浆粥能够入胃，则说明残微的胃气有重振的机会，可谓开源有望；"泄注止"则使精气泄漏之处得到固摄，是节流之法；临床上可用健运益胃，收敛止泄的方剂治之，如参苓白术散合附子理中汤。

第三节 素问·举痛论

(一) 重点经文 余知百病生于气也，怒则气上，喜则气缓，悲则气消，恐则气下，寒则气收，炅则气泄，惊则气乱，劳则气耗，思则气结，九气不同，何病之生？岐伯曰：怒则气逆，甚则呕血及飧泄，故气上矣。喜则气和志达，荣卫通利，故气缓矣。悲则心系急，肺布叶举，而上焦不通，荣卫不散，热气在中，故气消

【寻偶启事（超绝）】 平时，学校最热闹的地方是广告栏三角地。原因在于五花八门的广告栏里有这样一则启示：

我的配偶昨晚不知去向，令我好不伤心。我俩一向臭味相投，对待生活从来脚踏实地。谁曾想，昨晚我们沐浴后去阳台看风景，一不留神，她随风而去。说实话，我俩谁也离不开谁，否则便成为废物一堆。望好心人见后劝其完璧归赵。最后请大家注意，我的配偶是一只"狼"牌足球袜。

寻觅者：另一只袜子。

矣。恐则精却,却则上焦闭,闭则气还,还则下焦胀,故气不行矣。寒则腠理闭,气不行,故气收矣。炅则腠理开,荣卫通,汗大泄,故气泄。惊则心无所倚,神无所归,虑无所定,故气乱矣。劳则喘息汗出,外内皆越,故气耗矣。思则心有所存,神有所归,正气留而不行,故气结矣。

(二) 考点说明　本段论九气为病,阐述了情志过极、寒热失调、劳倦过度等因素导致人体气机失调的机理及主要证候。指出各种致病因素均引起气机失调而发病,但病因不同,气机失调也各具特点。其中强调了情志因素致病的重要性。容易出名词解释、原文阐释及简答题、论述题。

(三) 名词解释
1. 百病生于气也:百病,泛指多种疾病。谓多种疾病的发生,都是由于气的失常所致。
2. 气缓:含两义,即适度的喜能使气和志达,喜太过则气涣散不能收持。
3. 外内皆越:越,散越之意。指人体正气外内两方面消耗亏损。

(四) 原文阐释　气机失调是多种疾病的基础病理。大怒则肝气上逆,大喜则心气涣散,过悲则心肺之气消弱,恐惧则肾气下陷,受寒则营卫之气收敛,遇热则营卫之气外泄,大惊则气机紊乱,过劳则肺卫之气耗损,思虑则肝肺之气郁结。大怒则气上逆,甚至血随气升而为呕血,肝气乘脾而为飧泄。喜则气机和调,心情舒畅,荣卫通利,所以气机舒缓,若过则心气涣散而病。悲哀太过则心系急,肺失宣降而胀大叶举,上焦不能宣通,荣卫不能布散,郁而化热,可消耗气血。过度恐惧,使肾气不能上承而下陷,同时上焦闭塞不通。寒性收敛,能使腠理闭塞,营卫不能正常运行而内收。热则腠理开泄,营卫通利,大汗淋漓,气随汗泄。大惊则使心气无所依附,神不守舍,思绪混乱不定,以致气机紊乱。过劳则喘息汗出,喘则气从内越,汗出则气从外越,故使气耗。思虑过度,心神劳伤,事存于心,神凝于事,使气留于中而不行,以致气结。

(五) 理论分析　百病生于气也

1. 气的重要性:气是脏腑经络组织功能活动的体现,同时又是构成和维持人体生命活动的最基本物质。气布散全身,无处不有,无时不在,运行不息,不断地推动和激发脏腑经络组织器官的生理活动。气的活动正常就是生理;反之,气的活动失常,就成为病理。正如张介宾《类经·疾病类》所说:"气之在人,和则为正气,不和则为邪气。凡表里虚实,逆顺缓急,无不因气而至,故百病皆生于气。"因此,所有外感六淫、内伤情志、过度劳伤等因素,都可导致气活动的失常、脏腑功能的紊乱,从而发生诸多病证,可以说各种病变的发生发展,均存在着气机紊乱的基本病理环节,故曰"百病皆生于气"。九气为病中,情志疾病占了六种,可见情志因素在《内经》病因学中占有重要的地位。

2. 气失常的表现:《内经》主要以两种形式归纳气的失常,一是耗用太过致使气虚,二是病因干扰致使气机失调

(1) 气虚:气虚的形成原因主要有两方面:一是气的生成不足。如禀赋不足,先天精气匮乏;脾胃虚弱,纳运失常,水谷精气亏虚;肺之功能减弱,吸入清气减少,致使气的生化乏源。二是气的消耗太过。如后天调养失宜,邪伤正气,久病重病消耗等。此外,劳倦太过,致喘息汗出而消耗精气。气的功能主要表现在推动、温煦、防御、固摄、气化等方面。因此,气虚常出现推动无力,温煦失职,防御功能减退,固摄失常,气化不足等病理改变。原文中的汗大泄,喘息汗出,即是气的功能减弱所致。

(五) 理论分析　百病生于气也

2. 气失常的表现:《内经》主要以两种形式归纳气的失常,一是耗损太过致使气虚,二是病因干扰致使气机失调

(2) 气机失调:是指气的升降出入运动失常的病理。在疾病过程中,由于致病因素的影响,或脏腑功能发生障碍,导致气运行不畅或升降出入运动失去协调。气机失调在本篇中的表现主要有气机郁滞、气机逆乱、气机下陷和气机闭阻等方面:①气机郁滞:指气的运行不畅,或停滞瘀阻的病理状态。气机郁滞的形成多因情志不遂而脏气不舒所致,气机郁滞的病机以全身气机不畅或局部气机郁阻为特征,因气机郁滞所在部位不同,其证候表现各具特点,但临床总以胀闷疼痛为主。②气机逆乱:逆之含义有二,一是方向相反,现代中医界认为以不降反升或上升太过称上逆。二是抵触、不顺从、妄行称逆乱。《内经》所论气机逆乱,既有全身阴阳、清浊、营卫之气运行逆乱,也包括脏腑经络之气妄行反作。本篇所言气机上逆、气机紊乱等,当属脏腑气机逆乱之类。气机上逆,指气的上升运动太过或下降运动不及的病理状态。升降运动是脏腑的特性,由于病因影响,可致脏腑气机失常,如胃、肺、心之气宜失降而上逆,肝气以上升太过而冲逆。若因意外的非常事故干扰人体,机体自身无法调控,致脏腑气机紊乱,气血失调,心失所养,神无所归,亦会产生"气乱"的病证。③气机下陷:指气下降运动太过或上升运动不及的病理状态,多由气虚病变发展而来。气陷以脾、肾两脏为常见,多论脾、肾气虚不足,升举、封藏失职,而表现出眩晕、飧泄,二便失禁,遗精滑泄等气陷的病证。④气机闭阻:指全身气机闭郁或重要脏腑气机闭塞不行的病理状态。轻者昏厥呈一过性,重者多以突然意识丧失,呼吸窒息,二便不通或四肢厥逆为特征。《内经》讨论的暴厥、薄厥、尸厥以及本篇的大厥即是以阴阳气血逆乱闭阻不行为其病机,其证尤甚于"气机郁滞"。

第四节　素问·调经论

(一) 重点经文　黄帝问曰:余闻刺法言,有余泻之,不足补之,何谓有余? 何谓不足? 岐伯对曰:有余有五,不足亦有五,帝欲何问? 帝曰:愿尽闻之。岐伯曰:神有余有不足,气有余有不足,血有余有不足,形有余有不足,志有余有不足,凡此十者,其气不等也。帝曰:人有精气津液,四支九窍,五藏十六部,三百六十五节,乃生百病,百病之生,皆有虚实。今夫子乃言有余有五,不足亦有五,何以生之乎?

【组装】妈妈怀孕了,四岁的小宝百思不得其解,他想知道未来的弟弟或妹妹是如何生出来的。爸爸耐心地给小宝描绘道:"先生出头,再生出身子,最后是两条腿,懂了吗?""懂了,爸爸。然后你用螺丝把它们组装起来,对吧!"

岐伯曰：皆生于五藏也。夫心藏神，肺藏气，肝藏血，脾藏肉，肾藏志，而此成形。志意通，内连骨髓，而成身形五藏。五藏之道，皆出于经隧，以行血气，血气不和，百病乃变化而生，是故守经隧焉。

(二) 考点说明　本段论述了五有余、五不足及调经的重要性。容易出名词解释、填空题及论述题。

(三) 名词解释　守经隧：守，防守保卫之意，引申为保持。经隧，指经脉。守经隧，即保持经脉的通畅。

(四) 理论分析

1. 经络的作用及"守经隧"的意义：经络运行人身气血，调节机体阴阳，使体内脏腑与五官九窍、皮肉筋骨相互配合，协调一致，构成一个有机的整体。可见经络既是人体组织结构的重要组成部分，又是维持人体脏腑组织器官生理活动不可缺少的信息系统，还是气血运行的重要径路，故经络在人体整个生命活动中发挥着极为重要的作用。

2. 《内经》论经脉的作用，主要有以下三个方面

(1) 运行气血，防御外邪。人体五脏六腑，形体官窍进行正常的生理活动，离不开气血的濡润和滋养，而气血必须通过经络的输注，才能通达全身，经络把气血输注到全身各处，发挥其营养脏腑组织、维持生命活动的重要作用。经络既是运行气血的通路，还是邪气入侵的途径，故外邪入侵，通过经络布散，可由表及里，由浅入深，累及脏腑，产生各种疾病。所以经脉的功能正常，经气和利，气血调畅，脏腑组织得养，则能抵御外邪的入侵。

(2) 内属脏腑，外连肢体官窍。人体经络贯穿于内脏和体表之间，如《灵枢·经脉》记载了十二正经的循行，指出每一条经脉都络属相应的脏腑，从而构成脏腑之间的表里关系。脏腑与外周肢节、五官九窍的联系，也主要通过十二经脉的联络作用来实现。

(3) 协调阴阳，调理虚实。疾病的产生，多由于"血气不和"所致，而气血必由经脉而输布周身，当经脉中气血偏盛或不足时，首先可导致经气偏盛偏衰，同时经气的盛衰，又可累及相关脏腑，导致该脏腑功能失常，产生或实或虚的证候。此外，由于多种病因的复杂作用，还可以出现人体一部分经气偏虚的虚实错杂的病理状态。通过调理经脉，补虚泻实，令气血调畅，五脏安定，阴阳才能恢复协调平衡状态。由于经络有运行气血，联络脏腑组织，以及协调阴阳，调理虚实，防御外邪的重要作用，故《灵枢·经脉》强调："经脉者，所以能决死生，处百病，调虚实，不可不通"，此即原文"守经隧"的意义所在。

(一) 重点经文

1. 帝曰：神有余不足何如？岐伯曰：神有余则笑不休，神不足则悲，血气未并，五藏安定，邪客于形，洒淅起于毫毛，未入于经络也，故命曰神之微。帝曰：补泻奈何？岐伯曰：神有余，则泻其小络之血，出血，勿之深斥，无中其大经，神气乃平。神不足者，视其虚络，按而致之，刺而利之，无出其血，无泄其气，以通其经，神气乃平。帝曰：刺微奈何？岐伯曰：按摩勿释，著针勿斥，移气于不足，神气乃得复。

2. 帝曰：善。气有余不足奈何？岐伯曰：气有余则喘咳上气，不足则息利少气。血气未并，五藏安定，皮肤微病，命曰白气微泄。帝曰：补泻奈何？岐伯曰：气有余，则泻其经隧，无伤其经，无出其血，无泄其气。不足，则补其经隧，无出其气。帝曰：刺微奈何？岐伯曰：按摩勿释，出针视之，曰我将深之，适人必革，精气自伏，邪气散乱，无所休息，气泄腠理，真气乃相得。

(一)重点经文

3. 帝曰:善。血有余不足奈何? 岐伯曰:血有余则怒,不足则恐。血气未并,五藏安定,孙络外溢,则络有留血。帝曰:补泻奈何? 岐伯曰:血有余,则泻其盛经,出其血。不足,则视其虚经,内针其脉中,久留而视,脉大,疾出其针,无令血泄。帝曰:刺留血奈何? 岐伯曰:视其血络,刺出其血,无令恶血得入于经,以成其疾。

4. 帝曰:善。形有余不足奈何? 岐伯曰:形有余则腹胀,泾溲不利,不足则四支不用。血气未并,五藏安定,肌肉蠕动,命曰微风。帝曰:补泻奈何? 岐伯曰:形有余则泻其阳经,不足则补其阳络。帝曰:刺微奈何? 岐伯曰:取分肉间,无中其经,无伤其络,卫气得复,邪气乃索。

5. 帝曰:善。志有余不足奈何? 岐伯曰:志有余则腹胀飧泄,不足则厥。血气未并,五藏安定,骨节有动。帝曰:补泻奈何? 岐伯曰:志有余则泻然筋血者,不足则补其复溜。帝曰:刺未并奈何? 岐伯曰:即取之,无中其经,邪所乃能立虚。

(二)考点说明 本段主要论述了五脏虚实及其微病的证治,强调虚则补之,实则泻之,微则调之的基本治疗法则。容易出选择题及论述题。

(三)名词解释
1. 血气未并:并,合并、偏聚。血气未并,指气血无偏盛偏衰之象。
2. 神之微:微,指表浅。神之微,指神的病变在肌表毫毛,未入经脉脏腑。
3. 白气微泄:肺主气,其色白,故以白气代称肺气。白气微泄,指肺气微虚。
4. 适人必革:革,变革。全句意为:持针伴言深刺,待病人精神状态发生改变,意志内守时才入针浅刺。

(四)理论分析 五脏虚实的病机:原文对"神、气、血、形、志"有余、不足的论述,实质上是讨论心、肺、肝、脾、肾五脏系统的虚实病证。虚实病证的形成,从本文"血气未并",为"神之微"推之,当为"血气已并"所致,其实者为气机阻滞,其虚者乃精气不足,具体病机则需结合脏腑气血阴阳盛衰和致病因素的影响进行分析。

1. 神病:心藏神,主神明,心病则神志失常,喜笑不休或悲。此为心之虚实病证举例。伤及神会出现情感异常的表现。心气虚实在临床上常见有心经火盛,或痰火扰心,神不安舍及营阴不足,心神失常,神气涣散不收等证候。

2. 气病:肺藏气,司呼吸,肺病则呼吸异常,喘咳上气和息利少气。此为肺之虚实病证举例。肺气虚实在临床上常见邪壅于上,影响肺之宣降,致肺气上逆,发为喘咳。或肺伤气虚,呼吸无力等病证。

3. 血病:肝藏血,主疏泄,肝病则情志失常,易怒或恐。此为肝主疏泄功能失常在情志方面的表现。肝气抑郁不伸故多怒,怒复激动肝气肝火,二者互为因果。临床以肝火上炎,肝阳上亢易见多怒;肝气不足,疏泄失职,气机不畅,或肝虚及肾,子盗母气易见善恐。

4. 形病:脾藏营,主肌肉,充形体,脾病则运化失常,形体四肢失养。腹胀泾溲不利和四肢不用均为脾之虚实病例举例。临床常见邪气滞脾,运化失司,气机不利,而腹胀不通,或脾虚不运,水谷精气不足,四肢失养而肢体痿弱不用。

5. 志病:肾藏志,主水,志为肾之神而寄居于精,腹胀、飧泄和厥,是肾之虚实病证举例。临床常见肾精气不足,导致阴阳失调,甚至逆乱而发生厥病;或肾脏受邪,关门不利,水液艇聚,而发生飧泄、腹部胀满等病证。

【按图索骥】老王看了电视广告,去商店买自行车。但他发现商店里所有的自行车都没有前灯。老王问:"广告里的车上不是有前灯吗?"营业员说:"广告里车上还有个漂亮姑娘呢。"

三

(一) 重点经文 帝曰:善。余已闻虚实之形,不知其何以生。岐伯曰:气血以并,阴阳相倾,气乱于卫,气逆于经,血气离居,一实一虚。血并于阴,气并于阳,故为惊狂。血并于阳,气并于阴,乃为炅中。血并于上,气并于下,心烦惋善怒。血并于下,气并于上,乱而喜忘。帝曰:血并于阴,气并于阳,如是血气离居,何者为实?何者为虚?岐伯曰:血气者,喜温而恶寒,寒则泣不能流,温则消而去之,是故气之所并为血虚,血之所并为气虚。帝曰:人之所有者,血与气耳。今夫子乃言血并为虚,气并为虚,是无实乎?岐伯曰:有者为实,无者为虚,故气并则无血,血并则无气,今血与气相失,故为虚焉。络之与孙脉俱输于经,血与气并,则为实焉。血之与气,并走于上,则为大厥,厥则暴死,气复反则生,不反则死。

(二) 考点说明 本段指出人身最重要的是血与气,只有气血调和才能保持健康。若气血不和则形成疾病。容易出名词解释,填空题和简答题。

(三) 名词解释
1. 气血以并,阴阳相倾:并,合并,引申为偏盛。倾,倾陷,倾斜,此指失调。全句指人体气血阴阳出现偏盛偏衰的病理。如气并于血,则气实而血虚;血并于气,则血实而气虚。
2. 气乱于卫,血逆于经:卫属气,气乱于卫,故为气实。经行血,血逆于经,故为血实。
3. 血气离居,一实一虚:气血运行失调,不循常道而逆乱,即可产生血虚气实或气虚血实的病理。
4. 血并于阴,气并于阳,故为惊狂:血属阴,气属阳。血并于阴则阴盛,"重阴则颠";气并于阳则阳盛,"重阳则狂"。
5. 血并于阳,气并于阴,乃为炅中:炅,热之义。炅中,即热中,指热盛于里。血并于阳,则阴虚而生内热矣。气并于阴,则阳气内盛而为热中矣。六版教材认为,血并于阳则表寒,气并于阴则里热。
6. 血并于上,气并于下,心烦惋善怒:上下,指心肝。惋,音义同闷。血为阴,并于上部,则心火为阴所蔽,故烦惋。气为阳,并于下部,则肝木为阳所炙,故为善怒。
7. 血并于下,气并于上,乱而喜忘:血并于下则阴气不升,气并于上,则阳气不降,阴阳离散,故神乱而喜忘。
8. 大厥:指突然昏倒,不省人事的昏厥证。

(四) 理论分析 虚实的病机;关于虚实的病机,《内经》从两方面阐释

(1) 从邪正盛衰立论。邪正相搏贯穿疾病的全过程,邪正双方力量对比的消长胜衰变化,可致机体表现出或实或虚的病理状态,如《素问·通评虚实论》云"邪气盛则实,精气夺则虚"。在邪正相搏过程中,邪气亢盛,而正气未衰的病理状态为实,由此表现出的证候为实证。若以正气不足为矛盾主要方面,而邪气也不胜的病理状态为虚,由此表现出的证候为虚证。

(2) 从气血逆乱,阴阳失衡立论。本篇从人体阴阳气血分布和运行的常变,探讨虚实病证产生的机理。认为虚实的产生,主要是由于"气血以并,阴阳相倾"而致。其虚实病机均不外"有者为实,无者为虚"的道理。其"有者""无者",系指气血的偏盛偏衰而言,即"气并"或"血并"于某处,该部位即为"实";反之,血或气离散于某处,该处即为"虚"。

四

(一) **重点经文** 帝曰:经言阳虚则外寒,阴虚则内热,阳盛则外热,阴盛则内寒,余已闻之矣,不知其所由然也。岐伯曰:阳受气于上焦,以温皮肤分肉之间,今寒气在外,则上焦不通,上焦不通则寒气独留于外,故寒栗。帝曰:阴虚生内热奈何?岐伯曰:有所劳倦,形气衰少,谷气不盛,上焦不行,下脘不通,胃气热,热气熏胸中,故内热。帝曰:阳盛生外热奈何?岐伯曰:上焦不通利,则皮肤致密,腠理闭塞,玄府不通,卫气不得泄越,故外热。帝曰:阴盛生内寒奈何?岐伯曰:厥气上逆,寒气积于胸中而不泻,不泻则温气去,寒独留,则血凝泣,凝则脉不通,其脉盛大以涩,故中寒。

(二) **考点说明** 本段阐述了"阳虚则外寒,阴虚则内热,阳盛则外热,阴盛则内寒"的机理。但本段所述与后世所说"阳虚则寒""阴虚则热""阳盛则热""阴盛则寒"在概念及病机上有所区别。容易出填空题、原文阐释及论述题。

(三) **原文阐释** 卫阳来自上焦,功能温养皮肤和分肉,寒邪外袭,则卫阳不能宣发,寒气独留在体表,发为寒战栗,即所谓"阳虚则外寒"。劳倦伤脾,脾胃不运,水谷精气不能充盛,使上焦不宣、下焦不通,水谷之气郁滞生热,上熏胸中而发热,即所谓"阴虚生内热"。寒邪外束,上焦不通,汗孔、腠理闭塞,卫气不能宣发布散,出现发热,即所谓"阳盛生外热"。中下焦寒气上逆,积于胸中,阳伤而寒留,血脉凝涩不通,因而脉象盛大而涩滞,即所谓"阴盛生内寒"。

(四) **理论分析**

1. **阴阳虚实致内外寒热的机理**

(1) 阳虚则外寒。本文所论"阳虚则外寒",是由寒邪侵袭人体,阻遏卫气,令卫气不能温煦肌表,寒邪独留不去而产生外寒。此"寒"并非虚寒,实为外感寒邪早期出现的恶寒症状。因此,"阳虚则外寒"是指外感表证中恶寒症状产生的机理。而后世临床常说的"阳虚则寒",是指阳气不足,不能温煦肌表,而出现的畏寒。由于阳气亏虚,机能减退,产热不足,故出现畏寒肢冷等虚寒证候。

(2) 阴虚生内热。本文所论"阴虚则内热",是指劳倦过度,脾气受损,从而使升清降浊功能受到影响,清阳不升,浊阴不降,谷气稽留而化热,上熏于胸膈之间,而产生内热。此种内热,实际是脾气虚发热,因脾属阴故称阴虚。李东垣所说的"气虚发热"即此而言。而后世临床常说的"阴虚发热",是指阴气不足,濡养滋润功能减退,阴不制阳,虚火内生之发热。

(3) 阳盛生外热。本文所论"阳盛生外热",是指寒邪外束肌表,致上焦不通,腠理闭塞,卫气不能透达于表,郁而为热。而后世临床常说的"阳盛则热"包括里热证和表热证的发热,主要由阳邪亢盛,机能亢奋,邪正相搏激烈所致。

(4) 阴盛则内寒。本文所论"阴盛则内寒",是指阴寒之邪内盛,上逆而积于胸中,致使血脉凝滞,损伤心肺阳气,以致出现内寒。此内寒虽属于阳虚阴寒之邪过盛所致,但其寒气局限于胸中。后世临床常说的"阴盛则寒",泛指一切脏腑之寒证,治宜温中散寒。

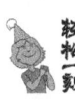

【**无货就便宜**】一顾客走进小饭馆,问:"您的包子怎么卖?""两块五一斤。"老板回答。"哟,怎么街口的那家只卖一块五一斤呢?""那您为什么不买那家的呢?""那里已经卖光了。""当我卖光的时候,我可以只卖它两毛钱一斤。"

(四)理论分析

2.甘温除热的临床意义
- (1) 脾胃气虚导致清气不升,浊阴不降,清浊相干,谷气不行,混于胃中,郁而生热,这是"胃病而生大热"的缘由。
- (2) 由于脾胃气虚,元气不足导致了阴火上冲,阴火伤其生发之气,日渐煎熬,导致了血虚,血虚则气无所附,引起虚阳亢奋而外浮发热。
- (3) 脾胃之气下流,谷气不升,无阳以护其荣卫,荣卫不和则不任风寒,乃生寒热。

除第三种情况有外邪挟杂所谓不任风寒而有表证外,其余两种情况均属里证,而此三者又均与元气不足有关。对气虚发热证的治疗,东垣认为宜遵《内经》"劳者温之,损者温(益)之"之旨,唯以辛甘温之剂,补其中而生其阳,甘寒以泻其火则愈,故创立补中益气汤,开甘温除大热之先河。后世医家宗其义而用之,多获良效。

第五节　素问·至真要大论

(一)重点经文　帝曰:善。夫百病之生也,皆生于风寒暑湿燥火,以之化之变也。经言盛者泻之,虚者补之。余锡以方士,而方士用之尚未能十全,余欲令要道必行,桴鼓相应,犹拔刺雪污,工巧神圣,可得闻乎? 岐伯曰:审察病机,无失气宜,此之谓也。

(二)考点说明　本段主要讲述了疾病的基本病因及治则。容易出名词解释及填空题。

(三)名词解释
1. 之化之变:化,指化生,气化,是有六气推移产生的正常作用。变,即变动,是六气互为胜负而产生的变动。本句意指风寒暑湿燥火的化生和变异。
2. 病机:机,机要、关键。病机,指疾病发生发展的关键所在。
3. 无失气宜:气宜,六气主时之所宜。无失气宜,即审查病机要从六气主时出发,治疗也不要违背这一规律。

(一)重点经文　帝曰:愿闻病机何如? 岐伯曰:诸风掉眩,皆属于肝。诸寒收引,皆属于肾。诸气膹郁,皆属于肺。诸湿肿满,皆属于脾。诸热瞀瘛,皆属于火。诸痛痒疮,皆属于心。诸厥固泄,皆属于下。诸痿喘呕,皆属于上。诸禁鼓栗,如丧神守,皆属于火。诸痉项强,皆属于湿。诸逆冲上,皆属于火。诸胀腹大,皆属于热。诸躁狂越,皆属于火。诸暴强直,皆属于风。诸病有声,鼓之如鼓,皆属于热。诸病胕肿,疼酸惊骇,皆属于火。诸转反戾,水液浑浊,皆属于热。诸病水液,澄澈清冷,皆属于寒。诸呕吐酸,暴注下迫,皆属于热。故《大要》曰:谨守病机,各司其属,有者求之,无者求之,盛者责之,虚者责之,必先五胜,疏其血气,令其调达,而致和平。此之谓也。

(二)考点说明　本段所论即"病机十九条"。它是以五运六气属性、发病特点及其与内脏相应的理论为基础,对五运六气所致主要病证之病机进行的概括和总结。本段非常重要,各个题型都常考。

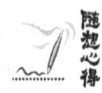

(三)名词解释
1. 诸气膹(fēn 愤)郁,皆属于肺:肺主气,司呼吸,咳喘、胸闷之症乃呼吸病候,故属于肺。
2. 瞀(mào 茂)瘛:瞀,头目昏蒙,神志昏糊。瘛,肢体抽搐。
3. 厥固泄:厥,指寒厥、热厥等证。固,二便不通。泄,二便泄利不禁。
4. 诸禁鼓慄,如丧神守,皆属于火:吴崑注:"禁区与噤同,咬牙也。鼓颔也。慄,战也。神能御形,谓之神守。禁鼓慄则神不能御形,如丧其神守矣,乃烈焰鼓风之象,其属于火也明矣。"
5. 诸病有声:指肠鸣、嗳气之类发出声响的病证。
6. 鼓之如鼓:指叩击腹部如打鼓之声,即腹胀、肠鸣之证。
7. 诸病胕肿,疼酸惊骇,皆属于火:指火郁所致之皮肤肌肉的痈肿,木火炽盛所致之筋骨酸痛及火升神动之惊骇证。胕,同"腐"。胕肿,即痈肿。
8. 转反戾:俱为筋脉痉挛之象。转,扭转。反,角弓反张。戾,身体曲而不直。
9. 有者求之,无者求之:求,探求、辨识。有者求之,指有外邪者,当求其外感何邪。无者求之,指无外邪者,当求其内伤何因。六版教材认为:辨别症状与病机间的对应关系,并推求为有此症此机或无此症此机的道理,以最终确认病机的归属。
10. 胜者责之,虚者责之:责,追究、分析之意。谓分析病证虚实的机理。
11. 必先五胜:五,五运五行之气。胜,更胜。即必须首先掌握天之五气与人之五脏间的五行更胜关系。

(四)原文阐释　多种风病而见肢体动摇、头晕目眩,大都与肝病有关。多种寒病而出现的收缩引急,大都与肾病有关。多种气机郁滞而呼吸急迫、胸膺痞闷,大都与肺病有关。多种湿病出现的浮肿胀满,大都与脾病有关。多种热病而头目昏蒙不清、筋脉瘛疭,大都与火邪有关。多种疼痛、瘙痒、疮肿,大都与心病有关。多种昏逆、寒厥、热厥及二便不通或失禁的症候,大都属于下焦病变。多种痿证、喘息气逆、呕吐的症候,大都属于上焦病变。多种口噤不开、鼓颔战栗,不能自控如神明失主的病症,大都与火邪有关。多种筋脉拘急、口噤反张的痉病和颈项强直的症候,可由湿病所致。多种气机急迫上冲的症候,大都与火邪有关。多种胀满且腹部胀大的症候,大都与热邪有关。多种躁扰发狂、言语行动超越于常度的症候,大都与火邪有关。多种突然发生的肢体强直,大都与风邪有关。多种肠鸣有声、腹部叩之如鼓的症候,大都与热邪有关。多种肿胀溃烂、疼痛酸楚、惊骇不定的症候,大都与火邪有关。多种身扭转、背反张、身屈曲,排出液体浑浊的症候,大都与热邪有关。多种排泄液体清稀、淡薄、寒冷的证候,大都与寒邪有关。多种呕吐酸臭、急暴腹泻、里急后重的症候,大都与热邪有关。

(五)理论分析　1. 病机十九条
(1) 诸风掉眩,皆属于肝:肢体动摇不定和头目眩晕的病证,大都属于肝的病变。肝为风木之脏,其病多见风象。肝藏血,主一身之筋,开窍于目。若肝有病变,失于滋养,波及所合之筋、所主之目窍,就会见到肢体摇摆震颤、目眩头晕等症状。
(2) 诸寒收引,皆属于肾:身体蜷缩、四肢拘急不舒、关节屈伸不利的寒性病证,大都为肾的病变。肾为寒水之脏,主温煦蒸腾气化。若其功能虚衰,则失其温化之职,从而导致气血凝敛,筋脉失养,出现筋脉拘挛、关节屈伸不利等症状。

【腿与蛋】农场中一只猪与一只母鸡在谈慈善。猪说:"我很想有一个方法能帮助那些没有饭吃的穷人。"鸡说:"我们来合作,可以做一个火腿蛋来给他们吃。"猪摇头说:"你说得倒容易。你只是贡献一个副产品,而我却要不见了一条腿。"

(3) 诸气䐜郁,皆属于肺:呼吸喘促、胸部胀闷之类的气病,大都属于肺的病变。肺主气,司呼吸。故气之为病,首责于肺。肺之宣降失常,气壅于胸或上逆,则见呼吸喘息、胸中窒闷、痞塞不通等症状。

(4) 诸湿肿满,皆属于脾:浮肿和脘腹胀满之类的湿病,大都属于脾的病变。脾为湿土之脏,主运化水湿,主四肢,应于大腹。若脾失健运,水津失布,内聚中焦或泛溢肌肤,就会见到脘腹胀满、四肢浮肿等症状。

(5) 诸痛痒疮,皆属于心:疮疡及痛痒之类的火证,大都属于心的病变。疮疡,包括痈、疽、疖、疔、丹毒等,肿痛是其主要症状。心为阳脏,属火,主一身之血脉。若心火亢盛,火热郁炽于血脉,腐蚀局部肌肤,就会形成痈肿疮疡等证。

(以上5条,属五脏病机)

(6) 诸痿喘呕,皆属于上:痿证及喘、呕诸证,其病变部位大都在上部。肺位于上焦,为心之华盖,主宣发肃降,向全身敷布气血津液。正如《素问·痿论》所云:"五藏因肺热叶焦,发为痿躄"。上焦起于胃上口。胃主降浊。胃失和降,其气上逆则呕;肺失清肃,其气上逆则喘。

(7) 诸厥固泄,皆属于下:手足厥逆以及二便不通或二便泻利不禁之证,大都属于下部之病变。《素问·厥论》有云:"阳气衰于下则为寒厥,阴气衰于下则为热厥"。"下"指足部经脉。又《灵枢·本神》中说"肾气虚则厥"。可见"厥"与肾相关。"固"为二便不通,"泄"为二便泄利失禁。肾、膀胱、大肠皆位于下焦。肾主二阴,司二便。肾有病,波及于膀胱与大肠,则可致膀胱的气化功能、大肠的传导功能失调,而见二便不通或二便泻利不禁等证候。

(以上2条,属病位在上、下的病机)

(8) 诸热瞀瘈,皆属于火:高热、神昏、肢体抽搐之类的病证,大都属于火的病变。火为阳之极,火盛则身热。心藏神,主血脉,属火。火热扰心,蒙蔽心窍,则见神识昏蒙;火灼阴血,筋脉失养,则见肢体抽搐。

(9) 诸禁鼓栗,如丧神守,皆属于火:口噤、鼓颔、战栗,不能自控者,大都为火邪所致。火热郁闭,不得外达,阳盛格阴,则外现口噤、鼓颔、战栗等类似寒证的症状,且病人不能自控。此即真热假寒证。

(10) 诸逆冲上,皆属于火:呕、哕、咳喘等气逆上冲诸证,大都为火邪所致。火性炎上,扰动气机,则可引起脏腑气机向上冲逆,肺热气逆则见咳喘,胃热气逆则见呕哕。

(11) 诸躁狂越,皆属于火:神识狂乱、行为越礼、手足躁扰诸证,大都为火邪所致。心主神,属火。火性属阳,主动。火盛则扰乱心神,神志错乱,而见狂言骂詈,殴人毁物,行为失常;火盛于四肢,则烦躁不宁,甚则可见逾垣上屋。

(五)理论分析 1.病机十九条

(五)理论分析 { 1.病机十九条 {

(12)诸病胕肿,疼酸惊骇,皆属于火:皮肤肿胀疡溃、疼痛酸楚以及惊骇不宁等证,大都为火邪所致。"胕肿",在此当指"腐肿"。火热壅滞皮肉血脉,就会导致血瘀肉腐,患处红肿溃烂、疼痛或酸楚;火热内迫脏腑,扰及神明,就会出现惊骇不宁。

(13)诸胀腹大,皆属于热:腹部胀大诸证,大都为热邪所致。外感邪热入里,壅结胃肠,导致气机升降失常,热结腑实,则可见腹部胀满膨隆、疼痛拒按、大便难下等症。

(14)诸病有声,鼓之如鼓,皆属于热:腹中肠鸣有声、腹胀如鼓诸证,大都为热邪所致。无形之热壅滞胃肠,导致气机不利,传化迟滞,则见肠鸣有声、腹胀中空如鼓等症。

(15)诸转反戾,水液浑浊,皆属于热:转筋抽搐、腰背屈曲反张以及小便浑浊诸证,大都为热邪所致。热灼筋脉或热伤津血,导致筋脉失养,则见筋脉拘挛、扭转、身躯屈曲不直,甚至角弓反张等症。热盛煎熬津液,则涕、唾、痰、尿、带下等液体排泄物黄赤浑浊。

(16)诸呕吐酸,暴注下迫,皆属于热:呕吐吞酸、急暴腹泻以及里急后重诸证,大都为热邪所致。胆热犯胃,或食积化热,胃失和降而上逆,则见呕吐酸腐或吞酸。热走肠间,传化失常,则见腹泻。热性属阳,故其腹泻之特点多表现为暴泻如注,势如喷射。热邪杂合湿浊,热急湿缓,则见肛门灼热窘迫,里急后重,粪便秽臭。

(以上9条,属火热病机,其中属火之病机者5条、属热之病机者4条)

(17)诸暴强直,皆属于风:突然发作的筋脉强直、角弓反张等诸证,大都为风邪所致。风性主动,内通于肝。风邪内袭,伤肝及筋,则见颈项、躯干、四肢关节等拘急抽搐、强直不柔。病起急暴突然之特点为风性善行数变之反映。

(以上1条,属风之病机)

(18)诸病水液,澄澈清冷,皆属于寒:机体因病所致的液体排泄物澄澈稀薄清冷,如痰涎清稀、小便清长、大便稀薄、带下清冷、脓液稀淡无臭等,多因寒邪伤阳,阳虚,机体失于温化所致。

(以上1条,属寒之病机)

(19)诸痉项强,皆属于湿:发痉、项强诸证,大都为湿邪所致。湿为阴邪,其性黏滞,最易阻遏气机。气阻则津液不布,筋脉失于润养,进而导致筋脉拘急,而见项强不舒、屈颈困难甚至身体强直、角弓反张等症。

(以上1条,属湿之病机)

【座位】一个没有舞伴的小姐,坐在挤满了人的舞厅里的座位上,看到一个清秀的小伙子向她靠近,心中暗喜。"你要跳舞吗?"小伙子文雅地问她。"是的。"她低声回答。"好,那我可以坐你的座位吗?"

(五)理论分析

2. 病机分析法：本段先举19条具体病机为例，然后归纳数语，说明了病机辨识之法。其主要精神是从临床病象入手，结合藏象理论，来分析病象，辨识病变机理

(1) 谨守病机，各司其属：属，主属、本质之义。分析病变本质主属的方法，主要是根据藏象理论中五脏六气的特性、特点，运用类比方法，来辨识病象，探求其发生原因、病变部位与病变性质等。如肝为风木之脏，其病多化风，而风气又属阳、性动，故肢体动摇、头目眩晕等具有风象特点之病象产生的病机多属于肝。又如火邪属阳，其性炎上、急迫，有亢张、灼物、耗液等特点，故其致病多见高热，其伤神则神昏狂乱，其伤筋则拘挛抽搐，其伤血则生痈肿，病象多有向上冲逆而急暴的特点。

(2) 有者求之，无者求之：有此证、无彼证，均要探求其所以然，即对临床出现的症状，应当同中求异、异中求同、异同互证，最终确认其病机。如筋脉拘挛之症，病机有属肝、属肾，因风、因湿、因火热的不同，辨识病机之法，可从其兼证入手：属肝者多兼其他风证，如头目眩晕甚至昏厥等；属肾者多兼寒证，如手足厥冷、腹中冷痛等；因风者病情急暴，变幻多端；因湿者必兼口中黏腻、腹胀体重、便泻不畅等症。有此兼证而无彼兼证者乃此病机，无此兼证而有彼兼证者乃彼病机。

(3) 盛者责之，虚者责之：盛者，邪气有余；虚者，正气不足。此句是说虚实不仅是分析病象本质的所属内容，更是辨识病机的重要内容。如筋脉拘挛抽搐，病机虽同属于肝，但却有虚实之分：如外感病中期抽搐强劲，伴高热、神昏谵语，乃属于实证之热盛动风；后期肢体震颤，肌肉蠕动，伴低热神疲、体力衰竭，则属于虚风内动。

(4) 审察病机，无失气宜：审察病机时应注意季节气候对病机转归的影响。所谓"必先五胜"，就是要先确定天之五气与人之五脏之气的偏盛偏衰，之后，再全面分析自然环境与人体机体的整体联系。

3. 病机十九条对后世的影响：金元时代刘完素在《内经》病机十九条的基础上，以五运六气理论阐发六气都从火化的病机，扩大了病机十九条中火热证的范围。同时，他还提出了"诸涩枯涸，干劲皲揭，皆属于燥"的病机，从而补充了《内经》的病机理论。清代喻嘉言明确提出"秋燥论"，创制清燥救肺汤，使燥邪之病机趋于完善。

第六节　灵枢·百病始生

(一)重点经文　黄帝问于岐伯曰：夫百病之始生也，皆生于风雨寒暑，清湿喜怒，喜怒不节则伤藏，风雨则伤上，清湿则伤下，三部之气，所伤异类，愿闻其会。岐伯曰：三部之气各不同，或起于阴，或起于阳，请言其方。喜怒不节则伤藏，藏伤则病起于阴也；清湿袭虚，则病起于下；风雨袭虚，则病起于上，是

谓三部。至于其淫泆,不可胜数。

(二) 考点说明　本段论述了疾病的病因分类及其与发病部位的关系。容易出填空题及简答题。

(三) 名词解释
1. 三部之气:指伤于上部的风雨之邪,伤于下部的寒湿之气,以及伤于五脏的暴喜暴怒之气。
2. 淫泆:淫,浸淫;泆,溢也,含蔓延扩散之义。淫泆,言病邪逐步浸淫、传变、扩散。

(四) 理论分析　病因分类及其与发病部位的关系
1. 本段将致病因素分为三类:一是天之风雨寒暑,易伤及人体上部;二是地之清湿邪气,易伤及人体下部;三是喜怒不节,易伤内脏。邪气不同,伤人途径也不同。天地邪气伤人,由外在肌肤而入,故曰"起于阳";七情伤人,直接引起内在脏腑的气机变化,故曰"起于阴"。再者,虽然天地邪气致病均起于阳,但又有伤于上、伤于下的不同。风雨邪气伤人,初起多有以上半身症状为主的表证;清湿邪气伤人,多无明显的表证,而常见下半身肌肉筋脉的病变。
2. 将病因分为天、地、人三类,是《内经》一贯的学术思想。《素问·阴阳应象大论》中"天之邪气,感则害人五藏;水谷之寒热,感则害于六府;地之湿气,感则害皮肉筋脉"的论述,也是这种思想的反映。

(一) 重点经文　黄帝曰:余固不能数,故问先师,愿卒闻其道。岐伯曰:风雨寒热,不得虚,邪不能独伤人。卒然逢疾风暴雨而不病者,盖无虚,故邪不能独伤人。此必因虚邪之风,与其身形,两虚相得,乃客其形,两实相逢,众人肉坚,其中于虚邪也,因于天时,与其身形,参以虚实,大病乃成。气有定舍,因处为名,上下中外,分为三员。

(二) 考点说明　外感病的发病机理以及正气在发病中的作用。提出"两虚相得,乃客其形"的著名论断,深刻阐明了疾病发生机理,具有普遍意义。容易出名词解释,原文阐释及简答题。

(三) 名词解释
1. 两虚相得,乃客其形:两虚,即人体的正虚和自然界的虚邪。得,合也。客,此作侵入解。言邪气与正气虚弱两种情况相合,虚邪就会侵犯人体致病。
2. 两实相逢,众人肉坚:两实,指人体的正气充足和自然界的正常气候。肉坚,肌肉壮实,此指健康无病。
3. 参以虚实:参,合也。虚者,形虚也;实者,邪气盛实也。
4. 气有定舍,因处为名:气,邪气。定舍,停留之处。即根据邪气入侵后停留的部位命名疾病。

(四) 原文阐释　如无正气虚弱,单独的风雨寒热等外邪不能伤人;突然遇到疾风暴雨之类的严重邪气而未病,是因为正气不虚,因此邪气是不能单独伤人的。虚邪贼风与人体正气之虚,两虚相结合,邪气才能侵入人体为害。若气候正常,正气充实,多数人身体强壮而不发会病。外邪之所以能伤人发病,一方面是有天时不正之气,同时又逢形体衰弱,两相参合,于是发病。

(五) 理论分析　外感病的发病机理可从如下几方面理解
1. 外邪不遇正虚则不发病:"风雨寒热"等一般性致病因素,在正气不虚,抗病力强时,不会致病,所谓"邪不能独伤人"。
2. "两虚相得,乃客其形":发病必须有虚邪贼风侵袭的外部条件,还要有正气亏虚的内部条件,两者相合,外感疾病才会发生。
3. "两实相逢,众人肉坚":外有正常气候环境,内部正气旺盛,内外环境都不存在发病的条件,自然不会有外感病证发生。

【没有意志】丈夫:"结婚多年,我发现你是个意志薄弱的人。你觉得我怎么样?"妻子:"我觉得你根本没有意志。"

因此"两虚相得,乃客其形",是本段的关键,充分反映了《内经》外感发病的基本观点。在两虚之中,正虚是起主导作用的,在正气虚的前提下外邪才可能侵袭人体。这种重视内因的发病学观点在《内经》中还见于《素问·评热病论》"邪之所凑,其气必虚";《素问·刺法论》"正气存内,邪不可干";《素问·上古天真论》"虚邪贼风,避之有时,恬淡虚无,真气从之,精神内守,病安从来"等原文中,其主要精神就是突出正气在发病过程中的决定作用。这些理论有效地指导着中医学的预防、养生,以及早期治疗等临床实践。

(一) 重点经文　是故虚邪之中人也,始于皮肤,皮肤缓则腠理开,开则邪从毛发入,入则抵深,深则毛发立,毛发立则淅然,故皮肤痛。留而不去,则传舍于络脉,在络之时,痛于肌肉,其痛之时息,大经乃代。留而不去,传舍于经,在经之时,洒淅喜惊。留而不去,传舍于输,在输之时,六经不通,四支则支节痛,腰脊乃强。留而不去,传舍于伏冲之脉,在伏冲之时,体重身痛。留而不去,传舍于肠胃,在肠胃之时,贲响腹胀,多寒则肠鸣飧泄,食不化;多热则溏出糜。留而不去,传舍于肠胃之外,募原之间,留著于脉,稽留而不去,息而成积。或著孙脉,或著络脉,或著经脉,或著输脉,或著于伏冲之脉,或著于膂筋,或著于肠胃之募原,上连于缓筋,邪气淫泆,不可胜论。

(二) 考点说明　本段论述了外感虚邪贼风所致疾病的一般传变规律。容易出名词解释,选择题和简答题。

(三) 名词解释
1. 皮肤缓:缓者,不坚也,此指表虚。
2. 大经乃代:大经,指经脉。代,是替代。大经乃代,指原来邪气留存于络脉之处,现在病位已由经脉代替了,也即邪气进一步深入的意思。
3. 洒淅喜惊:洒淅,寒冷不安的样子,洒淅喜惊,指恶寒怕冷,精神惊恐不安貌。
4. 输脉:足太阳膀胱经脉。
5. 缓筋:循于腹内之筋,指足阳明之筋。

(四) 理论分析　外感虚邪贼风所致疾病的一般传变规律是:由表入里,由浅入深,最后发生"积"。在传变过程中,因邪气所在部位不同,症状也有所不同。论述外感病传变的规律,意义有二:

1. 传变过程不仅有早期、中期、晚期的含义,而且表明了部位的不同,对确立相应的治则治法具有指导意义。
2. 由于疾病的传变是由表入里,逐次加重的,故应及早治疗,防止其传变。

(一) 重点经文
1. 黄帝曰:积之始生,至其已成奈何? 岐伯曰:积之始生,得寒乃生,厥乃成积也。
2. 黄帝曰:其成积奈何? 岐伯曰:厥气生足悗,悗生胫寒,胫寒则血脉凝涩,血脉凝涩则寒气上入于肠胃,入于肠胃则䐜胀,䐜胀则肠外之汁沫迫聚不得散,日以成积。卒然多食饮,则肠满,起居不节,用力过度,则络脉伤,阳络伤则血外溢,血外溢则衄血;阴络伤则血内溢,血内溢则后血。肠胃之络伤,则血溢于肠外,肠外有寒,汁沫与血相搏,则并合凝聚不得散,而积成矣。卒然外中于寒,若内伤于忧怒,则气上逆,气上逆则六输不通,温气不行,凝血蕴裹而不散,津液涩渗,著而不去,而积皆成矣。

(二) 考点说明　本段主要讲述了积的病因病机。容易出名词解释及简答题。

(三) 名词解释
1. 厥乃成积:厥,厥逆。寒邪厥逆于上,气血郁滞不行,日久渐成积。
2. 肠外之汁沫迫聚不得散:汁沫,津液。迫聚,迫使其聚集。全句意谓寒邪上逆,迫使肠外的津液凝聚,形成痰湿。
3. 阳络、阴络:在上在表的络脉为阳络;在下在里的络脉为阴络。
4. 温气:阳气。

（四）理论分析　积的病因病机
1. 积的病因主要是寒邪外袭，七情不和，饮食失调，起居不节，用力过度等因素。"积之始生，得寒乃生"，明确指出寒邪是积证的首要原因。寒为阴邪，其性凝滞收引，而人身气血津液皆喜温而恶寒，寒则涩而不能流。寒邪久留不去，使气滞血瘀痰湿停留，日久成积。七情不和亦与积证有关，"卒然外中于寒，若内伤于忧怒，则气上逆"，可使内脏气机逆乱，营血、津液运行障碍，结聚日久而成积。暴饮暴食、寒温不适等损伤胃肠功能，是肠胃积证的主要原因。
2. 积的病机主要是寒凝、气滞、血瘀、津液凝涩，积聚而不散，日久而成。关于积的论述，在《内经》中还见于《灵枢·水胀》《灵枢·刺节真邪》等篇中，可互参。

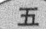

（一）重点经文　黄帝曰：其生于阴者，奈何？岐伯曰：忧思伤心；重寒伤肺；忿怒伤肝；醉以入房，汗出当风伤脾；用力过度，若入房汗出浴，则伤肾。此内外三部之所生病者也。黄帝曰：善。治之奈何？岐伯答曰：察其所痛，以知其应，有余不足，当补则补，当泻则泻，毋逆天时，是谓至治。

（二）考点说明　本段讲述了内伤五脏的病因。容易出名词解释及简答题。

（三）名词解释
1. 生于阴：指内伤五脏的病证。
2. 查其所痛，以知其应：痛，此指病候；应，相应病变脏器部位。言审查病候，以定病位。

（四）理论分析　内伤五脏的病因：七情太过、重寒、房劳、劳倦等因素均可造成五脏病变。根据原文举例，有以下两点启示：

(1) 脏病常有内外合邪所致。如重寒伤肺，正可以解释肺部病变的重要原因，这也是《内经》论述五脏病变时比较强调的一个方面，除了本篇所论，在《灵枢·邪气藏府病形》中亦有类似观点："愁忧恐惧则伤心；形寒寒饮则伤肺，以其两寒相感，中外皆伤，故气逆而上行；有所堕坠，恶血留内，若有所大怒，气上而不下，积于胁下，则伤肝；有所击仆，若醉入房，汗出当风，则伤脾；有所用力举重，若入房过度，汗出浴水，则伤肾"。

(2) 五脏病的致病原因各有其特点。如心肝之病多伤于精神情感失调，肺病多伤于寒邪，脾病多伤于饮食不节，肾病多伤于劳倦、房室。这些都为后世的脏腑辨证提供了依据。

第七节　灵枢·邪气藏府病形

（一）重点经文
1. 黄帝曰：阴之与阳也，异名同类，上下相会，经络之相贯，如环无端。邪之中人，或中于阴，或中于阳，上下左右，无有恒常，其故何也？岐伯曰：诸阳之会，皆在于面。中人也，方乘虚时，及新用力，若饮食汗出，腠理开而中于邪。中于面则下阳明，中于项则下太阳，中于颊则下少阳，其中于膺、背、两胁，亦中其经。黄帝曰：其中于阴奈何？岐伯答曰：中于阴者，常从臂胻始。夫臂与胻，其阴皮薄，其肉淖泽，四俱受于风，独伤其阴。
2. 黄帝曰：邪之中人藏奈何？岐伯曰：愁忧恐惧则伤心。形寒寒饮则伤肺，以其两寒相感，中外皆伤，故气逆而上行。有所堕坠，恶血留内，若有所大怒，气上而不下，积于胁下，则伤肝。有所击仆，若醉入房，汗出当风，则伤脾。有所用力举重，若入房过度，汗出浴水，则伤肾。

（二）考点说明　本段论病因分类及不同邪气所伤部位的差异。容易出名词解释及原文阐释。

【牙疼】小红："小明，你昨天为什么没来上课？"小明："我牙疼，到医院拔牙去了。"小红："你的牙现在还疼吗？"小明："那谁知道，那颗牙在牙科医生手里。"

(三)名词解释
1. 诸阳之会：诸阳，指手足三阳经；会，交会。
2. 愁忧恐惧则伤心：愁忧恐惧内起伤神，而神总统于心，故伤心。
3. 积于胁下，则伤肝：肝藏血，其志为怒，其经行胁下。恶血、逆气积于胁下，故伤肝。
4. 则伤脾：张介宾注："脾主肌肉，饮食击仆者，伤其肌肉。醉后入房，汗出当风者，因于酒食，故所伤皆在脾。"
5. 则伤肾：张介宾注："肾主精与骨，用力举重则伤骨，入房过度则伤精，汗出浴水，则水邪犯其本脏，故所伤在肾。"

(四)原文阐释
1. 阴经和阳经名称不同，但同属经络系统，它们上下会合，彼此联贯，如环无端。外邪伤人，部位常不固定。邪气伤人，往往乘虚。在劳累或食后出汗，乘腠理开泄而侵。手足三阳经均会于头面部，故邪气中于面部，就会下传至足阳明胃经；中于项部，就会下行至足太阳膀胱经；中于颊部，就会下行至足少阳胆经；若中于胸膺、脊背、两胁，也分别传注于所属的阳明、太阳、少阳经。邪侵阴经，常起于手臂或足胫。因为手臂和足胫的内侧，皮肤较薄，肌肉柔润。故同受外邪，阴经最易受伤。
2. 邪气伤脏的大致规律：心主神，愁忧恐惧等情志过激易伤心；肺恶寒，内外之寒易伤肺而发生肺气上逆；肝藏血，堕坠生瘀或大怒气郁多伤肝；脾主肉，受打击、跌倒或醉而入房、汗出当风可伤脾；肾藏精主骨，劳力、房事过度或汗出而浴会伤肾。

(五)理论分析　病因阴阳分类的意义：《内经》提出了病因阴阳分类法，指出风雨寒湿所侵，病生于阳；饮食居处阴阳喜怒所伤，病生于阴。由于阴主内、阳主外，所以常将此作为内外病因的分类方法，成为临床分外感、内伤病证的理论导源。外邪所伤，邪气先伤其外的肌肤，而后由表入里、由浅及深传变，最后伤及脏腑，病危难治；它的治疗原则是以祛邪为主，邪去则正安。内因所伤，始即脏腑气血，依脏腑气血间的阴阳五行之序传变，至脏腑败坏、气血衰竭而死；它的治疗原则是调节脏腑气血关系为主，各种功能和顺则病愈。因此，这种分类方法对于中医临床医学的发展有着重要价值和实践意义。此后，东汉张仲景《金匮要略》提出"千般疢难，不越三条"，宋代陈无择《三因极一病证方论》提出的内因、外因、不内外因的三因学说，追本溯源，都是在《内经》的基础上发展起来的。

第八节　素问·逆调论

一

(一)重点经文　黄帝问曰：人身非常温也，非常热也，为之热而烦满者何也？岐伯对曰：阴气少而阳气胜，故热而烦满也。帝曰：人身非衣寒也，中非有寒气也，寒从中生者何？岐伯曰：是人多痹气也，阳气少，阴气多，故身寒如从水中出。帝曰：人有四肢热，逢风寒如炙如火者何也？岐伯曰：是人者阴气虚，阳气盛。四肢者阳也，两阳相得，而阴气虚少，少水不能灭盛火，而阳独治，独治者不能生长也，独胜而止耳。逢风而如炙如火者，是人当肉烁也。帝曰：人有身寒，汤火不能热，厚衣不能温，然不冻栗，是为何病？岐伯曰：是人者，素肾气胜，以水为事，太阳气衰，肾脂枯不长，一水不能胜两火，肾者水也，而生于骨，肾不生则髓不能满，故寒甚至骨也。所以不能冻栗者，肝一阳也，心二阳也，肾孤藏也，一水不能胜二火，故不能冻栗，病名曰骨痹，是人当挛节也。

(二)考点说明　本段论阴阳偏衰的病理。容易出名词解释、原文阐释及论述题。

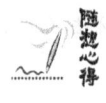

(三) 名词解释
1. 非常温、非常热：谓并非衣裳过厚而感到身体温热不适。
2. 烦满：烦闷不舒之意。满，同懑。
3. 阴气少而阳气胜：指阴阳失调，阴虚而阳气偏盛。
4. 中非有寒气：并非体内存有寒气而身形发冷。
5. 两阳相得：四肢属阳，风亦属阳，四肢热逢风，故曰两阳相得。相得，相合也。
6. 独治者不能生长：独治，此指阴虚至极，阳气独旺。独阳不生，独阴不长，今阳独治，故不能生长。
7. 肉烁：肌肉消瘦。烁，消烁。
8. 素肾气盛：指素体肾气强盛。素，此指体质。
9. 以水为事，太阳气衰，肾脂枯不长：谓其人从事水的作业，水寒伤太阳之气，阳衰阴不能独生，故肾脂枯不长。
10. 一水不能胜二火：肾主水，为一水孤脏；肝为阴中之阳，心为阳中之阳，为二火。本证乃阴气虚于内，浮阳盛于外，故称一水不能胜二火。

(四) 原文阐释　并非衣裳过厚而发热、烦闷者，是阴虚而阳盛之故。并非衣裳单薄，也非本有内寒而身形寒冷者，是阳虚阴胜不温之故。有四肢发热，遇风寒而热炽如火燎者，是由于素体阴虚阳盛，而四肢、风邪均属阳，两阳相得则阴愈虚、阳愈盛，水不胜火，独阳不能生长，所以出现遇风则四肢热如火燎，肌肉消瘦。有身寒入骨，虽热水、烤火、厚衣不能温，却无寒战者，是由于素体肾气盛，又工作于水湿环境，水寒伤太阳经气，肾精枯槁，骨髓空虚。然而，肝为一阳寄相火，心为二阳主君火，只有肾属阴，肾水不足，不能承制二火，所以虽寒冷也不寒战，病名叫骨痹，当出现关节拘挛。

(一) 重点经文　帝曰：人有逆气，不得卧而息有音者，有不得卧而息无音者，有起居如故而息有音者，有得卧行而喘者，有不得卧不能行而喘者，有不得卧，卧而喘者，皆何藏使然？愿闻其故。岐伯曰：不得卧而息有音者，是阳明之逆也，足三阳者下行，今逆而上行，故息有音也。阳明者，胃脉也，胃者六府之海，其气亦下行，阳明逆，不得从其道，故不得卧也。《下经》曰：胃不和则卧不安。此之谓也。夫起居如故而息有音者，此肺之络脉逆也。络脉不得随经上下，故留经而不行，络脉之病人也微，故起居如故而息有音也。夫不得卧，卧则喘者，是水气之客也；夫水者，循津液而流也，肾者水藏，主津液，主卧与喘也。帝曰：善。

(二) 考点说明　本段论气机失调的病机。容易出选择题及简答题。

(三) 名词解释
1. 不得卧："卧"有"躺""睡"二义，本篇皆取"躺"义。不得卧，此指不能舒适躺卧。
2. 息有音：呼吸喘促或有粗糙音。
3. 起居如故：指作息没有"不得卧不能行"等异常病状，和平时正常一样。
4. 得卧行而喘：得卧，此指能够平卧。行而喘，指行动则喘息气促。
5. 足三阳者下行：足之三阳经，皆起于头而下行至足，其气以下降为常为顺。
6. 络脉不得随经上下，故留经而不行：由于邪客于肺，肺中络脉之气不利，导致本经气血壅滞而不能宣散于外。
7. 夫水者，循津液而流：指水邪在体内总是沿着津液流行的道路而为害。
8. 肾者，水脏，主津液：《素问·水热穴论》云："肾者，牝藏也，地气上者属于肾，而生水液也。"肾属水合膀胱，有化气行水的功能，故称为水脏，主津液。
9. 主卧与喘也：肾为水病之本，肺为标，水寒射肺，故不得卧，卧则喘。

【沙子与皮大衣】"上星期，一粒沙子钻进了我妻子的眼睛，请医生用了三块钱。""那算得了什么，上星期，一件皮大衣进了我妻子的眼睛，我耗费了三千元。"

(四) 原文阐释 不能平卧而喘息有声，乃阳明气逆所致。这是因为足三阳经都由头至足下行，今经脉之气上逆，所以喘息有声。足阳明是胃脉，胃是五脏六腑之海，阳明之气以降为和，今阳明经气逆而不降，所以人不得安卧，正如《下经》所说："胃不和则卧不安"。生活起居如常而喘息有声者，是因为肺之络脉之气逆乱。络脉之气不能随经脉之气上下运行，则留滞于经脉而不能正常运行。然而，络病轻浅，所以病人起居如常而喘息有声。不能平卧、平卧则喘者，是水气内停，上迫于肺的缘故。水邪是按照津液循环的道路流动的，肾为水脏，主司水液，所以气喘不得平卧是肾的病变。

第九节 灵枢·顺气一日分为四时

(一) 重点经文 黄帝曰：夫百病之所始生者，必起于燥湿、寒暑、风雨、阴阳、喜怒、饮食、居处，气合而有形，得藏而有名，余知其然也。夫百病者，多以旦慧昼安，夕加夜甚，何也？岐伯曰：四时之气使然。黄帝曰：愿闻四时之气。岐伯曰：春生夏长，秋收冬藏，是气之常也，人亦应之，以一日分为四时，朝则为春，日中为夏，日入为秋，夜半为冬。朝则人气始生，病气衰，故旦慧；日中人气长，长则胜邪，故安；夕则人气始衰，邪气始生，故加；夜半人气入藏，邪气独居于身，故甚也。黄帝曰：其时有反者，何也？岐伯曰：是不应四时之气，藏独主其病者，是必以藏气之所不胜时者甚，以其所胜时者起也。

(二) 考点说明 本段论病证轻重变化与时间周期的关系。容易出名词解释及论述题。

(三) 名词解释
1. 旦慧昼安，夕加夜甚：慧，精神清爽。安，患者自我感觉安适。加，病情加重。甚，病情更重。
2. 夜半人气入藏，邪气独居于身，故甚：夜半阳气潜藏体内，邪气充斥于身形，正不胜邪，所以病人症状加重。
3. 脏独主其病：指病变脏气对病情的变化起着决定性的作用，而一日之内的阴阳消长对疾病的影响不明显。
4. 以脏气之所不胜时者甚，以其所胜时者起也：如果病变之脏的五行属性被所逢时日的五行属性所克，则病情加重；病变之脏的五行属性克制所逢时日的五行属性，则病情将会减轻。起，指病情向好的方向发展。

(四) 原文阐释 春生、夏长、秋收、冬藏，是四时气化的正常规律。一天如同四时，早晨即为春天，中午即为夏天，日入即为秋天，夜半即为冬天。人体与之相应，并影响症候的轻重：早晨，人体阳气象春气的生发，使病邪衰退，所以患者会感觉清爽；中午，人体阳气象夏气的盛长，盛就胜邪，所以患者趋于安和；傍晚，人体阳气象秋气的收敛，邪气开始旺盛，所以病情加重；夜半，人体阳气象冬气的闭藏，邪气独居体内，所以病势更加严重。内伤脏腑的病变则不同，其轻重节律与五脏所合时辰的五行生克有关，而受四时之气的影响较小：其病在脏气所不胜之时加重，在其所胜之时减轻。

(五) 理论分析 人体阳气随着自然界阳气的消长而变化：天人相应，人体阳气随着自然界阳气的消长而有相应盛衰，并影响人体正邪力量的对比，使疾病产生轻重不同的变化。大而一岁，小而一日，无不皆然。因而疾病大多有旦慧、昼安、夕加、夜甚的一般规律。

第十节 灵枢·贼风

(一) 重点经文 黄帝曰：夫子言贼风邪气之伤人也，令人病焉，今有其不离屏蔽，不出空穴之中，卒然病者，非不离贼风邪气，其故何也？岐伯曰：此皆尝有所伤于湿气，藏于血脉之中，分肉之间，久留而不去。若有所堕坠，恶血在内而不去，卒然喜怒不节，饮食不适，寒温不时，腠理闭而不通。其开而遇风寒，则血气凝结，与故邪相袭，则为寒痹。其有热则汗出，汗出则受风，虽不遇贼风邪气，必有因加而发焉。

（二）考点说明　本段以寒痹为例，论述了故邪因加而发的机理。容易出名词解释。

（三）名词解释
1. 堕坠：即从高处跌下，此处泛指跌打闪挫。
2. 恶血：有害于人体的血，即今之所言“瘀血”。
3. 与故邪相袭：故邪，指原来存在于人体内的邪气。袭，合也。与故邪相袭，是言风寒之邪与体内的湿气、恶血等故邪相结合而伤害人体。
4. 因加而发：谓因于故而加以新也，新故合邪，故病发。

二

（一）重点经文
1. 黄帝曰：今夫子之所言者，皆病人之所自知也。其毋所遇邪气，又毋怵惕之所志，卒然而病者，其故何也？唯有因鬼神之事乎？岐伯曰：此亦有故邪留而未发，因而志有所恶，及有所慕，血气内乱，两气相搏。其所从来者微，视之不见，听而不闻，故似鬼神。
2. 黄帝曰：其祝而已者，其故何也？岐伯曰：先巫者，因知百病之胜，先知其病之所从生者，可祝而已也。

（二）考点说明　本段论述故邪加情志因素致病的病理和病变特点以及祝由疗病的前提条件。容易出名词解释及简答题。

（三）名词解释
1. 祝：即祝由，指上古时代通过祝说患者缘由，并给予安慰和暗示，来治疗某些疾病的一种精神疗法。
2. 先巫者，……可祝而已也：古时的巫医，他们懂得一些疾病的治疗原则，又事先了解到病人发病的原因，所以，当遇到一些可用精神疗法的疾病时，他们就采用祝由的方法，有时病亦能治愈。

（四）理论分析　祝由疗法：古代祝由疗法，实际是以言语开导暗示为主的心理疗法。通过祝说发病的原由，转移患者的精神，以达到调整病人的气机，使精神得以内守的治病方法。“祝由”虽曾被宣扬迷信鬼神的巫医所利用，但是按医学心理学的观点分析，其中不乏科学成分。本篇说：“其祝而已者，其故何也？岐伯曰：先巫者，因知百病之胜，先知其病之所从生者，可祝而已也。”这就是说，祝由之所以能愈病，不仅要求施术者掌握一定的医学知识，而且必须了解患者发病的原因，然后才能采用胜以制之的恰当方法进行治疗。

祝由一般适用于精神情志因素引起的一些病证。

第十一节　灵枢·五变

（一）重点经文
1. 黄帝曰：一时遇风，同时得病，其病各异，愿闻其故。少俞曰：善乎哉问！请论以比匠人。匠人磨斧斤，砺刀削， 材木。木之阴阳，尚有坚脆，坚者不入，脆者皮弛，至其交节，而缺斤斧焉。夫一木之中，坚脆不同，坚者则刚，脆者易伤，况其材木之不同，皮之厚薄，汁之多少，而各异耶？夫木之蚤花先生叶者，遇春霜烈风，则花落而叶萎；久曝大旱，则脆木薄皮者，枝条汁少而叶萎；久阴淫雨，则薄皮多汁者，皮溃而漉；卒风暴起，则刚脆之木，枝折杌伤；秋霜疾风，则刚脆之木，根摇而叶落。凡此五者，各有所伤，况于人乎？
2. 黄帝曰：以人应木奈何？少俞答曰：木之所伤也，皆伤其枝，枝之刚脆而坚，未成伤也。人之有常病也，亦因其骨节、皮肤、腠理之不坚固者，邪之所舍也，故常为病也。

【生日问题】孩子：“妈妈，我什么时候过生日？”妈妈：“六月十五日。”孩子：“那你呢？”妈妈：“六月十日。”孩子：“怎么，你只用了五天就把我生下来啦?!”

（二）考点说明　本段重点论述了体质强弱与抗病能力的关系。

（三）理论分析　体质是机体在功能、形态、结构上相对稳定的特殊性，在生理上表现为个体的生理反应的特性，在病理上则表现为个体发病的倾向性。本段以材木质地不同，因而伤有难易为喻，说明人的体质有强弱之别，受邪抗病的能力也有不同。树木质脆者易伤，人之质弱者易病，故人是否发病，与体质强弱有密切关系。体质不同，发病各异，体现了体质在发病和病变过程中的重要作用，并得出"人之有常病也，亦因其骨节、皮肤、腠理之不坚固者，邪之所舍也，故常为病也"的结论。

测试与考研栏——驰骋考研战场，成就高分能手

一、选择题

1. 《素问·生气通天论》"汗，烦则喘喝，静而多言"是因为
   A. 湿邪困表　　　　B. 暑热熏蒸
   C. 寒邪束表　　　　D. 风邪袭表
   E. 湿热蕴蒸　　　（长春中医药大学）

2. 《素问·生气通天论》指出"汗出见湿"所生之病是
   A. 水肿　　　　　　B. 痤痱
   C. 胕胀　　　　　　D. 皶
   E. 偏枯　　　　　（北京中医药大学）

3. 据《素问·生气通天论》，薄厥的主要病机是
   A. 阴虚阳亢　　　　B. 气血上冲
   C. 风中经络　　　　D. 痰迷心窍
   E. 热闭心包　　　（湖南中医药大学）

4. 据《素问·生气通天论》，下列除哪项外，均是阳气开合失常，寒气入侵所致的病证
   A. 大偻　　　　　　B. 痈肿
   C. 皶　　　　　　　D. 瘘
   E. 行痹　　　　　（北京中医药大学）

5. 据《素问·生气通天论》，下列除哪项外，均是阴阳不能固密，感受四时邪气所致的病证
   A. 洞泄　　　　　　B. 痿厥
   C. 痈肿　　　　　　D. 温病
   E. 痎疟　　　　　（北京中医药大学）

6. 据《素问·玉机真藏论篇》，"肝受气于心，传之于脾，气舍于肾，至（　　）而死"
   A. 心　　　　　　　B. 肝
   C. 脾　　　　　　　D. 肺
   E. 肾　　　　　　（北京中医药大学）

7. 根据《素问·举痛论》，以下哪种情志因素对人体气机的影响是错误的
   A. 怒则气上　　　　B. 喜则气缓
   C. 悲则气消　　　　D. 恐则气下
   E. 惊则气耗
   （北京中医药大学）

8. 根据《素问·举痛论》，以下哪一个是引起"气消"的原因
   A. 怒　　　　　　　B. 喜
   C. 思　　　　　　　D. 悲
   E. 恐　　　　　　（北京中医药大学）

9. 根据《素问·举痛论》原文，六淫中寒邪的致病特点是
   A. 气散　　　　　　B. 气结
   C. 气收　　　　　　D. 气泄
   E. 气耗　　　　　（北京中医药大学）

10. 根据《素问·举痛论》原文，引起"呕血及飧泄"的原因是
    A. 寒　　　　　　　B. 怒
    C. 思　　　　　　　D. 劳
    E. 热　　　　　　（北京中医药大学）

11. 《素问·调经论》"阳虚则外寒"实指现在临床上的
    A. 内阳虚外寒束　　B. 表证恶寒
    C. 阳虚畏寒　　　　D. 阳盛格阴
    E. 阳虚肢厥　　　（北京中医药大学）

12. 在《素问·调经论》的病因归类中，属性为阳者是
    A. 风雨寒暑　　　　B. 饮食不节
    C. 起居失宜　　　　D. 喜怒不节

E. 房事过度 （北京中医药大学）

13. 《素问·调经论》"大厥"病机是
    A. 血并于上，气并于下
    B. 血并于下，气并于上
    C. 血之与气并走于上
    D. 血之与气并走于下
    E. 气乱于卫，血逆于经 （北京中医药大学）

14. 在下列病证中，属于《素问·调经论》"志病"的是
    A. 喜忘其前言　　B. 惊骇
    C. 悲　　　　　D. 恐
    E. 腹胀飧泄 （北京中医药大学）

15. 《素问·调经论》"夫邪之生也，或生于阴，或生于阳"，这里阴、阳的本义是
    A. 脏腑与体表
    B. 阴经与阳经
    C. 内伤与外感
    D. 有形之血与无形之气
    E. 卫气与营气 （北京中医药大学）

16. 据《素问·至真要大论》"皆属于上"的原文是
    A. 诸痿喘呕　　B. 诸厥固泄
    C. 诸胀腹大　　D. 诸躁狂越
    E. 诸痛痒疮 （长春中医药大学）

17. 《素问·至真要大论》认为，"诸寒收引，皆属于肾"，其肾指
    A. 肾阳虚　　　B. 肾阴虚
    C. 肾气虚　　　D. 肾不藏精
    E. 肾不主水 （北京中医药大学）

18. 根据《素问·至真要大论》认为，"诸风掉眩"者，病多属
    A. 肝　　　　　B. 心
    C. 脾　　　　　D. 肺
    E. 肾 （湖南中医药大学）

19. 据《灵枢·百病始生》"三部之气，所伤异类"的观点，"清湿"所伤的部位是
    A. 下部　　　　B. 上部
    C. 五脏　　　　D. 跌仆
    E. 劳伤 （长春中医药大学）

20. 《灵枢·百病始生》所言形成积证的病因，除下列哪项外均是
    A. 外感寒邪　　B. 起居失调
    C. 饮食不节　　D. 过度恐惧
    E. 用力过度 （北京中医药大学）

21. 据《灵枢·百病始生》"三部之气，所伤异类"的观点，"喜怒"所伤的部位是
    A. 上部　　　　B. 下部
    C. 经脉　　　　D. 络脉
    E. 五脏 （长春中医药大学）

22. "两虚相得，乃客其形"此语出自
    A. 《本神》　　　B. 《营卫生会》
    C. 《百病始生》　D. 《上古天真论》
    E. 《生气通天论》 （湖南中医药大学）

23. 《灵枢·百病始生》"两虚相得，乃客其形"的"两虚"是指
    A. 正气与虚邪　B. 胃气虚与虚邪
    C. 表里两虚　　D. 阴阳两虚
    E. 气血两虚 （湖南中医药大学）

24. 《素问·逆调论》中认为"人身非衣寒也"的产生机理是
    A. 阴寒内盛　　B. 寒邪直中
    C. 寒邪束表　　D. 阳虚阴盛
    E. 阳虚失温 （北京中医药大学）

25. 《素问·生气通天论》云"因于气为肿"，高士宗释此气为
    A. 风气　　　　B. 寒气
    C. 湿气　　　　D. 水气
    E. 阳气 （湖南中医药大学）

26. 《素问·生气通天论》云"精则养神，柔则养筋"，此"精"字之义是
    A. 精微　　　　B. 精气
    C. 精粹　　　　D. 清爽
    E. 精强 （湖南中医药大学）

27. 《素问·生气通天论》"精则养神，柔则养筋"，在原文中是指什么功能
    A. 阴精　　　　B. 阳气
    C. 津液　　　　D. 气血

【您是医生吗？】一个病人到医院看病。当医生看完病，开出药方时，病人拿在手里看了看，问："您是大夫吗？""您有什么疑问吗？""您写的字我怎么都看得懂？"

E. 经脉　　　　　　（湖南中医药大学）
28.《素问·生气通天论》"骨气以精",此"精"字的含义为
　　A. 阴精　　　　　　B. 精强
　　C. 眼神　　　　　　D. 清爽
　　E. 精气　　　　　　（湖南中医药大学）
29.《灵枢·百病始生》"重寒伤肺"之"重寒"是指
　　A. 形寒饮冷　　　　B. 重复感受寒邪
　　C. 寒冬季节感受寒邪　D. 表里俱寒
　　E. 阳虚之体复感寒邪（湖南中医药大学）
30.《灵枢·百病始生》指出,阳络伤则病
　　A. 吐血　　　　　　B. 衄血
　　C. 便血　　　　　　D. 尿血
　　E. 以上都不是　　　（湖南中医药大学）
31.《灵枢·百病始生》"两实相逢,众人肉坚"之"两实",是指
　　A. 正常气候与人体正气充实
　　B. 邪盛实与人体正气充实
　　C. 气血两实
　　D. 表里俱实
　　E. 以上都不是　　　（湖南中医药大学）
32. 据《素问·至真要大论》"皆属于热"的原文有
　　A. 诸胀腹大
　　B. 诸病有声,鼓之如鼓
　　C. 诸逆冲上
　　D. 诸转反戾,水液浑浊
　　E. 诸呕吐酸,暴注下迫
　　　　　　　（多选,长春中医药大学）
33.《素问·生气通天论》说"味过于酸"则导致
　　A. 精神乃央　　　　B. 筋脉沮弛
　　C. 肝气以津　　　　D. 脾气乃绝
　　E. 胃气乃厚　（多选,长春中医药大学）
34. 据《素问·举痛论》"思则气结"的机理是
　　A. 心有所存　　　　B. 神无所归
　　C. 虑无所定　　　　D. 神有所归
　　E. 正气留而不行　（多选,长春中医药大学）
35.《灵枢·百病始生》指出邪气传舍于络脉之时的表现是

　　A. 毛发立则淅　　　B. 痛于肌肉
　　C. 其痛之时息　　　D. 大经乃代
　　E. 腰脊乃强　　（多选,长春中医药大学）
36. 据《素问·至真要大论》"皆属于火"的原文有
　　A. 诸禁鼓栗,如丧神守
　　B. 诸病有声,鼓之如鼓
　　C. 诸病胕肿,疼酸惊骇
　　D. 诸转反戾,水液浑浊
　　E. 诸躁狂越　　（多选,长春中医药大学）

二、填空题

1. 秋伤于湿,上逆而咳,发为_____。冬伤于寒,春必_____。（长春中医药大学）
2. 阳气者,精则养神,_____。开阖不得,寒气从之,乃生_____。（北京中医药大学）
3. 故阳蓄积病死,而阳气当隔,_____,不亟正治,_____。（北京中医药大学）
4. 阴者,_____也;阳者,_____也。阴不胜其阳,则_____,并乃狂。阳不胜其阴,则五藏气争。（北京中医药大学）
5. 凡阴阳之要,_____。两者不和,若春无秋,若冬无夏,因而和之,是谓_____。（湖南中医药大学）
6. 故阳强不能密,_____,阴平阳秘,_____,阴阳离决,_____。（湖南中医药大学）
7. 阳气者,若天与日,_____,故天运当以日光明,是故_____。（长春中医药大学）
8. 余知百病生于气也,怒则气上,喜则气_____,悲则气消,恐则气_____,寒则气收,炅则气_____,惊则气乱,劳则气_____,思则气结。（湖南中医药大学）
9. 惊则心无所倚,_____,故气乱矣。（长春中医药大学）
10. 思则心有所存,_____,正气留而不行,故_____。（长春中医药大学）
11. 夫邪之生也,或生于阴,或生于阳。其生于阳者,得之_____;其生于阴者,得之饮食居处,_____。（北京中医药大学）
12. 阳气者,大怒则_____,而_____,使人薄

厥。　　　　　　（湖南中医药大学）
13. 夫百病之始生也，皆生于_____，_____，喜怒不节则伤藏，风雨则伤_____，清湿则伤_____。（北京中医药大学）
14. 诸逆冲上，皆属于_____。诸痛痒疮，皆属于_____。（北京中医药大学）
15. 病机十九条：诸_____膹郁，皆属于_____。（湖南中医药大学）
16. 阴之所生，本在_____，阴之_____，伤在五味。（湖南中医药大学）
17. 病机十九条：诸痉项强，皆属于_____。诸暴强直，皆属于_____。（湖南中医药大学）
18. 病机十九条：诸转反戾，水液_____，皆属于_____。（湖南中医药大学）
19. 病机十九条：诸病有声，鼓之如_____，皆属于_____。（湖南中医药大学）

三、名词解释
1. 魄汗　　　　　　（长春中医药大学）
2. 无失气宜（北京中医药大学、长春中医药大学）
3. 体若燔炭　　　　（长春中医药大学）
4. 洞泄　　　　　　（长春中医药大学）
5. 大经乃代　　　　（北京中医药大学）
6. 淫泆　　　　　　（北京中医药大学）
7. 起亟　　　　　　（湖南中医药大学）
8. 气立如故　　　　（湖南中医药大学）
9. 外内皆越　　　　（北京中医药大学）
10. 大厥　　　　　　（北京中医药大学）
11. 俞气化薄　　　　（北京中医药大学）
12. 形弱而气烁　　　（黑龙江中医学院）
13. 传精神　　　　　（湖南中医药大学）
14. 守经隧　　　　　（北京中医药大学）
15. 输脉　　　　　　（北京中医药大学）
16. 缓筋　　　　　　（北京中医药大学）
17. 四维相代　　　　（湖南中医药大学）
18. 受如持虚　　　　（长春中医药大学）
19. 病机　　　　　　（北京中医药大学）
20. 因时之序　　　　（湖南中医药大学）
21. 生气通天　　　　（湖南中医药大学）
22. 四维相代　　　　（湖南中医药大学）
23. 其若不容　　　　（湖南中医药大学）
24. 阳络　　　　　　（湖南中医药大学）

四、原文阐释
1. 阳因而上。　　　（北京中医药大学）
2. 有者求之，无者求之。（北京中医药大学）
3. 气有定舍，因处为名。（北京中医药大学）
4. 精则养神，柔则养筋。（湖南中医药大学）
5. 两阳相得。　　　（北京中医药大学）
6. 以水为事，太阳气衰，肾脂枯不长。　　　　　　　　　（黑龙江中医药大学）
7. 一水不能胜二火。（北京中医药大学）
8. 旦慧昼安，夕加夜甚。（北京中医药大学）
9. 阳畜积病死。　　（北京中医药大学）
10. 必先五胜。　　　（北京中医药大学）
11. 其生五，其气三。（黑龙江中医学院）
12. 起居如惊，神气乃浮。（黑龙江中医学院）
13. 溃溃乎若坏都。（黑龙江中医学院）
14. 上下不并，良医弗为。（黑龙江中医学院）
15. 阴之所生，本在五味；阴之五宫，伤在五味。　　　　　（黑龙江中医学院）
16. 两虚相得，乃客其形。（湖南中医药大学）
17. 两实相逢，众人肉坚。（湖南中医药大学）
18. 重寒伤肺。　　　（湖南中医药大学）

五、简答题
1. 如何理解"阴者藏精而起亟也，阳者卫外而为固也"？（长春中医药大学）
2. 默写《素问·至真要大论》病机19条中属"火"的原文。（长春中医药大学）
3. 何谓煎厥，薄厥？简述两者在病因、病机、症状、病位等方面的区别？（长春中医药大学）
4. 如何理解"冬伤于寒，春必病温"？对后世有何影响？（长春中医药大学）
5. 结合《素问·生气通天论》简述薄厥的病因病机及症状？（长春中医药大学）
6. 试述"诸痉项强，皆属于湿"的机理。（长春中医药大学）
7. 如何理解"四维相代，阳气乃竭"？（北京中医药大学）
8. 为什么说"百病生于气"？（北京中医药大学）

【第二眼】"几天前，我遇见了一位姑娘，我看见她第一眼就爱上她了。""那好啊！可是你为什么没娶她呢？""我又看了她第二眼。"

9. 据《调经论》，"大厥"的临床表现、病机是什么？请拟定治法。（北京中医药大学）
10. 《调经论》"阴虚生内热"与后世的阴虚内热有和不同？（北京中医药大学）
11. 《素问·调经论》经脉气血虚实与邪盛精夺虚实有何不同？（北京中医药大学）
12. 如何理解《素问·至真要大论》"诸风掉眩，皆属于肝"的病机？（北京中医药大学）
13. 谈谈你对祝由的认识。（北京中医药大学）
14. 结合《素问·玉机真藏论》，归纳什么是五脏病的顺传，举例说明。（黑龙江中医药大学）
15. 结合《素问·玉机真藏论》，归纳什么是五脏病的逆传，以肝脏为例说明。（黑龙江中医药大学）
16. 怎样理解"生气通天"？（湖南中医药大学）
17. 试述"汗出偏沮，使人偏枯"的病机。（湖南中医药大学）
18. 试述"汗出见湿，乃生痤痱"的病机。（湖南中医药大学）
19. 如何理解"喜则气缓"？（湖南中医药大学）

六、论述题

1. 结合《素问·生气通天论》原文，试述饮食五味对人体生理、病理的影响。（长春中医药大学）
2. 试述阳气与阴精的关系。（北京中医药大学）
3. 简述《内经》病因学说主要有哪些特点？（天津中医药大学）
4. 《素问·调经论》："守经隧"的原理及其意义。（北京中医药大学）
5. 谈谈你对"阳虚则外寒，阴虚则内热，阳盛则外热，阴盛则内寒"的认识。（湖南中医药大学）
6. 据《素问·玉机真藏论》，试述诊治疾病的"五实"和"五虚"。（北京中医药大学）
7. 如何理解疾病"旦慧、昼安、夕加、夜甚"的规律？（天津中医药大学）

8. 根据《素问·生气通天论》试述阳气的生理功能？结合临床说明阳气的重要性。（天津中医药大学）
9. 病机十九条中引起筋脉挛急病变的因素有哪些？机理如何？（天津中医药大学）
10. 结合《灵枢·百病始生》内容，概述积证的病因病机及其对后世治疗的影响。（天津中医药大学）
11. 解释：天虚、天实、人虚、人实；指出天人虚实相逢有几种关系；运用唯物辩证法内、外因相互关系的理论，判定天人虚实相逢不同关系对发病与否的影响，并说明其理由。（黑龙江中医学院）
12. 对薛己《薛氏医案》下述病案进行辨证，并提出治法与方药。
"韩用之年四十有六，时仲夏色欲过度，烦热作渴，饮水不绝，小便淋漓，大便秘结……面目俱赤，满舌生刺，两唇燥裂，遍身发热……两足如烙，以冰折之作痛，脉洪而无伦。"（北京中医药大学）
13. 分析王洪图《黄帝医术临证切要》下述病案的病机，并提出治法与方药。
"李某，男，两岁半，一年来出现突然失神，目光呆滞，低头，伸臂僵直，5～10秒钟后眼神灵动，微笑之后一切恢复如初，每天发作2～3次。大便调，小便混浊，指纹紫。前额因低头触物而皮下血肿。某医院诊为儿童痉挛证。"（北京中医药大学）

七、其他题型

改错题（说明：指出下列句子中的错误之处，并改正之，每句只有一处错误。）
《灵枢·百病始生》所述"六输不通，温气不行"温气指血气。

第五章 病　　证

板书与教案栏——浓缩教材精华，打破听记矛盾

本章节包含了程士德主编的《内经讲义》(第五章　病证)、王洪图主编的《内经选读》(下篇　原文导读相关篇章)、《内经讲义》(中篇　第五章　病证)、烟建华主编的《内经选读》(原文导读　第五章　病证)、王庆其主编的《内经选读》(第八单元　病之形能)翟双庆主编的《内经选读》(原文导读　第五章　病证)贺娟、苏颖主编的《内经讲义》(原文导读　第八章　病之形态)等教材的重点经文，主要内容涉及病证。《内经》有关病证的内容极为丰富，所载病证涵盖了临床各科，对许多疾病还辟专篇进行了系统深入的阐述。

第一节　素问·热论

一

(一) **重点经文**　黄帝问曰：今夫热病者，皆伤寒之类也。或愈或死，其死皆以六七日之间，其愈皆以十日以上者何也？不知其解，愿闻其故。岐伯对曰：巨阳者，诸阳之属也，其脉连于风府，故为诸阳主气也。人之伤于寒也，则为病热，热虽甚不死。其两感于寒而病者，必不免于死。

(二) **考点说明**　本段论述了热病的概念与命名。容易出名词解释、原文阐释及简答题。

(三) **名词解释**
1. 伤寒：病名，外感性热病的总称。广义指由感受四时邪气引起的外感性热病。狭义指感受寒邪引起的外感性热病。
2. 两感：表里两经同时感受邪气而发病。如太阳与少阴两感，少阳与厥阴两感。

(四) **原文阐释**　外感以发热为主要表现的热病，从病因言又称伤寒，即伤于以寒邪为主的外邪的外感热病。由于足太阳经主一身之表，又通过风府与督脉和阳维脉相联系，所以太阳经主持诸阳经之气。寒邪侵袭，首犯太阳，太阳阳气旺盛，抗邪有力就会发热。发热甚是阳气旺盛的反映，所以预后良好。如果表里两经同时受寒而发病，说明阳气虚衰，抗邪无力，故预后不良。

(五) **理论分析**
1. 关于伤寒：外感热病的病名、病因："今夫热病者，皆伤寒之类也"，说明伤寒是外感热病的总称。伤寒是人体触犯以寒为首的四时邪气引起正邪交争，阳气被遏而致的外感性热病。所以《难经·五十八难》提出："伤寒有五：有中风、有伤寒、有湿温、有热病、有温病"。前一伤寒为广义伤寒，是一切外感热病的总称。后一伤寒为狭义伤寒，是言感受寒邪而致发热。本篇"热病"是言症状，"伤寒"，当指病因。张仲景在此基础上创立了伤寒六经辨证论治的理论体系。
2. 外感热病的预后：取决于邪正斗争的力量对比。"热虽甚不死。其两感于寒而病者，必不免于死"。"死"与"不死"，此处只表示两者的严重程度有所差异。"热虽甚"，其实质为正强邪盛，邪正交争，热盛而正未衰，预后良好。而"两感于寒"实质为表里同病，病邪内传，伤及脏腑气血，邪盛正虚，预后较差，故"必不免于死"。

【梦想变现实】大学生："我常梦见我已经当上了教授。导师，我要怎样做，才能使梦想变成现实？"导师："少睡觉。"

二

(一) 重点经文

1. 帝曰:愿闻其状。岐伯曰:伤寒一日,巨阳受之,故头项痛,腰脊强。二日,阳明受之,阳明主肉,其脉侠鼻络于目,故身热,目疼而鼻干,不得卧也。三日,少阳受之,少阳主胆,其脉循胁络于耳,故胸胁痛而耳聋。三阳经络皆受其病,而未入于藏者,故可汗而已。四日,太阴受之,太阴脉布胃中,络于嗌,故腹满而嗌干。五日,少阴受之,少阴脉贯肾络于肺,系舌本,故口燥舌干而渴。六日,厥阴受之,厥阴脉循阴器而络于肝,故烦满而囊缩。三阴三阳,五藏六府皆受病,荣卫不行,五藏不通则死矣。

2. 其不两感于寒者,七日,巨阳病衰,头痛少愈。八日,阳明病衰,身热少愈。九日,少阳病衰,耳聋微闻。十日,太阴病衰,腹减如故,则思饮食。十一日,少阴病衰,渴止不满,舌干已而嚏。十二日,厥阴病衰,囊纵,少腹微下,大气皆去,病日已矣。

(二) 考点说明 本段重点论述了不两感于寒的外感热病的六经主症、传变规律。容易出选择题及简答题。

(三) 理论分析

1. 六经证候的归纳:本篇的六经分证仅以经脉论证,未及脏腑,只涉及实证、热证,未论述虚证、寒证。其中三阳经病证为表热证,三阴经病证为里热证,这种六经分证的思想为《伤寒论》六经辨证奠定了理论基础。《伤寒论》根据热病病位、病性和邪正关系的认识,不仅补充了虚证、寒证,而且每一经证候中详列经证、腑证及各种变证、坏证。本段所说的三阳证相当于《伤寒论》中的太阳病,三阴证相当于阳明病。

2. 外感热病的传变和转愈规律:其传变次序是太阳、阳明、少阳、太阴、少阴、厥阴,也即是由表入里、由阳入阴的过程。所谓"不两感于寒者",乃是热病中病情比较简单,发病比较典型的一类病证。这类病证有一定的转愈规律,各经症状缓解大约是受病后的第七天。说明《内经》的作者已经观察到部分热病在演变过程中,在正气的支持下,有一定自愈倾向。

三

(一) 重点经文

1. 帝曰:治之奈何?岐伯曰:治之各通其藏脉,病日衰已矣。其未满三日者,可汗而已;其满三日者,可泄而已。

2. 帝曰:热病已愈,时有所遗者,何也?岐伯曰:诸遗者,热甚而强食之,故有所遗也。若此者,皆病已衰,而热有所藏,因其谷气相薄,两热相合,故有所遗也。帝曰:善。治遗奈何?岐伯曰:视其虚实,调其逆从,可使必已矣。帝曰:病热当何禁之?岐伯曰:病热少愈,食肉则复,多食则遗,此其禁也。

(二) 考点说明 本段重点论述了不两感于寒的外感热病的治疗大法及预后禁忌。容易出填空题、原文阐释及论述题。

(三) 原文阐释

1. 热病治疗应辨别所在经脉而调治。治法是病在表应发汗,病在里应针刺泄热。
2. 热病过程中饮食不慎可致余热稽留未尽。因余热与食物交迫,两热相合,导致余热稽留不退。其治疗要根据虚实进行调治。

(四) 理论分析

1. 外感热病的治疗大法:"各通其藏脉",即疏通病变所在的脏腑经脉,"其未满三日者,可汗而已;其满三日者,可泄而已",提示邪在表当用发汗解表法,热在里当用清泄里热法。

2. 伤寒热病的预后禁忌:本段指出伤寒热病有遗复。"遗"是指病邪遗留,余邪未尽,其原因是热病稍好转,因"热甚而强食",以致邪热与谷食之热相搏结,使病情迁延,余热不清。"复",指病愈后又复发,文中指出原因与"食肉"相关,提示热病之后,脾胃虚弱,消化力差,应进食易消化食物,不宜强食,热病初愈不宜进食肉类等助热难化之物,否则余热再起,而致复发。

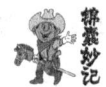
饮入于胃,游溢精气,上输于脾。脾气散精,上归于肺,通调水道,下输膀胱。水精四布,五经并行,合于四时五藏阴阳,揆度以为常也。(《素问·经脉别论》)

四

(一) **重点经文** 帝曰:其病两感于寒者,其脉应与其病形何如?岐伯曰:两感于寒者,病一日,则巨阳与少阴俱病,则头痛口干而烦满;二日,则阳明与太阴俱病,则腹满身热,不欲食,谵言;三日,则少阳与厥阴俱病,则耳聋囊缩而厥,水浆不入,不知人,六日死。帝曰:五藏已伤,六府不通,荣卫不行,如是之后,三日乃死,何也?岐伯曰:阳明者,十二经脉之长也,其血气盛,故不知人,三日其气乃尽,故死矣。

(二) **考点说明** 本段主要讲述了两感于寒的外感热病的主症及预后。容易出选择题。

(三) **原文阐释** 两感于寒是热病的严重类型,由于人身脏腑阳气虚衰,故表里两经同时受邪,表现为表里两经的共同见症。在第三天表里传变后如见不能食、神昏,表明五脏已伤,六腑不通,荣卫不行,将在阳明胃经气血耗尽后死亡。

(四) **理论分析** 保胃气是治疗热病的根本:本段"两感于寒者"是外感热病中最为严重的一类病证。表里两经同病,说明邪盛正衰,三日六经俱病,脏腑皆伤,说明起病急、发展快,"六日死"提示病情重、预后差。这是对前文"两感于寒而病者,必不免于死"的进一步阐释。其死最终是由于胃气的衰败。阳明属胃,为水谷气血之海,十二经脉气血皆赖以注,故《素问·血气形志篇》云:"阳明常多气多血",《素问·太阴阳明论》又云:"阳明者,五藏六府之海",《素问·玉机真藏论》亦云:"五藏者,皆禀气于胃,胃者五藏之本也。"在两感热病中,阳明之气衰,气血化源少,《灵枢·营卫生会》曰:"血者,神气也",神气先绝,"故不知人";三日之后,阳明精气竭绝,脏腑经脉无所受气,故生命垂危。前文曰病遗及食复的原因是饮食不当伤及胃气所致,此又指出"水浆不入,不知人,六日死"的严重证候,前后呼应,均说明热病预后好坏,与阳明胃气盛衰存亡密切相关,此即"有胃气则生,无胃气则死"。纵观张仲景《伤寒论》立法处方,无不把保胃气,存津液,作为治病的根本原则,发汗必滋化源,清下不伤胃气,如用桂枝汤则"服已须臾,啜热稀粥",用白虎汤必用粳米;调胃承气汤中必用甘草等,无不反映了在治疗热病过程中固护胃气的重要性,其目的是提高正气,治病驱邪。

五

(一) **重点经文** 凡病伤寒而成温者,先夏至日者为病温,后夏至日者为病暑,暑当与汗皆出,勿止。

(二) **考点说明** 本段主要讲述了温病、暑病,对后世温病学说的发展有很大影响。容易出论述题。

(三) **原文阐释** 凡是伤于寒邪等外邪而成为温热病的,可根据发病的时间进行大致分类。夏至以前的多为温病,夏至以后的多为暑病。暑病多汗,邪气可随汗外泄,所以治暑病宜清暑泄热而不宜止汗。

(四) **理论分析** 本段所论之温病、暑病,可从两方面来理解

1. 均由伏邪所致,即同是感受寒邪,邪气伏藏体内而不发,至来年春夏发病,虽感受病因相同,但因发病时间和发病特点不同而有温病和暑病之区别。以季节而言,温病发于夏至以前,暑病发于夏至以后。如马莳《黄帝内经素问注证发微》注:"此言温病暑病各有其时也。……其有所谓温病者,则夏至以前者为病温,后夏至日者为病暑",以发热轻重而言,温病发热较轻,暑病发热较重,如高世栻《黄帝素问直解》注:"温,犹热也。暑,热之极也"。

2. 结合句首"今夫热病者,皆伤寒之类也",可将此理解为广义伤寒,即冬日感寒为伤寒(狭义);春日夏日感时邪为温病,暑病。这两种理解均对后世温病学说的形成和发展有很大影响。如伏气温病学说,就源于此,在各种温病中,明确提出并公认有"伏邪"者,仅见于"春温"和"伏暑";如其病因为因四时不同的时邪,就会有不同特点的外感热病发生。

【半疯】甲:"老头儿,你为何把别人的小麦倒入你自己的麻袋里?"乙:"因为我是个半疯的人啊!"甲:"既然是半疯的人,那为何不把自己的小麦倒入别人的麻袋里?"乙:"那我就成了完全的疯子啦!"

第二节 素问·评热病论

(一)重点经文　黄帝问曰:有病温者,汗出辄复热,而脉躁疾不为汗衰,狂言不能食,病名为何?岐伯对曰:病名阴阳交,交者死也。帝曰:愿闻其说。岐伯曰:人所以汗出者,皆生于谷,谷生于精,今邪气交争于骨肉而得汗者,是邪却而精胜也。精胜,则当能食而不复热。复热者,邪气也。汗者,精气也。今汗出而辄复热者,是邪胜也,不能食者,精无俾也。病而留者,其寿可立而倾也。且夫《热论》曰:汗出而脉尚躁盛者死。今脉不与汗相应,此不胜其病也,其死明矣。狂言者,是失志,失志者死。今见三死,不见一生,虽愈必死也。

(二)考点说明　本段重点论述了阴阳交的病证、病机和预后,认为阴阳交是温病中的危重证候。指出了温热病汗出之后的病情变化是判断其预后的关键。容易出名词解释,原文阐释及简答题。

(三)名词解释
1. 阴阳交:阴,指阴精正气。阳,阳热邪气。交,交结,交争。阴阳交,指阳热邪气入于阴分,邪正交结不解,阴精正气不能制服阳热邪气的一种危重证候。
2. 谷生于精:"于"为助词,无义。即水谷是精气化生之源。
3. 精无俾:俾,补充、补益之意。即精气得不到补益充养。
4. 三死:指汗出复热而不能食、脉躁疾、狂言三症。

(四)原文阐释　阴阳交病证见汗出后又发热,其脉象躁乱疾数,不随汗而缓和,且又现语言狂乱,不能饮食。从汗出后的症状变化情况可以测知,阴阳交是温热病后期的危重症候,预后极差。因为人体之汗,是由水谷精微所化。当邪气入侵脏腑,与精气相争而出汗,多是邪退精胜的表现,此时当能进食而不发热。阴阳交之病表现为汗出后发热不退,即邪胜而精衰的征象,加之不能进食,精气化生无源,故预后不良。《热论》也说:热病汗出后脉仍然躁盛的是死证。阴阳交的脉象不随汗出而缓和,为精衰邪胜,狂言是神志丧失,均属死证。

(五)理论分析
1. 阴阳交的病证、病机:阴阳交是温热病中阳邪侵入阴分交争不解,邪盛正衰的危重证候,属热病的一种变证。其基本病机是阴精不足,邪热亢盛,病位在于机体深部,"今邪气交争于骨肉",说明已不在表。其证候特点是反复发热,汗出热不退,并伴有脉躁疾、狂言、不能食等症候。发热、脉躁疾在于阴精不足,邪热郎张;狂言表明心神失志;不能食说明胃气衰败,生精之源匮乏。整个疾病过程紧紧围绕阳热邪盛,阴精不足,阴精正气不能制服阳热邪气这一病机来认识疾病的严重性,强调了阳邪与阴精双方的胜负存亡在温热病转归中所起的决定性作用。
2. 阴阳交的预后:阴阳交的预后吉凶,可从有汗无汗和汗出后的诸多证候来判断。这种观点,对临床实践及后世温病学说的形成与发展有重要指导意义。正常情况下,汗出则热退身凉,能食以益正气为预后良好的佳兆。若汗出而热不退,脉象躁疾,为正不胜邪的凶象;若更见不能食、神昏、谵语等则是正气来源枯竭,五脏精气衰败而神失所养,提示病情严重,预后凶险。至于"虽愈必死"的预后判断,应理解为病情危重,用针刺疗法,难以治愈,但不可视为绝对死证。

二

(一)重点经文　帝曰:有病身热,汗出烦满,烦满不为汗解,此为何病?岐伯曰:汗出而身热者,风也;汗出而烦满不解者,厥也。病名曰风厥。帝曰:愿卒闻之。岐伯曰:巨阳主气,故先受邪,少阴与其为表里也,得热则上从之,从之则厥也。帝曰:治之奈何?岐伯曰:表里刺之,饮之服汤。

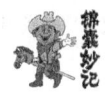

春秋冬夏,四时阴阳,生病起于过用,此为常也。(《素问·经脉别论》)

(二) 考点说明　本段主要讲述风厥的病症、病机及治疗。容易出名词解释、选择题。

(三) 名词解释
1. 风厥：指风袭太阳，精亏不足，引动少阴虚火上逆而致汗出、发热、烦闷不除的病证。
2. 巨阳主气：足太阳经主宰全身阳经之气，阳主表。
3. 表里刺之：即泻太阳，补少阴。

(四) 理论分析　风厥病名的理解：风厥病名《内经》有三处提到，但这三处所指不同。《素问·阴阳别论》曰："二阳一阴发病，主惊骇，背痛，善噫，善欠，名曰风厥。"张介宾《类经·疾病类》注："二阳，胃与大肠也；一阴，肝与心主也。"张志聪《黄帝内经素问集注》注："此厥阴风木厥逆之为病也，风木为病，干及胃土，故名风厥"。即肝气郁滞，横逆犯胃，胃失和降，故致噫、欠诸症。《灵枢·五变》曰："人之善病风厥漉汗者……肉不坚，腠理疏也。"此指素体虚弱，卫外不固，易感风邪出现的病证。本篇之风厥指太阳少阴并病，少阴虚火上逆的病证。以上三篇所指风厥，病名虽同，其实各异。

三

(一) 重点经文　帝曰：劳风为病何如？岐伯曰：劳风法在肺下。其为病也，使人强上冥视，唾出若涕，恶风而振寒，此为劳风之病。帝曰：治之奈何？岐伯曰：以救俯仰，巨阳引。精者三日，中年者五日，不精者七日。咳出青黄涕，其状如脓，大如弹丸，从口中若鼻中出，不出则伤肺，伤肺则死也。

(二) 考点说明　本段重点论述了劳风的病因、病位、病机、症状、治则及预后。容易出名词解释及选择题。

(三) 名词解释
1. 劳风：即因劳而虚，虚而感受风邪为劳风。
2. 法在肺下：法，常也；肺下，指肺部。指劳风病位在肺部。
3. 强上冥视：强上，即项强；冥视，谓视物不清。
4. 以救俯仰：俛，同"俯"。俯仰有两种解释，一指患者呼吸困难；二指项背强急。两说可并存。
5. 巨阳引：在足太阳经上取穴针刺，以引动经气的治疗方法。
6. 精者三日，中年者五日，不精者七日：精者，谓精气旺盛之人。此谓年轻力壮，精气充沛者，病愈快；中、老年人，精气渐衰，转愈日数延长。三日、五日、七日乃指病情缓解的大约日数。

(四) 原文阐释　劳风是劳而汗出受风，病位在肺。其病机是因风寒束表，卫阳被遏，肺失清肃，郁而化热，痰热壅积。由于风寒在表，卫阳失于温煦则见恶风振寒；太阳膀胱经气不利则强上冥视；风热犯肺，炼液为痰则唾出若涕，甚则咳出青黄色痰块。治疗宜利肺散邪以救俯仰，排出痰液以通气道，针刺太阳以行经气。其预后与病人的精气盛衰、年龄老壮、体质强弱直接相关，少壮之人气血充足，病程较短，预后佳；中年之人病程稍长，老年体质虚弱者，则病程较长。若排痰顺利，则邪有出路可愈，反之，浊痰不出，必损伤肺脏，其病危重，预后不良。

(五) 理论分析　劳风的病因病机治疗及预后
1. 本病的病因病机是因劳受风，表邪未解，又入里化热，致使肺失清肃，痰热壅滞。因里热不除，俯仰不能，甚至会出现痰阻气道之危候。太阳表邪入里，但仍有部分表邪不散，故不但强上冥视，恶风振寒不解，还可致在表之邪再度入里，化热伤肺。治疗时既要宣肺利气、排除痰液、通畅气道、"以救俯仰"，同时又要祛散表邪、通经利气、亦即"巨阳引"，两方面同时并举，使内外邪气俱解，这是热病变证表里双解的典型范例。这种全方位认识疾病情况并在治疗时采取多方兼治的思路，给后世医家以启示，从而为诸多颇具成效的表里双解剂的创立奠定了基础。
2. 关于劳风的预后，本段提出两点：第一与人体精气盛衰、年龄大小有关。年轻气血旺盛体质强壮者，抗邪有力，邪气容易祛除，故病易愈、病程短、预后好；年老气血不足体质较差者，抗病力弱，邪易乘虚内陷，故病难治、病程长、预后不良。第二与能否及时排除痰液有关。痰出邪去则正安；否则，痰阻气道、蕴结为脓、伤肺而死。说明对危重病人不仅要及时正确地治疗，更要注重随时观察病情。

【奇特鸡】一位舞蹈家对一个下里巴人夸耀："你的本事没我强，你做金鸡独立这一招式的时间不能比我长。"下里巴人回答："是的，但任何一只鸡都比你强！"

四

(一) 重点经文 帝曰：有病肾风者，面胕胦然壅，害于言，可刺不？岐伯曰：虚不当刺，不当刺而刺，后五日，其气必至。帝曰：其至何如？岐伯曰：至必少气时热，时热从胸背上至头，汗出手热，口干苦渴，小便黄，目下肿，腹中鸣，身重难以行，月事不来，烦而不能食，不能正偃，正偃则咳，病名曰风水，论在《刺法》中。帝曰：愿闻其说。岐伯曰：邪之所凑，其气必虚，阴虚者阳必凑之，故少气时热而汗出也。小便黄者，少腹中有热也。不能正偃者，胃中不和也。正偃则咳甚，上迫肺也。诸有水气者，微肿先见于目下也。帝曰：何以言？岐伯曰：水者，阴也；目下，亦阴也，腹者，至阴之所居，故水在腹者，必使目下肿也。真气上逆，故口苦舌干，卧不得正偃，正偃则咳出清水也。诸水病者，故不得卧，卧则惊，惊则咳甚也。腹中鸣者，病本于胃也。薄脾则烦不能食，食不下者，胃脘隔也。身重难以行者，胃脉在足也。月事不来者，胞脉闭也，胞脉者，属心而络于胞中，今气上迫肺，心气不得下通，故月事不来也。帝曰：善。

(二) 考点说明 本段主要讲述了肾风的病因、病机、主症。容易出名词解释、选择题及简答题。

(三) 名词解释
1. 肾风：风热伤肾，肾不能主水，水邪泛滥而出现面目浮肿，妨害言语的一种病证。
2. 不当刺而刺，后五日，其气必至：气，病气；至，指病情加重。句意为：肾之精气不足，风邪侵袭而成肾风，肾风虚不当刺，不当刺而刺，则真气愈虚，脏气五日一周，复归于肾，邪气必随之入肾，引起严重的变证。
3. 正偃：偃，倒下；正偃，即仰卧、平卧。
4. 风水：指由肾风误刺而引起的比肾风严重的水肿病。
5. 薄脾：薄，迫；薄脾，即犯脾。

(四) 理论分析
1. "邪之所凑，其气必虚"的临床意义：本段经文，意在阐发风水病肾阴不足，水不制火，而发"时热"的机理。就本篇而言，意在说明：精不胜邪，阴阳交争不解的"阴阳交"；少阴之气虚于内，风热之邪胜于外的"风厥"；劳伤肺肾，复受风邪的"劳风"；不当刺而刺，损伤正气，阴虚者阳必凑之的"肾风"，均由正不胜邪所致。但它的真正意义尚不止于此，它可以说明疾病发生的共同特征，从而阐明一个重要的发病学观点：正气不足是发病的内在根据，在邪正斗争胜负中，正气旺盛与否是决定发病与不发病的关键。这一观点在《内经》多篇中反复强调，《素问·遗篇·刺法论》说："正气存内，邪不可干"。《灵枢·百病始生》篇说："风雨寒热，不得虚，邪不能独伤人。此必因虚邪之风，与其身形，相虚相得，乃客其形"，从而突出了正气在发病中的主导地位。既然正气的强弱可决定发病与不发病，那么保护正气显得尤为重要，而要保护正气提高机体的抗病能力，就当注重养生，其具体方法在《素问·上古天真论》、《素问·四气调神大论》、《素问·阴阳应象大论》等均有详细论述。因此说"邪之所凑，其气必虚"不仅是中医发病学中的重要观点之一，也对养生学有一定贡献。
2. 肾风、风水的治疗：《内经》虽对肾风、风水病因病机临床表现论述颇多，但未及此两病的具体治法，二者均有水肿一症，当按水肿病进行治疗。关于水肿病的治疗，《素问·水热穴论》和《素问·骨空论》均提出针刺"水俞五十七处"。《素问·汤液醪醴论》提出："开鬼门"、"洁净府"、"去宛陈莝"等从脏腑气血调整的行之有效的治疗方法，历代医家本着《内经》的理论，在治法上不断发展，张仲景因势利导，就近祛邪，在《金匮要略·水气病脉证并治第十四》指出："诸有水者，腰以下肿，当利小便；腰以上肿，当发汗乃愈"。利小便，常用肾气丸、防己茯苓汤之类；发汗，常用越婢汤、大小青龙汤之类；利小便兼发汗，则用五苓散之类。在临床方面有较大的指导意义。

百病生于气也，怒则气上，喜则气缓，悲则气消，恐则气下，寒则气收，炅则气泄，惊则气乱，劳则气耗，思则气结。（《素问·举痛论》）

第三节 素问·咳论

(一) 重点经文　黄帝问曰：肺之令人咳，何也？岐伯对曰：五藏六府皆令人咳，非独肺也。帝曰：愿闻其状。岐伯曰：皮毛者，肺之合也，皮毛先受邪气，邪气以从其合也。其寒饮食入胃，从肺脉上至于肺，则肺寒，肺寒则外内合邪，因而客之，则为肺咳。五藏各以其时受病，非其时，各传以与之，人与天地相参，故五藏各以治时感于寒则受病，微则为咳，甚则为泄、为痛。乘秋则肺先受邪，乘春则肝先受之，乘夏则心先受之，乘至阴则脾先受之，乘冬则肾先受之。

(二) 考点说明　本段论述了"五脏六腑皆令人咳"的病机。容易出填空题、名词解释、原文阐释及简答题。

(三) 名词解释　五脏各以其时受病：其时，指五脏主旺的季节，谓五脏各在其所主的时令感受病邪而发病。

(四) 原文阐释　肺之病往往发生咳嗽，但不仅肺病才发生咳嗽，其他脏腑均可影响肺而产生咳嗽。外感邪气和寒冷饮食合邪伤肺，是致咳的常见原因。由于人与天地相参，所以五脏往往各在其所主时令受邪而传肺，发生咳嗽，甚者出现腹泻和疼痛。

(五) 理论分析　肺咳的主要病因与病机

1. 咳嗽的病因：肺为清虚娇嫩之脏，外感各种邪气，都可经皮毛或鼻犯肺而致咳。如《素问·生气通天论》就有"秋伤于湿，上逆而咳"之因湿而咳；《素问·评热病论》就有因劳致虚，感受风邪之劳风咳嗽；《素问·至真要大论》就有"阳明司天，燥淫所胜，民病……咳"之因燥而咳。此外，除外感能够引起咳嗽外，内伤亦可导致咳嗽。如《素问·厥论》云："手太阴厥逆，虚满而咳。"《灵枢·胀论》云："肺胀者，虚满而喘咳。"《医学三字经·咳嗽》亦云："肺如钟，撞则鸣。风寒入，外撞鸣；痨损积，内撞鸣。"因此，概而言之，咳嗽的病因有二：一是风寒等外邪入侵，从其合而内传于肺，肺气上逆；二是内伤积伤及于肺，肺气上逆。

2. 肺咳的病因与病机：肺气不固，皮毛受寒，则可内传于肺。又，肺脉起于中焦，环循胃口，上膈属肺，若其人饮冷，则寒气可从肺脉上至于肺脏，与皮毛之寒相合。内外合邪会使肺气宣降失常，气机上逆，而发为咳嗽。故《灵枢·邪气藏府病形》中说："形寒、寒饮则伤肺，以其两寒相感，中外皆伤，故气逆而上行。"

3. 五脏各以治时感寒受病，传于肺而咳：四时气候与五脏有相通应的关系，五脏各有所主之时令，如肝主春、心主夏、脾主长夏、肺主秋、肾主冬。《内经》认为，五脏可因其所主的时令而受病，如春多肝病、夏多心病、长夏多脾病、秋多肺病、冬多肾病。除肺在秋季感受寒邪可以引起咳嗽外，其余四脏皆可因其在各自所主之季节感受寒邪而发病，进而传入肺脏而引起咳嗽。因此，任何季节受邪，皆可传于肺而发为咳。如肾主冬，若冬季感寒则可直接伤肺而致咳嗽；此外，亦可先因肾脏受邪，然后波及于肺脏而发为咳病。本句从外感发病的角度出发，探讨了四时感邪与咳嗽发病的关系，进一步阐述了"五脏六腑皆令人咳"的机理。此论点亦是《内经》四时五脏阴阳整体观在发病学中的具体体现。

【怎能不哭】动物园的一头大象死了，管理员在旁边失声痛哭！游客们都说，"他平日一定很喜欢这头象，所以不忍大象死去。"一位知道内情的人说："不，按规定，他要负责为大象挖个墓坑。"

二

（一）重点经文

1. 帝曰：何以异之？岐伯曰：肺咳之状，咳而喘息有音，甚则唾血。心咳之状，咳则心痛，喉中介介如梗状，甚则咽肿喉痹。肝咳之状，咳则两胁下痛，甚则不可以转，转则两胠下满。脾咳之状，咳则右胁下痛，阴阴引肩背，甚则不可以动，动则咳剧。肾咳之状，咳则腰背相引而痛，甚则咳涎。

2. 帝曰：六府之咳奈何？安所受病？岐伯曰：五藏之久咳，乃移于六府。脾咳不已，则胃受之，胃咳之状，咳而呕，呕甚则长虫出。肝咳不已，则胆受之，胆咳之状，咳呕胆汁。肺咳不已，则大肠受之，大肠咳状，咳而遗失。心咳不已，则小肠受之，小肠咳状，咳而失气，气与咳俱失。肾咳不已，则膀胱受之，膀胱咳状，咳而遗溺。久咳不已，则三焦受之，三焦咳状，咳而腹满，不欲食饮。此皆聚于胃，关于肺，使人多涕唾而面浮肿气逆也。

3. 帝曰：治之奈何？岐伯曰：治藏者治其俞，治府者治其合，浮肿者治其经。帝曰：善。

（二）考点说明 本段主要论述了咳的脏腑分证及其治则。容易出名词解释、填空题及论述题。

（三）名词解释

1. 两胠：指两边腋下胁上的部位。
2. 长虫：指蛔虫。
3. 聚于胃，关于肺：水饮聚于胃，沿肺脉上关于肺而为咳。言五脏六腑虽皆令人咳，但与肺胃两脏关系最为密切。

（四）原文阐释 五脏咳的机理是五脏经脉失调，表现为咳甚并伴经脉循行部位的牵引疼痛等症；六腑咳是脏腑气化失常，由脏咳病久不愈传移而来，多兼诸如"咳而遗失"、"咳而遗溺"等气机上逆或气虚不摄一类证候。外内合邪或体内谷气与水液代谢、输布失常而聚湿生痰，上关于肺而咳嗽、咯痰，甚则上逆而见面部浮肿、喘息，因此肺胃在咳嗽的病机中占有重要地位。治脏咳针刺主取五脏俞穴，治腑咳针刺主取六腑合穴，对于兼证可随经随病取穴，如面部浮肿可刺其脏腑合穴。

（五）理论分析

1. 咳与脏腑的关系

（1）咳为肺之本病：本篇首先肯定了"肺之令人咳"。《灵枢·九针论》明确指出："肺主咳"。《素问·宣明五气》篇亦云："肺为咳"。均强调咳病病位主要在肺。《内经》其他篇章对咳病表现的论述，大多涉及咳，如《素问·刺热论》曰："肺热病者，……热争则喘咳"。《灵枢·胀论》曰："肺胀者，虚满而喘咳"。《灵枢·五邪》曰："邪在肺，则病皮肤痛，寒热，上气喘，汗出，咳动肩背"。可见，咳是肺病之主症。肺有主气司呼吸，主宣发肃降之功能，所以纵然外感内伤均可致咳，但其根本机制是肺在致病因素作用下，宣降失常，肺气上逆而引起。故陈修园《医学三字经》指出："诸气上逆于肺，则呛而咳，是咳嗽不止于肺，而亦不离于肺。"

人受气于谷，谷入于胃，以传与肺，五藏六府，皆以受气，其清者为营，浊者为卫，营在脉中，卫在脉外，营周不休，五十度而复大会，阴阳相贯，如环无端。（《灵枢·营卫生会》）

（五）理论分析

1. 咳与脏腑的关系

（2）五脏六腑皆令人咳：咳嗽虽然是肺的主要病证，但因为肺乃脏之长、心之盖，朝百脉，所以其他脏腑发生病变，皆可以影响肺，导致其气机失调而见咳嗽。即如原文所说："五藏各以其时受病，非其时，各传以与之。"

有关"五脏六腑皆令人咳"的观点，可从《内经》四时五脏阴阳整体观的学术思想方面去理解。人体是一个有机整体，咳嗽虽为肺之本病，但其他脏腑功能失调，病情发展到一定阶段，则也都可以影响到肺气的宣降作用，而导致肺气上逆，发生咳嗽。如肝火犯肺致咳、脾肺气虚致咳、脾肾阴虚致咳、水寒射肺致咳等。因此，临床治咳除了使用宣肺、益肺、降肺、润肺、清肺等治肺之法外，还常用培土生金法、佐金平木法、金水相生法等。其机理皆源于此。本句提示医家，在对咳嗽进行辨证治疗时，既要重视主症，也不能忽视那些与主症伴随出现的兼见症状。如大肠咳，"咳而遗失"；小肠咳，"咳而失气"等。因此在辨治时，医家必须同时分析主症与兼症，才能真正明确致咳的病因、病位及传变关系，进而采取相应的治疗措施。

2. 咳与肺胃关系密切：虽"五脏六腑皆令人咳"，而以肺胃两脏关系最为密切，肺与咳的关系前已论及，胃与咳的关系可从以下几方面来分析

（1）肺之经脉"起于中焦，下络大肠，还循胃口"（《灵枢·经脉》），肺胃同有主降之特性，所以胃受外邪或接受其他脏腑内传而聚于胃之邪气，均可使胃失和降并可通过肺脉使邪气上传于肺，使肺气不降而发为咳嗽。

（2）胃为五脏六腑之海，与脾同居中焦，为气血生化之源。若脾胃运化失司，气血化生乏源，一方面可导致土不生金，使肺之气阴不足，宣降失常而病咳；另一方面，由于营卫之气不充，卫外防御能力减弱，则易使外邪侵犯皮毛，内舍于肺而发为咳嗽。

（3）胃主纳，脾主运，若脾胃受伤，水金失运，停聚而生痰成饮，痰饮上逆于肺，亦可生为咳嗽。因此，陈修园《医学三字经》说："《内经》虽分五脏诸咳，而所尤重者，在'聚于胃关于肺'六字。"

第四节 素问·举痛论

一

（一）**重点经文** 黄帝问曰：余闻善言天者，必有验于人；善言古者，必有合于今；善言人者，必有厌于己。如此，则道不惑而要数极，所谓明也。今余问于夫子，令言而可知，视而可见，扪而可得，令验于己，而发蒙解惑，可得而闻乎？岐伯再拜稽首对曰：何道之问也？帝曰：愿闻人之五藏卒痛，何气使然？岐伯对曰：经脉流行不止，环周不休，寒气入经而稽迟，泣而不行，客于脉外则血少，客于脉中则气不通，故卒然而痛。

（二）**考点说明** 本段主要讲述痛的病因病机，容易出原文阐释及论述题。

【男孩】儿童用品商店送给每位顾客的孩子一个气球。一个男孩想要两个，店员说："非常抱歉，我们只给每个孩子一个气球。你家里还有弟弟吗？"男孩非常遗憾地说："不，我没有弟弟，但是我姐姐有个弟弟，我想给他领一个。"

(三) 原文阐释　人体气血在经脉中无休止地循环运行。寒邪入侵,使经脉气血涩滞不畅,导致气血不通或阻滞不荣,均可发生疼痛。

二

(一) 重点经文
1. 帝曰:其痛或卒然而止者,或痛甚不休者,或痛甚不可按者,或按之而痛止者,或按之无益者,或喘动应手者,或心与背相引而痛者,或胁肋与少腹相引而痛者,或腹痛引阴股者,或痛宿昔而成积者,或卒然痛死不知人,有少间复生者,或痛而呕者,或腹痛而后泄者,或痛而闭不通者,凡此诸痛,各不同形,别之奈何?岐伯曰:寒气客于脉外则脉寒,脉寒则缩踡,缩踡则脉绌急,绌急则外引小络,故卒然而痛,得炅则痛立止;因重中于寒,则痛久矣。寒气客于经脉之中,与炅气相薄则脉满,满则痛而不可按也。寒气稽留,炅气从上,则脉充大而血气乱,故痛甚不可按也。寒气客于肠胃之间,膜原之下,血不得散,小络急引故痛,按之则血气散,故按之痛止。寒气客于侠脊之脉,则深按之不能及,故按之无益也。寒气客于冲脉,冲脉起于关元,随腹直上,寒气客则脉不通,脉不通则气因之,故喘动应手矣。寒气客于背俞之脉,则脉泣,脉泣则血虚,血虚则痛,其俞注于心,故相引而痛。按之则热气至,热气至则痛止矣。寒气客于厥阴之脉,厥阴之脉者,络阴器,系于肝,寒气客于脉中,则血泣脉急,故胁肋与少腹相引痛矣。厥气客于阴股,寒气上及少腹,血泣在下相引,故腹痛引阴股。寒气客于小肠膜原之间、络血之中,血泣不得注于大经,血气稽留不得行,故宿昔而成积矣。寒气客于五藏,厥逆上泄,阴气竭,阳气未入,故卒然痛死不知人,气复反,则生矣。寒气客于肠胃,厥逆上出,故痛而呕也。寒气客于小肠,小肠不得成聚,故后泄腹痛矣。热气留于小肠,肠中痛,瘅热焦渴,则坚干不得出,故痛而闭不通矣。
2. 帝曰:所谓言而可知者也,视而可见奈何?岐伯曰:五藏六府,固尽有部,视其五色,黄赤为热,白为寒,青黑为痛,此所谓视而可见者也。帝曰:扪而可得奈何?岐伯曰:视其主病之脉,坚而血及陷下者,皆可扪而得也。帝曰:善。

(二) 考点说明　本段重点分析了十四种疼痛的证候特点。容易出名词解释、选择题及简答题。

(三) 名词解释
1. 喘动应手:指按之急促应手。"喘"应为"揣"之误。
2. 绌急:屈曲拘急之状。绌,屈曲。急,拘急。
3. 侠脊之脉:指脊柱两旁深部之经脉。冲脉有深浅之别,此言邪客其深者。
4. 背俞之脉:指足太阳经脉,其行于背部的部分有五脏六腑之俞穴,故名之。
5. 厥气上泄,阴气竭,阳气未入:寒气客于五脏,阴气阻绝于内,阳气泄越于外,阴阳之气不相顺接,故卒然痛死不知人。泄,即泄越。竭,指阻隔不通。
6. 成聚:指小肠受盛容留水谷的作用。
7. 坚而血及陷下者:此言局部按诊,皮部络脉按之坚硬,局部血脉壅盛,属实;按之陷下濡软,为虚。

(四) 原文阐释　疼痛有不同的部位、特点和兼症,临床须仔细辨析。今举 14 种痛症为例以示分析之法。一是寒邪侵犯于脉外,使经脉受寒而血行凝滞,经脉收缩拘急而牵引,所以突然疼痛,若得温热则寒消而经脉舒畅,疼痛便可立即停止。如重复受寒,则疼痛可迁延日久不愈,此其二。三是痛甚不可按的,这是寒侵经脉,与阳气交迫,则血行阻滞而脉中邪气充满,阳气与寒邪相争,致经脉充溢满大,气血逆乱,所以痛甚不可按。四是按可止痛的,往往是寒邪侵入肠胃之间,膜原之下,致络脉不能散行,小络拘急牵引作痛，揉按可使气血散。五是按之无益的，是寒邪侵入到侠脊之脉的深处，虽重按不能达到病所。六是寒邪侵及冲脉，此脉起于关元穴，随腹上行，若有寒气刺激，则冲脉气阻激动，所以按其腹部时，就有搏动应手的感觉。七是心与背相引而痛的，是寒邪侵入背俞之脉，致使血脉凝涩，气血不能通过而心失所养，出现血虚而痛；因为背俞内注于心，所以背与心相互牵引作痛，如果用手按之则得热气，疼痛就会停止。八是寒邪侵犯厥阴肝经，其脉绕阴器，抵少腹，上系于肝，若此经受寒，则血凝涩而脉紧急，可致胁肋与少腹相互牵引作痛。九是寒邪侵及阴股，此处为厥阴之脉所过，寒邪由阴股循经上入少腹，致使血滞于下，相互牵引，可见腹痛连及阴股。十是痛久而成积病的，是因为寒侵小肠膜原之间，络血之中，使络血凝滞不能流注，气血留滞不行，日久可逐渐形成积块。十一是突然疼痛而昏厥的，是寒邪侵犯五脏，使五脏之气逆而上越，阴阳气不相交通，因而会出现突然痛死不知人的症候；若气复返，阴阳相济，即可苏醒。十二是痛而呕吐的，是寒邪侵犯肠胃，胃气上逆所致。十三是寒邪侵犯小肠，由于小肠不能正常受盛水谷，因而会发生腹痛而泄泻症候。十四是腹痛而大便干秘的，多因热邪停留于小肠，热盛灼津，使口舌干燥而渴，大便坚而不能出所致。

以上痛证的辨证，主要是通过问诊所得。望诊和切诊也有一定规律可循。一般而言，五脏六腑均在面部有所主的部位，望面部五色及其分布的变化，可以推测病情。面色黄赤主热；面呈白色主寒；面色青黑，主气血凝滞之痛证。切按主病的经脉，如果坚实有力，是邪气过盛；若络脉充盛而起，是血留不散；如经脉下陷，为气血不足。

(五) 理论分析
1. 十四种疼痛的证候特点，归纳起来可以分为三类

(1) 疼痛与缓解方法有关者共六种：得热而疼痛缓解者，是寒邪伤于脉外，病位尚浅，故可用艾灸、热熨之法缓解。疼痛拒按者，是寒热交争剧烈，按之则气血愈加逆乱，故拒按。按之痛不减者，是寒邪深伏于里，按之不能达于病所，故按之不减。痛而喜按者有两证：一是邪伤肠外小络，按之血气畅通；二是按之可使阳热之气直抵病所，使邪气消散，故此两者喜按。也有按之搏动应手，是邪伤冲脉之深者。

(2) 牵引性疼痛有三证：寒客背俞之脉，心与背相引而痛。寒伤厥阴，因肝脉环阴，布胁，抵少腹，故寒邪犯之，经气不利，有胁肋与少腹相引而痛，以及少腹痛引阴股两类型。

(3) 痛证伴有不同兼症者有五：邪客小肠膜原之间，日久气血凝聚，故痛久而兼积聚。有寒邪伤脏，阳气被阴寒壅阻不能入内，阴阳之气不相交通，气机大乱，故发生疼痛性昏厥。胃肠之气下行为顺，寒邪犯之，气反上逆，故腹痛而兼呕吐。寒邪入侵小肠，食物不得消化，清浊不分，并走大肠，故痛兼腹泻。当寒邪从阳化热，或热邪直犯小肠，灼津化燥，故痛兼大便秘结。

【我知道】"我想知道你喜欢干什么，现在是你选择的时候了。""我想整天坐在汽车上兜风而口袋里装满了钱。""我知道了，你想当一名公共汽车售票员。"

2. 疼痛的病因病机：疼痛是临床常见的病症之一，《内经》认为引起疼痛的原因很多，如有六淫外袭、瘀血、虫积等。然其主要因素，则为寒邪。寒邪之所以引起疼痛，主要病机为寒性凝滞收引，使血脉缩踡细急，气血滞涩不畅。痛病的病机本篇概括为"客于脉外则血少，客于脉中则气不通"此两句原文相互补充，即邪气侵犯经脉内外，既可导致气血不通，亦可导致气血衰少，二者均可引发疼痛，换言之，疼痛的病机无外乎虚实两端。从病机分析，大致有以下几个方面：①寒主收引：寒邪入侵经脉，经脉挛缩拘急而疼痛；②血气瘀阻：寒性凝滞，血气瘀涩，痹阻经脉，不通则痛；③寒热搏结：邪实于经，经脉盛满而痛；④血虚不荣：血脉空虚，不能荣养经脉，而致疼痛；⑤脏气逆乱：寒气侵袭五脏，脏气厥逆，阴阳气不相顺接，导致痛而昏不识人。本篇提示临床辨证应从疼痛的部位、性质及临床特点等诸方面去分析。因此，本篇论述对临床辨证颇有启发意义。

（五）理论分析

3. 关于"客于脉外则血少，客于脉中则气不通"：该原文概括了疼痛属实属虚的两种病机，具有纲领性意义，它为疼痛之分证与治法奠定了坚实的理论基础，使得后世医家对疼痛的认识，有章可循，有法可遵，张介宾深得经旨，批评了后世治痛只泻不补的错误倾向，在《类经·疾病类·六十六》中说："后世治痛之法，有曰痛无补法者，有曰通则不痛，痛则不通者，有曰痛随利减，人相传通，皆以为不易之法，凡是痛证无不执而用之。……然痛证亦有虚实，治法亦有补泻，其辨之之法，不可不详"。并根据自己的临床经验指出辨痛虚实之方法，曰："凡痛而胀闭者多实，不胀不闭者多虚。痛而拒按者为实，可按者为虚。喜寒者多实，爱热者多虚。饱而甚者多实，饥而甚者多虚。新病壮实者多实，愈攻愈剧者多虚"。在治疗上提出："故凡表虚而痛者，阳不足也，非温经不可；里虚而痛者，阴不足也，非养营不可；上虚而痛者，心脾受伤也，非补中不可；下虚而痛者，脱泄亡阴也，非速救脾肾、温补命门不可"。可谓对《内经》疼痛虚实病机和诊治理法的发挥运用。

第五节　素问·风论

（一）重点经文
1. 风者，善行而数变。
2. 故风者，百病之长也，至其变化，乃为他病也，无常方，然致有风气也。

（二）考点说明　本段论风。首论风之为正，次论风之为邪的两个特性。容易出原文阐释。

（三）原文阐释　风为阳邪，其性善动，因而传变迅速、变化多端。风邪是引起多种疾病的初始因素。风邪袭人，变化多端，能引起多种疾病，而无一定之规，但其根源在于风气入侵。

第六节　素问·痹论

（一）重点经文
1. 黄帝问曰：痹之安生？岐伯对曰：风寒湿三气杂至合而为痹也。其风气胜者为行痹，寒气胜者为痛痹，湿气胜者为着痹也。
2. 帝曰：其有五者何也？岐伯曰：以冬遇此者为骨痹，以春遇此者为筋痹，以夏遇此者为脉痹，以至阴遇此者为肌痹，以秋遇此者为皮痹。

(一) 重点经文

3. 帝曰：内舍五藏六府，何气使然？岐伯曰：五藏皆有合，病久而不去者，内舍于其合也。故骨痹不已，复感于邪，内舍于肾；筋痹不已，复感于邪，内舍于肝；脉痹不已，复感于邪，内舍于心；肌痹不已，复感于邪，内舍于脾；皮痹不已，复感于邪，内舍于肺。所谓痹者，各以其时重感于风寒湿之气也。

(二) 考点说明　本段阐述了痹证的病因与分类。容易出名词解释、填空题、选择题及原文阐释。

(三) 名词解释

1. 行痹：感受痹邪以风为主，临床以肢节酸痛、游走无定处为特点的痹证，亦称风痹。
2. 痛痹：感受痹邪以寒为主，临床以疼痛剧烈、痛有定处为特点的痹证，亦称寒痹。
3. 着痹：感受痹邪以湿为主，临床以痛处重滞固定，或顽麻不仁为特点的痹证，亦称湿痹。
4. 骨痹、筋痹、脉痹、肌痹、皮痹：合称五体痹，系风寒湿三气在不同季节侵入主时五脏所合五体而成。
5. 五脏皆有合：谓五脏都有与之相联系的五体。

(四) 原文阐释　痹证是风寒湿三气合邪侵犯人体而产生。其中风邪偏胜，临床以酸痛、游走无定处为特点的痹证称行痹；寒邪偏胜，临床以疼痛剧烈、痛有定处为特点的痹证称痛痹；湿邪偏胜，临床以痛处重滞固定或顽麻不仁为特点的痹证称着痹。风寒湿三气在不同季节侵入主时五脏所合五体而形成骨痹、筋痹、脉痹、肌痹、皮痹等五体痹。五体痹病久不愈，将养不慎，重复受邪，使痹邪内传并停留于其所合之脏，形成五脏痹。

(五) 理论分析

1. 论痹的涵义：痹，病名，是指因感受风寒湿邪所致的，气血凝滞，经脉闭阻不通的一类疾病。此处是以病机言其命名的。就《内经》所论"痹"之涵义，主要有四：一为病名，泛指风寒湿邪所致气血经脉闭阻不通的一类疾病。本篇即属此；二指痛风历节病，如《灵枢·寒热病》篇之"骨痹举节不用而痛"者是，本段之"行痹""痛痹""着痹"，亦属于此；三指闭塞不通之病机。如《素问·阴阳别论》之"一阴一阳结，谓之喉痹"，以及《素问·至真要大论》之"食痹则呕"等语中之"痹"，即属于此。四是对阴分病的泛称。如《灵枢·寿夭刚柔》篇说"病在阳者名曰风，病在阴者名曰痹"。《素问·宣明五气》篇亦有类似之说，曰："邪入于阴则痹"。

2. 痹证的病因病机

(1) 风寒湿三气杂至合而为痹：风寒湿三气聚集杂合侵袭人体，才能形成具有特定意义的痹证，这是痹证形成的外因。这种外因是一种复合的邪气，与单一的邪气性质不同，也就是说，倘若只有其中一种邪气侵袭人体，就不可能形成痹证。下文所谓"风气胜""寒气胜""湿气胜"都是在三种邪气杂合俱存的前提下才提出的。

【找医生】一人到某地患了病。他找当地人了解哪位医生医术高。"我们这里有个规定，哪个医生看死一个病人，就在他的诊所里放一个气球。"这个人开始寻找，有个医生的诊所里放了20个气球，另一个放了30个气球，最后他找到一家只放10个气球的诊所。他走进去，医生说："到后面排队去，我今天才开诊，真太忙了。"

（五）理论分析 2. 痹证的病因病机
- （2）季节与发病：外邪致病有着明显的季节性。本篇从五体痹的发生，详述了其发病有明显的季节性。五体内合五脏，外应四时，所以在不同季节感受风寒湿致痹之邪时，就会在不同部位发生相关的痹病。详言之，骨痹，是因冬气通于肾，肾主骨，冬季肾气衰而感受风寒湿邪，侵犯于骨而发；筋痹，是因春气通于肝，肝主筋，春季肝气衰而感受邪气，侵犯于筋而发；脉痹，是因夏气通于心，心主脉，夏季心气不足，感受邪气，伤于血脉而发；肌痹，是因长夏之气通于脾，脾主肌肉，脾气衰，则长夏感受邪气，侵及肌肉而发；皮痹，因秋气通于肺，肺主皮毛，秋季肺气不足，感受邪气，皮表受邪而发。五脏痹的发病，同样也受季节因素的影响。
- （3）行痹、痛痹、著痹的病因病机
  1) "风气胜者为行痹"。行痹的发病，是因于在风寒湿三气聚集侵入人体时风邪偏盛而发生的。由于风性善行数变，因此行痹的主要症状表现是肢体疼痛、游走无定处。
  2) "寒气胜者为痛痹"。痛痹的发病，是因于在风寒湿三气聚集侵入人体时寒邪偏盛而发生的。由于寒性收引、凝滞，故寒邪侵入人体最易导致气血阻闭不通，因此痛痹的主要症状表现是肢体疼痛剧烈、固定不移。
  3) "湿气胜者为著痹"。著痹的发病，是因于在风寒湿三气聚集侵入人体时湿邪偏盛而发生的。由于湿性重浊、黏滞，故湿邪最易阻滞人体气机的运行，因此著痹的主要症状表现是肢体沉重、麻木不仁。
- （4）五体痹和五脏痹的病机
  1) 五体痹的病机：据经文，五体痹是人体在不同季节伤于风寒湿之邪，邪气分别侵袭皮、脉、筋、骨、肉，致使营卫气血涩滞，从而形成的病证。这是从病变部位对痹证进行分类的一种方法，临床上多以联合的形式出现。
  2) 五脏痹的病机："五脏皆有合，病久而不去者，内舍于其合也"，"阴气者，静则神藏，躁则消亡"。这些经文都提示五脏痹的产生机理在于：五体痹日久耗伤五脏的精气，或情志不节、过劳所伤等因素导致五脏精气不能内藏而消亡，二者最终都导致五脏精气不足，这是痹证产生的内在因素；在此基础上，人体复感风寒湿痹邪，这是五脏痹产生的外在因素。两种因素结合，就会导致脏气阻滞，不能正常升降，从而产生五脏痹。
- （5）六腑痹的发病机理：痹邪之所以能伤及六腑而成六腑痹，其机理无外乎内外因素两端。就外部原因而言，是风寒湿致痹之邪伤犯了分布于肌表的六腑经脉。就内部原因而言，一者是"饮食居处，为其病本也"；其二，营卫失调也是其形成的内在条件之一。

诊法常以平旦，阴气未动，阳气未散，饮食未进，经脉未盛，络脉调匀，气血未乱，故乃可诊有过之脉．（《素问·脉要精微论》）

第五章 病证

(五)理论分析　3.论痹病分类　《内经》虽然论述了不同类型的痹病,但就其分类而言,以本篇较为完整而系统。原文是以病因、症状特点、病性,以及病位四方面为依据进行分类的

(1) 依据病因分类:风寒湿邪挟杂致痹时,其间的比例轻重互有不同,因此本篇依据感邪偏重的不同而进行分类。正因为邪气的性质不同,其致病特点必然有别,故而有行痹、痛痹、着痹之殊。后世将其分别命名为风痹、寒痹、湿痹,即源于此。

(2) 以痹病的主要症状特点分类:不同的致病因素,或者同一邪气所伤部位不同,或者同一疾病发生于不同类型的个性体质,其表现的症状特点有较大的差异。本段正是基于这一认识,将痹病分别以症状特点不同分为"行痹""痛痹""着痹"。

(3) 病性分类:所谓病性分类,即是以痹病的寒热性质为分类依据的方法。

(4) 根据病位分类:本篇将痹病按病位分为三类:一类是五体痹;一类是五脏痹;另一类是六腑痹。

(一)重点经文
1. 凡痹之客五藏者,肺痹者,烦满喘而呕;心痹者,脉不通,烦则心下鼓,暴上气而喘,嗌干,善噫,厥气上则恐;肝痹者,夜卧则惊,多饮数小便,上为引如怀;肾痹者,善胀,尻以代踵,脊以代头;脾痹者,四支解堕,发咳呕汁,上为大塞;肠痹者,数饮而出不得,中气喘争,时发飧泄;胞痹者,少腹膀胱按之内痛,若沃以汤,涩于小便,上为清涕。
2. 阴气者,静则神藏,躁则消亡。饮食自倍,肠胃乃伤。淫气喘息,痹聚在肺;淫气忧思,痹聚在心;淫气遗溺,痹聚在肾;淫气乏竭,痹聚在肝;淫气肌绝,痹聚在脾。
3. 诸痹不已,亦益内也,其风气胜者,其人易已也。
4. 帝曰:痹,其时有死者,或疼久者,或易已者,其故何也? 岐伯曰:其入藏者死,其留连筋骨间者疼久,其留皮肤间者易已。
5. 帝曰:其客于六府者,何也? 岐伯曰:此亦食饮居处,为其病本也。六府亦各有俞,风寒湿气中其俞,而食饮应之,循俞而入,各舍其府也。
6. 帝曰:以针治之奈何? 岐伯曰:五藏有俞,六府有合,循脉之分,各有所发,各随其过,则病瘳也。

(二)考点说明　本段重点论述了五脏六腑痹的形成和临床表现以及痹证的预后和治疗。容易出名词解释、原文阐释及论述题。

(三)名词解释
1. 上为引如怀:形容腹部胀大,状如怀妊。《说文》:"引,开弓也"。
2. 尻以代踵,脊以代头:谓足不能行,以尻代之;头俯不能仰,背驼甚,致脊高于头。尻,尾骶部。踵,足跟。
3. 胞痹:即膀胱痹。胞,通脬。
4. 若沃以汤:按之热甚,如灌以热汤。沃,灌也。
5. 静则神藏,躁则消亡:张介宾《类经·疾病类》注:"人能安静,则邪不能干,故精神完固而内藏。若躁扰妄动,则精气耗散,神志消亡,故外邪得以乘之,五脏之痹因而生矣。"
6. 益内:病甚则向内发展。益,古通溢,蔓延之意。
7. 各有所发:各经受邪,均在经脉所循行的部位发生病变而出现症状。
8. 各随其过则病瘳:各随其病变部位之所在而治之则病愈。过,此指病所。瘳(chōu 抽),病愈。

【一杯不喝】在一酒吧间里,一位老顾客在喝酒。他总是两杯两杯地喝。招待员问他:"为什么你不要一杯大的?""我已经戒酒了,一杯不喝。"老顾客笑着说。

（四）原文阐释	1. 五脏痹的症候特点主要是与该脏腑功能相关的表现,如肺主气,司呼吸,故肺痹为烦懑、喘息而呕;心主血脉、主神志,故心痹为血脉痹阻不通而心烦、心悸,突然气机上逆而喘息,咽喉干燥,喜叹息,逆气上乘而恐等。 2. 五脏之气,若神志起居清静和顺则内守自固,烦躁妄动则会消耗衰亡。食饮无度,肠胃就会损伤。从而损伤脏腑之气,痹邪便会乘虚入里。五脏痹的诊断要点是:症见喘息不已的,知痹邪聚于肺;症见忧愁思虑不已的,知痹邪聚于心;症见遗尿不已的,知痹邪聚于肾;症见疲乏力竭的,知痹邪聚于肝;症见肌肉消瘦的,知痹邪聚于脾。 3. 决定痹证预后的因素有偏胜邪气的性质和侵犯部位的深浅。若风邪偏胜,容易痊愈;若痹邪侵入五脏者,邪深病重,预后差;痹邪稽留于筋骨间者,疼痛持久,病情缠绵;痹邪停留在皮肤间者易愈。 4. 痹邪客犯六腑引起的六腑痹,往往以饮食起居为其发病根本。在风寒湿邪外侵其俞穴时,又有饮食失节伤腑为内应,邪气入里犯腑,形成六腑痹。脏腑经脉受邪后均可在其循行部位表现症状,可依病变部位所在,循经取穴或痛处取穴针刺治疗。	
（五）理论分析	1. 五脏痹的形成和临床表现	（1）五脏痹是由五体痹发展而成。五脏精气损伤,加之复感风寒湿气,则五体痹内传相应之脏而成五脏痹。其发病机理有四:①五体痹病久不愈;②各脏在其所应的季节重新感受风寒湿邪;③五脏阴精先伤,是痹传五脏的内在病理基础;④营卫失常,营卫之气是生命活动的重要物资,也是五脏赖以濡养和温煦的物质基础,因此,营卫失调,必致五脏受损,也是五脏痹形成的机理之一。 （2）痹邪阻肺,宣降失常,故有烦闷喘呕之症;痹邪阻心,气闭血滞,心脉不畅,故见心烦心悸等症;痹邪阻肝,肝失疏泄,水湿内聚,故腹胀,"多饮数小便",血运失常,魂不守舍,故夜卧则惊;痹邪阻肾,肾精受损,不能养骨,故身曲不伸,足不能行;痹邪阻脾,中焦失和,四肢乏力,故脘痞、呕逆。
	2. 六腑痹的形成和临床表现	（1）六腑痹的发病机理:①就外部原因而言,是风寒湿致痹之邪伤犯了分布于肌表的六腑经脉。②就内在的病理基础而言,一者是"饮食居处,为其病本也";其二,营卫失调亦应当是形成的内在条件之一。 （2）六腑痹因饮食不节、肠胃先伤,痹邪内传于腑而成。痹邪犯于小肠,分清别浊失职,故"数饮而出不得";痹邪犯于大肠,传导失职,故见泄泻;痹邪犯于膀胱,气化不利,郁而化热,故有少腹痛热、小便短涩等症。
	3. 痹证的预后:痹证的预后转归各不相同,主要与所感偏盛之邪的性质、病位深浅以及病程之长短有关。从感邪的性质论,风为阳邪,其性轻扬,易于驱除,故风邪偏胜者"易已";如系寒湿之阴邪侵犯而偏胜者,由于寒性凝滞,湿性黏腻,难以驱除,故难于治愈。从发病部位论,病在皮肤间者易已;病在筋骨间者,病位深在,故病情缠绵持久;病邪入脏者,预后较差。从病程长短而论,病程短者,邪气轻而病位浅,易于治愈;病程长,邪气深入,病情缠绵持久,难以治愈,预后亦较差。	

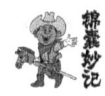

阳虚则外寒,阴虚则内热,阳盛则外热,阴盛则内寒。（《素问·调经论》）

(五)理论分析

4. 痹证的治疗：对痹的治疗，本段虽然仅论针刺治疗，但其基本精神却有广泛意义。原文明确提出了两条基本原则：一是辨证治疗。"五脏有俞，六腑有合，循脉之分"。说明痹病发生的部位，分辨其属脏、属腑，并在何经，而后在其相应经脉之"俞穴""合穴"及相应经脉取穴刺治。二是根据疼痛部位，在痛处取穴。

(一)重点经文

1. 帝曰：荣卫之气亦令人痹乎？岐伯曰：荣者，水谷之精气也，和调于五藏，洒陈于六府，乃能入于脉也，故循脉上下，贯五藏络六府也。卫者，水谷之悍气也，其气慓疾滑利，不能入于脉也，故循皮肤之中，分肉之间，熏于肓膜，散于胸腹。逆其气则病，从其气则愈。不与风寒湿气合，故不为痹。

2. 帝曰：善。痹，或痛，或不痛，或不仁，或寒，或热，或燥，或湿，其故何也？岐伯曰：痛者，寒气多也，有寒故痛也。其不痛不仁者，病久入深，荣卫之行涩，经络时疏，故不通，皮肤不营，故为不仁。其寒者，阳气少，阴气多，与病相益，故寒也。其热者，阳气多，阴气少，病气胜，阳遭阴，故为痹热。其多汗而濡者，此其逢湿甚也，阳气少，阴气盛，两气相感，故汗出而濡也。

3. 帝曰：夫痹之为病，不痛何也？岐伯曰：痹在于骨则重，在于脉则血凝而不流，在于筋则屈不伸，在于肉则不仁，在于皮则寒。故具此五者，则不痛也。凡痹之类，逢寒则虫，逢热则纵。帝曰：善。

(二)考点说明　本段主要论述了营卫的性质及营卫失调是痹病发生的内在原因。容易出原文阐释及论述题。

(三)原文阐释

1. 营卫失调是产生痹证的内因。正常情况下营气散布于五脏六腑，循行于经脉之中，以贯通五脏，联络六腑。卫气性质剽悍，运行迅速滑利，行于脉外之皮肤、肌肉纹理，并熏蒸于胸腹腔的内膜，布散于胸腹。若生活起居不慎，使营卫运行逆乱，就会导致各种痹证的发生；使营卫运行和畅，又可促进病证痊愈。因此，营卫逆乱与风寒湿邪侵犯，两者必须相结合，才能导致痹证发生；若只有一方原因，就不会产生痹证。

2. 各种痹因邪气和体质等的差异，证候特点也有别。疼痛明显者，为阴盛体质，又感寒邪偏重。顽麻不仁，不觉疼痛者，为病久正虚，邪气深入，营卫运行涩滞，经络空虚失养，所以不痛而觉不仁。寒象明显者，为阴盛阳虚体质，痹邪从阴化寒。发热明显者，为阳盛阴虚体质，痹邪从阳化热。汗多而机体湿润者，是由于感受湿邪偏重，又为阴盛阳虚体质，此时人体偏盛之阴气与外来以湿邪为主的风寒湿气相互感应，所以表现出汗多而濡润。

3. 痹邪入骨多表现为沉重，入脉多表现为血流凝涩，入筋多表现为屈不能伸，入肉多表现为麻木不仁，入皮肤多表现为发寒。这五种情况都具备的痹证，往往无疼痛表现。一般情况下，痹病病情与天时气候有关，遇寒会疼痛加重，遇热则缓解。

(四)理论分析　营卫与痹病发生的关系：营行脉中，卫行脉外，阴阳相贯，气血调畅，濡养四肢百骸、脏腑经络。营卫之气与人体防御功能有着密切的关系。营卫和调，则卫外防御能力强，邪气不易侵入人体；若营卫不和，腠理疏松，防御功能减退，则风寒湿邪侵袭，易使脉络闭阻，气血凝滞，而行成痹病。故原文曰："逆其气则病"，"不与风寒湿气合，故不为痹"。说明营卫失调是痹病发生的内在因素之一。

【猫没醒】邻居："昨天晚上，您的酒又喝多了吧？"老王："您怎么知道？"邻居："我家的猫吃了您吐的东西，到现在还没醒来呢！"

第七节 素问·痿论

一

（一）重点经文

1. 黄帝问曰：五藏使人痿，何也？岐伯对曰：肺主身之皮毛，心主身之血脉，肝主身之筋膜，脾主身之肌肉，肾主身之骨髓。故肺热叶焦，则皮毛虚弱急薄，著则生痿躄也。心气热，则下脉厥而上，上则下脉虚，虚则生脉痿，枢折挈，胫纵而不任地也。肝气热，则胆泄口苦，筋膜干，则筋急而挛，发为筋痿。脾气热，则胃干而渴，肌肉不仁，发为肉痿。肾气热，则腰脊不举，骨枯而髓减，发为骨痿。

2. 帝曰：何以得之？岐伯曰：肺者，藏之长也，为心之盖也，有所失亡，所求不得，则发肺鸣，鸣则肺热叶焦。故曰五藏因肺热叶焦，发为痿躄，此之谓也。悲哀太甚，则胞络绝，胞络绝则阳气内动，发则心下崩，数溲血也。故《本病》曰：大经空虚，发为肌痹，传为脉痿。思想无穷，所愿不得，意淫于外，入房太甚，宗筋弛纵，发为筋痿，及为白淫。故《下经》曰：筋痿者，生于肝，使内也。有渐于湿，以水为事，若有所留，居处相湿，肌肉濡渍，痹而不仁，发为肉痿。故《下经》曰：肉痿者，得之湿地也。有所远行劳倦，逢大热而渴，渴则阳气内伐，内伐则热舍于肾，肾者水藏也，今水不胜火，则骨枯而髓虚，故足不任身，发为骨痿。故《下经》曰：骨痿者，生于大热也。

3. 帝曰：何以别之？岐伯曰：肺热者，色白而毛败；心热者，色赤而络脉溢；肝热者，色苍而爪枯；脾热者，色黄而肉蠕动；肾热者，色黑而齿槁。

（二）考点说明 本段主要论述了痿病的病因病机及五体痿的区别。容易出名词解释、选择题、简答题。

（三）名词解释

1. 肺热叶焦：叶焦，是形容肺叶受热灼伤、津液损耗的病理状态。
2. 急薄：形容皮肤干枯无泽、拘急不舒的样子。
3. 痿躄：指四肢萎废不用的病。躄，指下肢行动不便。
4. 枢折挈：枢，枢轴，转轴，在此指关节。折，断也。挈，提也，用手提物曰挈。枢折挈，是形容关节弛缓，不能提举活动，犹如枢轴折断不能活动之状。
5. 腰脊不举：谓腰脊不能活动。
6. 肺鸣：指因肺气不畅而致的喘咳声音。
7. 胞络绝：谓心包之络脉阻绝不通。
8. 心下崩：指心气上下不通，心阳妄动，迫血下行而尿血。崩，大量出血。
9. 白淫：此指男子滑精一类病证。六版：还包括女子带下。
10. 阳气内伐：谓阳热邪气内侵，使津液耗伤。伐，侵也。
11. 水不胜火：谓肾之阴精受损，不能制胜于火热之邪。
12. 肉蠕动：肉蠕，即肌肉软弱。

人受气于谷，谷入于胃，以传与肺，五藏六府，皆以受气，其清者为营，浊者为卫，营在脉中，卫在脉外，营周不休，五十度而复大会，阴阳相贯，如环无端。（《灵枢·营卫生会》）

- (四)理论分析
  - 1. 痿病概念:痿,是指肌肉萎缩,四肢不能随意运动的病。《内经》又称之为"痿躄""痿疾""痿易"等。从其症状特点言,《内经》所载痿病,有弛纵不收性和挛缩不伸性两类。
  - 2. 痿病与痹病的关系
    - (1) 古人常将痹病、痿病混称。之所以有这种痹痿混称的现象,是因为
      1) 痹和痿的病因均与感染湿邪有关。
      2) 痹和痿均属肢体病,病本虽在内脏,但症状多表现于肢体的筋骨肌肉。
      3) 两病均可有肌肤不仁、"足不任身"等某些相似的症状。
      4) 痹病日久,可以演变为肌肉萎缩,肢体运动障碍之痿病。
    - (2) 痹和痿毕竟是两个不同类型的疾病,二者的不同点在于
      1) 病源不同:痹病纯属外感风寒湿邪所得,而痿病有外感,如感热、伤湿;亦有内伤,如情志所伤、房劳所伤等。
      2) 病性不同:痹病以阴寒性质多见,虽有热痹,此不过是由于患者体质而病从热化。本段所论痿病,则以阳热为主。
      3) 病传有别:痹病是外邪先犯形体,体痹病久不愈,内传五脏而致五脏痹。但是,痿病则相反,先有"肺热叶焦"、五脏有热,消灼精血、津液,五体失养,发为五体痿。
      4) 症状特点有别:痿病以手足萎软无力,不能随意运动为主,一般无疼痛、酸楚等症,病情与季节气候无明显的相关性。痹病则不然,是以肢节疼痛、酸楚、困重、麻木为主症,病情变化常受季节气候的影响。
  - 3. 痿证的病因病机
    - (1) 痿病的发病原因:就痿病的病因而言,本篇认为致痿原因有六
      1) 情志不遂。原文分别从"有所失亡,所求不得","悲哀太甚","思想无穷,所愿不得"方面,强调情志所伤、气郁生热而成痿病。
      2) 形劳过度,耗气劫阴,阴不制阳,阳亢生热致痿,如"远行劳倦"者是。
      3) 房室过度,劫耗肾阴,阴虚生热成痿,如"意淫于外,入房太甚"者是。
      4) 外感热邪,伤津耗液而成痿,如"逢大热而渴"者是。
      5) 湿邪浸渍,久留化热致痿,如"有渐于湿,以水为事,若有所留,居处相湿"者是。
      6) 脾胃损伤,阳明虚损致痿。

【历史在重演】父亲跟老师谈论自己的儿子:"请您告诉我,我儿子历史学得怎样?当初我念书的时候,不喜欢这门课,考试总是不及格。"历史老师回答说:"历史在重演。"

(四)理论分析

3. 痿证的病因病机

(2) 痿病的发病机理：痿病形成的机理甚为复杂，原文从五个方面加以论述

1) 五脏气热致痿。由于五脏分主五体，肺主皮毛，心主血脉，肝主筋膜，脾主肌肉，肾主骨髓。所以，五脏气热，熏灼津液，导致筋、脉、肉、皮、骨五体失养，从而发生五体痿。

2) 肺热叶焦致痿。本篇提出"五脏因肺热叶焦，发为痿躄"。说明痿的病变部位虽在四肢，但产生的根源却在五脏，而五脏之中尤以肺为关键。

3) 脾胃气虚致痿。《素问·五藏别论》说："胃者，水谷之海，六府之大源也……五藏六府之气味，皆出于胃"。人有四海，胃居其一。脾胃为气血津液之化源，后天之本。人的脏腑之气，筋脉肌肉，四肢百骸，无不赖脾胃化生的水谷精气以滋养。如果脾胃气虚，不能化生水谷精微，精血津液亏虚，使筋骨肌肉失养，从而发生痿病。后世在论治痿病时，特别强调从阳明脾胃调治，其机理即源于此。

4) 肝肾亏虚致痿。由于肝主筋，为罢极之本；肾主骨，为作强之官。肝肾功能正常，精血充盛，则筋骨劲强，活动正常。如果因各种原因，使肝肾受损，精血亏虚，复因阴虚内热，使筋骨经脉失去濡养，则会导致痿病。

5) 湿邪浸淫致痿。《内经》认为湿邪浸淫是形成痿证的主要外在因素。

综上所述，《内经》论痿有虚实之分，实证因暑热、湿热和寒湿所致，虚证多因脾胃虚弱，肝肾精血亏虚所致，病位涉及五脏，以肺、脾、肝、肾为主。后世医家仍宗《内经》五脏失常而致痿的总体思路，证之于临床，该病多由热、虚、痰、瘀而成，其病位则与肺、胃、肝、肾最为密切。

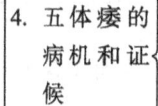

4. 五体痿的病机和证候

(1) 皮痿的病机是肺热叶焦，导致肺津耗伤，不能输布津液于皮毛，皮毛失养而发生痿证。其症状是皮毛干枯不柔润。

(2) 脉痿的病机是心气热导致火热之气上炎，心主一身之血脉，故致下肢脉气厥逆上行而下脉空虚，筋骨、关节失于濡养，从而形成脉痿。其症状是关节弛缓不收。

(3) 筋痿的病机是肝脏有热，灼伤阴血，筋经失养而发筋痿。其症状是筋经干枯、挛急。

(4) 肉痿的病机是脾气热而津液损伤，脾主为胃行其津液，肌肉失于濡养，则形成肉痿。其症状是口干而渴，肌肉不仁甚至痿弱、枯萎。

(5) 骨痿的病机是肾气热而骨枯、髓减，从而形成骨痿。其症状是腰脊不能随意活动。

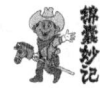

邪之所凑，其气必虚。(《素问·评热病论》)

(一) 重点经文　帝曰:如夫子言可矣。论言治痿者,独取阳明何也? 岐伯曰:阳明者,五藏六府之海,主润宗筋,宗筋主束骨而利机关也。冲脉者,经脉之海也,主渗灌谿谷,与阳明合于宗筋,阴阳摠宗筋之会,会于气街,而阳明为之长,皆属于带脉,而络于督脉。故阳明虚,则宗筋纵,带脉不引,故足痿不用也。帝曰:治之奈何? 岐伯曰:各补其荥而通其俞,调其虚实,和其逆顺,筋脉骨肉,各以其时受月,则病已矣。帝曰:善。

(二) 考点说明　本段论述了治疗痿证的基本原则。容易出简答题。

(三) 名词解释
1. 主束骨而利机关:谓筋具有约束骨而使关节屈伸灵活的作用。机关,此指关节。
2. 阴阳摠宗筋之会:阴阳,指阴经、阳经。摠,会聚也。宗筋,此特指前阴。
3. 阳明为之长:指诸经在主润众筋功用方面,阳明经有主导作用。
4. 各以其时受月:分别以各脏所主季节进行针刺治疗。

(四) 理论分析痿病的治疗
1. 治痿独取阳明:突出强调脾胃在痿病治疗中的重要性,并详述其机理
   (1) "阳明者,五藏六腑之海",乃人身气血津液化生之源泉。
   (2) 阳明"主润宗筋,宗筋主束骨而利机关"。《素问·五藏生成》篇曰:"诸筋者,皆属于节"。阳明盛,气血充,诸筋得以濡养,则关节滑利,运动自如。
   (3) 阴经阳经总会于宗筋,合于阳明。会于前阴者虽有九脉,但冲脉、阳明脉占重要地位,而冲脉通过气街与阳明相会,以接受阳明的气血,故冲脉之气血本于阳明。
   当然,对此问题的理解还应从以下几个角度展开:一是"独取"的含义是"重视"而非"单取"。下文所言治疗痿证"各补其荥而通其俞",即强调治痿在调治阳明的同时还需进行辨证施治。二是痿证的发病还有阳明虚的因素在内。原文所言"阳明虚,则宗筋纵,带脉不引,故足痿而不用也"、《医宗金鉴》中所说"五痿皆由肺热生,阳明无病不能成"即是此义。三是痿证产生的原因在于五脏之热耗伤精气津液,致使五体失于濡养,又且阳明胃为五脏六腑气血化生之源,十二经脉之长,具有化生精气津液的功能,故此,治疗痿证应重视阳明的作用。
2. 辨证论治:本篇指出:"各补其荥,而通其俞,调其虚实,和其顺逆",强调治痿必须辨证论治。虚则补之,实则泻之。
3. 因时制宜:原文指出:对痿病辨证论治的同时,还要考虑时间因素的影响,"筋脉骨肉,各以其时受月,则病已矣",即强调了因时制宜的原则。

【奇联巧对】蒲叶桃叶葡萄叶,草本木本
　　　　　　梅花桂花玫瑰花,春香秋香

此副对联,初看极平常,并无别致惊人之语,但细一琢磨析,方知"柳暗花明"之妙,实属一副奇联巧对。奇在何处? 奇在上联的蒲、桃两种药用植物名,恰好与第三种药用植物名"葡萄"同音。

第八节 灵枢·水胀

一

(一) 重点经文
1. 黄帝问于岐伯曰：水与肤胀、鼓胀、肠覃、石瘕、石水，何以别之？岐伯答曰：水始起也，目窠上微肿，如新卧起之状，其颈脉动，时咳，阴股间寒，足胫瘇，腹乃大，其水已成矣。以手按其腹，随手而起，如裹水之状，此其候也。
2. 黄帝曰：肤胀何以候之？岐伯曰：肤胀者，寒气客于皮肤之间，㱉㱉然不坚，腹大，身尽肿，皮厚，按其腹，窅而不起，腹色不变，此其候也。
3. 鼓胀何如？岐伯曰：腹胀身皆大，大与肤胀等也，色苍黄，腹筋起，此其候也。

(二) 考点说明　本段重点讨论了水胀、肤胀、鼓胀的病因病机、主要症状及三者的鉴别要点。容易出名词解释及简答题。

(三) 名词解释
1. 石水：病名。石水主要表现为少腹肿，脉沉或微大。病机为阴盛阳虚。
2. 目窠上微肿：即眼睑下轻微浮肿，如卧蚕状。
3. 颈脉动：颈脉，指喉结旁之人迎脉。颈脉动，是指水湿内停，内犯血脉，脉中水气涌动，故可见颈脉搏动异常明显的状态。
4. 肤胀：病名，指因寒气客于皮肤之内，出现肿胀症状的一类疾病。
5. 㱉㱉然不坚：指腹腔胀气，外观膨隆，叩击时呈鼓音状。㱉㱉，鼓音。
6. 窅而不起：此谓凹陷不起。窅本谓目深貌，此借喻凹陷。
7. 鼓胀：病名，以腹部胀大如鼓，肤色苍黄，腹筋暴露为特征的一类疾病。

(四) 理论分析
1. 水胀：是阳气不达，水湿停聚的病证。水饮上泛面目，使人目窠微肿；水气上逆阳明，故人迎脉搏动明显；水气逆于肺，而有咳嗽；阳气不达，故阴股间寒；水流于下，故足胫肿；水聚腹中，但皮下无水，故腹间膨大，腹壁无压痕，就如按压在裹水的皮囊上一样。在水胀的这些症状中，最具鉴别诊断意义的症状是："以手按其腹，随手而起，如裹水之状"。

2. 《内经》以发病途径为据，将水肿病分为外感性水肿和内伤性水肿两大类别

(1) 外感性水肿：是指感受外邪而致的水肿病。

1) 肾风：是感受风邪，伤犯于肾，肾不能蒸化水液而致。患者以恶风、多汗、小便不利、腰脊痛、色黑，以头面、上半身肿甚为特点的水肿病如《素问·风论》、《素问·评热病论》和《素问·奇病论》。

2) 风水：是外感风邪，致使水湿不化，风邪与水湿相互搏结而成。初起头面浮肿，渐及全身，小便不利、咳嗽、身痛、恶风、脉浮。此即《素问·水热穴论》之风水病。还见于《灵枢·论疾诊尺》和《灵枢·九针论》。

3) 涌水：是寒邪伤肺，下传于肾，致使肺失宣降，肾失蒸化，水液停聚体内而成。由于肺与大肠相表里，故涌水病患者，可有咳嗽、气喘、腹大如水囊、全身浮肿、肠鸣等症。如《素问·气厥论》。

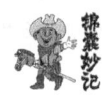

邪气盛则实，精气夺则虚。(《素问·通评虚实论》)

(四) 理论分析

2. 《内经》以发病途径为据,将水肿病分为外感性水肿和内伤性水肿两大类别

(2) 内伤性水肿:是指因七情、饮食劳倦或失治、误治而成的水肿病。

1) 风水:《素问·评热病论》所载之风水与《素问·水热穴论》之风水不同,属于肾风(外感性水肿)误刺伤肾发展而成的内伤性水肿。其基本病机是误刺损伤肾阴,阴虚阳盛,阴阳失衡,致使肾主水液功能失常,水液不化,停蓄体内而成本病。症见浮肿,少气,时热心烦,口干口苦,尿少色黄,肠鸣,不能食,不能仰卧,咳吐清涎,闭经等。此即《素问·评热病论》之风水病。

2) 溢饮:是肝失疏泄,气机郁滞,气不行津液,而致水泛溢于肌肤、肠胃之外的水肿病。本病以全身浮肿,皮色光亮多饮为主要症状。结合病位在肝的特点,究其病因,当属情志所伤而致者为多。见于《素问·脉要精微论》。

3) 石水:是由肾阳受损,阳虚阴盛,阳不化水,水湿内停所致。以少腹肿、下肢肿甚为其特点。见于《素问·阴阳别论》及《灵枢·邪气藏府病形》。

4) 《素问·汤液醪醴论》之水肿病:篇中原文虽然未明其病因,但以"其有不从毫毛而生"作为该水肿病分类的界定,就明示该篇所论之水肿病,属于内伤而非外感所致。该病之发病原因,当与饮酒过度,情志所伤,以至于损伤五脏,气化失常,特别是肺、脾、肾三脏失常为其主要病理基础。由于五脏全面损伤,所以水湿停聚后所致的浮肿症状也就尤为显著。

本篇下文所论之鼓胀病亦属此类。《内经》有关水肿病的分类理论,成为后世研究水肿病的主要理论基础。

3. 肤胀:是由于寒邪所伤,阳气阻滞,水饮留而不行所致,故其主要症状有腹部胀大,空软不实,皮厚,全身肿,用手按其腹壁,深陷不能随手而起,皮色不变等。其中"按之不起"是与水肿病的鉴别要点;"腹色不变"是与鼓胀病的鉴别要点。

4. 鼓胀:是指水湿内停,以腹胀身肿,肤色苍黄,腹壁青筋暴露为特点的疾病。从"色苍黄"症状分析其病机,当属肝郁犯脾,土木不和,气滞湿停,血络瘀阻为其发病机理。水湿浸渍肌肤,故见全身浮肿,水湿停聚,加之肝失疏泄,气机郁滞,气水充斥腹腔,故有"腹胀身皆大,大与肤胀等"的特点;肝脾不和,故其"色苍黄";水湿及郁滞不通之气机,停阻于脉络,故有腹壁青筋暴露之"腹筋起"之症。

肤胀与鼓胀的鉴别:肤胀与鼓胀均有腹大身尽肿的共同症状。二者主要鉴别要点是:肤胀之腹色不变;鼓胀之色苍黄,青筋暴起。因为肤胀以气滞为主,故腹胀而腹色不变;鼓胀是气血瘀滞为主,故腹胀大色苍黄,因血络瘀阻不畅,故腹部青筋暴起。

5. 水胀、肤胀、鼓胀的鉴别:水胀、肤胀、鼓胀三者皆可见腹大身肿。水胀的特点是腹腔有水,以手按其腹随手而起,按之有波动感,皮肤薄而光泽,病理重心在水停,故其治重在利水;肤胀的特点是腹腔无水而有气,故腹部按之无波动感,叩之如鼓,腹色不变,病理重心在气滞,故其治重在行气;鼓胀的特点是腹腔有水,腹色苍黄,并有腹壁脉络突起显露,病理重心在血瘀,故其治疗重在活血。

【风味小吃】顾客:"刮这么大风,也不关窗户?"服务员:"你没看见招牌吗?我们这儿是'风味小吃店'嘛!"

(一)**重点经文** 肠覃何如?岐伯曰:寒气客于肠外,与卫气相搏,气不得荣,因有所系,癖而内著,恶气乃起,息肉乃生。其始生也,大如鸡卵,稍以益大,至其成如怀子之状,久者离岁,按之则坚,推之则移,月事以时下,此其候也。

石瘕何如?岐伯曰:石瘕生于胞中,寒气客于子门,子门闭塞,气不得通,恶血当泻不泻,衃以留止,日以益大,状如怀子,月事不以时下,皆生于女子,可导而下。

黄帝曰:肤胀、鼓胀,可刺邪?岐伯曰:先泻其胀之血络,后调其经,刺去其血络也。

(二)**考点说明** 此节主要讲述了肠覃和石瘕两种疾病的病因病机,主要症状及肤胀、鼓胀的治疗方法。容易出名词解释及简答题。

(三)**名词解释**
1. 肠覃:病名,系指生长于肠外的如菌状的肿瘤。
2. 因有所系:谓寒邪与卫气被束留于局部。
3. 癖而内著:此指寒邪在体内停留。癖,原系积久成习的嗜好,此作积久。著,着的本字,附着不移之意。
4. 恶气:指寒邪与卫气搏结所产生的一种能形成肠覃的致病因素。
5. 息肉:即寄生的恶肉。因其非正常的肉,故称"恶肉"。
6. 石瘕:病名。寒气侵入胞宫,恶血停积而成的肿块,质硬如石,故名石瘕。
7. 子门:即子宫口。
8. 衃以留止:指凝集之败血滞留不得出。衃,凝固而呈紫黑色之死血。
9. 可导而下:指用破血逐瘀的方法治疗。

(四)**理论分析**
1. 积聚病概念和分类:肠覃和石瘕,属于积聚病的范畴。积聚,是以腹内有积块,或痛或胀为主要特征的一类疾病。《内经》所论积聚有三类:
   (1) 为"瘕"类病症。此类又有水瘕、石瘕、血瘕。
   (2) 为"积"类疾病。此类有伏梁、肥气、息贲、肠覃、奔豚等。
   (3) 为"瘤"疾病。此类有筋瘤、肠瘤等。

《内经》认为"积"和"聚"都是有体实质性包块的疾病。自《难经·五十五难》以后,才将二者分而待之。认为腹腔中的包块固定不易,形状大小可以触摸者,属于积病,病位在血分,属于五脏失常所致;认为腹腔中的包块散聚无定者,属于聚病,病在气分,属于六腑失常所致。

2. 积聚的病因病机:《内经》认为积聚形成的病因病机主要有三
   (1) 外感寒邪,气滞津停血瘀而成。因为寒性收引凝滞,而人体之津液、气、血皆有"喜温而恶寒,寒则泣不能流"(《素问·调经论》)的特性。所以,寒邪所伤,久留不去,就会引起气滞、津停、血瘀的病理变化,三者互结,日久成积。本篇所论之肠覃、石瘕之成因,皆如此。
   (2) 七情刺激,气滞、津停、血瘀而成。
   (3) 饮食不节,起居失常,劳倦太过,损伤肝、脾、肾,致使气血郁滞,水湿停聚而成积病。

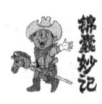

正气存内,邪不可干。(《素问·刺法论》)

(四)理论分析

可见,积病总以气机郁滞、水湿停聚、血行瘀阻为其主要病机。三者互相影响,相互作用,常呈恶性循环,愈积愈深,因此本病表现为渐进性发展和进行性加重。

3. 肠覃和石瘕的鉴别:本段所论之肠覃与石瘕,均系女子下腹部的肿瘤,属于妇科癥瘕病的范畴。其中肠覃是因寒气与卫气相搏,病变是以气滞为主,病位在于肠外及子门之外的下腹部肿块。石瘕是寒气凝滞经血,使恶血不去,衃血留止,病变以血瘀为主,病位在胞中。肠覃与石瘕均有腹部胀大,按之坚硬的症状,但肠覃病变不在子宫内,不影响月经,故月事按时来潮;石瘕病变在子宫内,对月经有影响,故月事不以时下。这是二者的主要鉴别点。

第九节 素问·水热穴论

(一)重点经文 黄帝问曰:少阴何以主肾?肾何以主水?岐伯对曰:肾者,至阴也,至阴者,盛水也;肺者,太阴也,少阴者,冬脉也。故其本在肾,其末在肺,皆积水也。帝曰:肾何以能聚水而生病?岐伯曰:肾者,胃之关也,关门不利,故聚水而从其类也。上下溢于皮肤,故为胕肿。胕肿者,聚水而生病也。帝曰:诸水皆生于肾乎?岐伯曰:肾者,牝藏也,地气上者属于肾,而生水液也,故曰至阴。勇而劳甚则肾汗出,肾汗出逢于风,内不得入于藏府,外不得越于皮肤,客于玄府,行于皮里,传为胕肿,本之于肾,名曰风水。所谓玄府者,汗空也。

(二)考点说明 本段主要论述了肾主水的功能及风水的病因病机。容易出名词解释及原文阐释。

(三)名词解释
1. 至阴:有两义,一是极阴,二是阴中之阴。与脾为至阴有所不同。
2. 肾者,胃之关也:张介宾注:"关者,门户要会之处,所以司启闭出入也"。肾主下焦,开窍于二阴,水谷入胃,清者由前阴而出,浊者由后阴而出;肾气化则二阴通,肾不化则二阴闭;肾气壮则二阴调,肾气虚则二阴不禁,故曰肾者胃之关也。
3. 地气上者属于肾:人体之水液经肾气蒸腾气化,敷布周身而为气为液,犹地气上为云。
4. 风水:感受风邪而得之水肿病,曰风水。因病本在肾,亦名肾风。

(四)原文阐释 肾属至阴主水,属少阴经,应冬;肺属太阴经。水病根本在肾,枝末在肺,若二者功能失调,都能聚水而生病。肾是胃的门户,若门户启闭失常,可致水液积聚,泛溢于皮肤产生肤肿。肾属阴脏,象地气上腾为云一样,主司体内水液的蒸腾气化,敷布周身而为气为液,所以多种水病都源于肾。若自恃体壮而房劳或劳作太过汗出则伤肾,风邪袭虚,汗液聚留于汗孔,流行在肌肉腠理之中,传变为胕肿,病变根本在肾,称为风水。

(五)理论分析 "其本在肾,其末在肺"对于水肿病发病和治疗的重要意义

1. 肾居下焦为至阴之脏,主水,水液只有靠肾之气化才能蒸腾而化为津液,若肾不温化水液,则聚而为水肿;肺居上焦,主气,有宣降功能,能推动并敷布津液,所以水肿病根本在肾,枝末在肺,突出了水肿病发病中肺肾两脏的标本关系。后世辨治水病也是以治肺为标,新病、肌肤病治肺;治肾为本,久病、里病治肾。

【滥用】老冒平时就爱滥用成语。一天,他去祝贺朋友结婚,新娘新郎向来宾敬酒。老冒见新娘俏丽无比,便赞美道:"你今天真是'面目全非'。"接着他举起酒杯又对新郎说:"来,让我们'同归于尽'吧!"

(五) 理论分析 "其本在肾,其末在肺"对于水肿病发病和治疗的重要意义

2. 从经文"其本在肾,其末在肺,皆积水也"和"肾者,胃之关也,关门不利,故聚水而从其类也",结合《素问·经脉别论》中"饮入于胃,游溢精气,上输于脾,脾气散精,上归于肺,通调水道,下输膀胱"分析,水肿病与五脏中的肾、脾、肺关系至密,若肾脾肺功能失调,则气化、运化、宣降受阻,水邪停蓄为肿,治疗上主要从肾脾肺三脏着手。"开鬼门,洁净府"是治水两大基本方法,旨在开肺卫之阳和温通肾阳,重证实证且正气未虚者可用"去宛陈莝"和"缪刺"法,即针刺去恶血以通血脉(后世将此法发展为活血化瘀法),同时辅助微动四极、温衣,也旨在温阳、通阳、振奋阳气。张介宾曰:"盖水为至阴,故其本在肾;水化于气,故其标在肺;水惟畏土,故其制在脾。"由此可见,健脾以运化水湿、宣肺以行水、温肾化气以利水,实乃水肿病治本之法。后世医家受《内经》理论之启发,如张仲景治水诸方即从阳气这一根本出发,每用芪、术健脾,桂、附通阳,麻黄宣肺。

第十节 素问·厥论

(一) 重点经文 黄帝问曰:厥之寒热者,何也?岐伯对曰:阳气衰于下,则为寒厥;阴气衰于下,则为热厥。帝曰:热厥之为热也,必起于足下者何也?岐伯对曰:阳气起于足五指之表,阴脉者集于足下而聚于足心,故阳气胜则足下热也。帝曰:寒厥之为寒也,必从五指而上于膝者何也?岐伯曰:阴气起于五指之里,集于膝下而聚于膝上,故阴气胜则从五指至膝上寒;其寒也,不从外,皆从内也。

(二) 考点说明 此段主要讲述了寒厥、热厥的基本病机和首发症状。容易出简答题。

(三) 理论分析

1. 寒厥、热厥的基本病机:寒厥、热厥是足三阳经之气或足三阴经之气虚衰,故原文指出"阳气衰于下,则为寒厥;阴气衰于下,则为热厥"。二者根本病机均是肾气虚衰,故《灵枢·本神》曰:"肾气虚则厥"。足三阳经从上而下行,沿下肢外侧止于足趾外侧端;阳气虚衰,阳不制阴而阴盛,所以首发症状为足下寒。足三阴经起于足趾内侧端,沿下肢内侧上行;阴气虚衰,阴不制阳而阳亢,所以首发症状为足下热。由于此足下寒是因阳虚阴盛所致,乃为内伤,而非外感,故原文指出"不从外,皆从内也",以此类推,本段足下热亦然。

2. 厥的含义
 (1) 气逆的病机,又作厥逆。如《素问·阴阳应象大论》说:"寒则厥,厥则腹满死"。
 (2) 手足逆冷症状,如《素问·五藏生成》谓:"血……凝于足者为厥"。
 (3) 突然昏倒,不省人事。如《素问·大奇论》曰:"暴厥者,不知与人言"。
 (4) 气逆所致的病证,本篇之厥即属此。
 (5) 有"尽"意,如《灵枢·阴阳系日月》:"两阴交尽,故曰厥阴"。

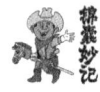

春应中规,夏应中矩,秋应中衡,冬应中权。(《素问·脉要精微论》)

(一)重点经文
1. 寒厥何失而然也？岐伯曰：前阴者，宗筋之所聚，太阴阳明之所合也。春夏则阳气多而阴气少，秋冬则阴气盛而阳气衰。此人者质壮，以秋冬夺于所用，下气上争不能复，精气溢下，邪气因从之而上也；气因于中，阳气衰，不能渗营其经络，阳气日损，阴气独在，故手足为之寒也。
2. 帝曰：热厥何如而然也？岐伯曰：酒入于胃，则络脉满而经脉虚；脾主为胃行其津液者也。阴气虚则阳气入，阳气入则胃不和，胃不和则精气竭，精气竭则不营其四支也。此人必数醉，若饱以入房，气聚于脾中不得散，酒气与谷气相薄，热盛于中，故热遍于身，内热而溺赤也。夫酒气盛而慓悍，肾气有衰，阳气独胜，故手足为之热也。

(二)考点说明　本段重点论述寒厥、热厥的病因病机和症状。

(三)理论分析
1. 寒厥证的病因：患者自恃体壮，不知惜身，在秋冬阳气衰减之时"夺于所用"，恣情纵欲，损伤肾阳；基本病机为"阳气衰于下"，即肾阳虚衰，阳不制阴，阴寒内盛；主要症状是手足寒冷，五趾至膝上先寒，甚则精气溢下，腹满等；其治当以温阳散寒为法，酌情选用四逆汤、当归四逆汤之类。
2. 热厥证的病因：患者经常酒醉饭饱后入房，酒醉饱食则损伤脾胃，入房太甚则伤及于肾；基本病机为"阴气衰于下"，即肾阴亏虚，阴虚阳亢，虚热内扰；主要症状是手足发热，足心先热，尿赤，甚则热遍于身，暴不知人；其治当以滋阴降火为法，酌情选用大补阴丸、知柏地黄丸之类。至于热厥重症之"暴不知人"，则当急用针刺人中等急救之法，以图挽危为安。
3. 《素问·厥论》与《伤寒论》中有关厥证的比较：《伤寒论》所述之厥证，既继承了《素问·厥论》的基本学术思想，又在此基础上有所发展，因此二者不可混为一谈。尤其是热厥，二者所论各异，《伤寒论》之热厥是阳热炽盛、热深厥深，手足逆冷，是为实热，治宜清热泻之，或通泻里热，宜白虎汤、承气汤之类，与《内经》之热厥名同而质异，一虚一实，应仔细分辨。

第十一节　素问·奇病论

(一)重点经文　帝曰：有病口甘者，病名为何？何以得之？岐伯曰：此五气之溢也，名曰脾瘅。夫五味入口，藏于胃，脾为之行其精气，津液在脾，故令人口甘也；此肥美之所发也；此人必数食甘美而多肥也，肥者令人内热，甘者令人中满，故其气上溢，转为消渴。治之以兰，除陈气也。

(二)考点说明　本段重点论述了脾瘅的病因病机、主要症状及治法。

(三)理论分析　脾瘅是由于过食肥甘厚味，化湿酿热，湿热困脾，五谷精气上泛所致，故其主要病机为湿热困脾。由于五谷精气上泛则口甘，过食肥甘则中满，故以口甘、中满为其主要症状。湿热困脾，其治理应清热化湿，而原文指出"治之以兰"，如佩兰之类，是因为佩兰芳香辛散，长于化湿醒脾，使湿浊得去，脾气健运，则蕴热自除，此乃不治热而热自除之法。但若证已"转为消渴"，湿已化热，热盛伤

【鸡屁股在这里】两个朋友去下馆子，半路上打赌：吃鸡的时候，谁能吃到鸡屁股谁就算赢家，由输家请这顿饭。到了饭馆，眼看上菜就要上鸡了，甲装作帮忙接菜，顺手就把鸡屁股塞进嘴里。他把菜端上桌，乙赶忙拿着筷子在盘里划来划去，找鸡屁股。"别找了。"甲指着自己的嘴说："鸡屁股就在这里。"

阴，则芳香之品自当少用或不用。

测试与考研栏——驰骋考研战场，成就高分能手

一、选择题

1. 据《素问·热论》，两感于寒者，则
   A. 不免于死   B. 病轻
   C. 病甚   D. 易已
   E. 病愈   （长春中医药大学）

2. 《素问·热论》提出，热病的恢复期应当禁戒
   A. 房事   B. 劳作
   C. 肉食   D. 七情
   E. 药补   （北京中医药大学）

3. 《素问·热论》两感于寒传变三阴三阳后三日乃死的原因是
   A. 荣卫不行，五脏不通
   B. 胃气乃尽
   C. 经气不能自复
   D. 邪气入里化热
   E. 少阳厥阴受邪太甚   （北京中医药大学）

4. 《素问·热论》强调伤寒病未满三日应当运用的治疗方法是
   A. 清热法   B. 解毒法
   C. 发汗法   D. 通便法
   E. 泄里法   （北京中医药大学）

5. 据《素问·热论》凡病伤寒而成温者，后夏至日者为
   A. 病温   B. 病暑
   C. 病寒   D. 湿温
   E. 中风   （长春中医药大学）

6. 据《素问·热论》"耳聋微闻"是由于
   A. 太阳病衰   B. 少阳病衰
   C. 阳明病衰   D. 太阴病衰
   E. 厥阴病衰   （长春中医药大学）

7. 《素问·评热病论》所说的"劳风"病位在
   A. 肾   B. 心
   C. 肺   D. 肝
   E. 脾   （北京中医药大学）

8. 《素问·评热病论》"邪气交争于骨肉而得汗者"是因为
   A. 邪却而精胜   B. 精衰而邪胜
   C. 伤津而正衰   D. 热邪鸱张
   E. 津气两伤   （北京中医药大学）

9. 《素问·评热病论》所说的"风水"的形成原因是
   A. 风邪外袭于肾而致水液代谢障碍
   B. 风邪犯肺，肺失宣降，水逆不通
   C. 风邪犯肺，三焦气化不利，水道不通
   D. 肾虚受风，水液泛滥
   E. 肾风误刺   （北京中医药大学）

10. 《素问·评热病论》认为"风水"之月事不来的原因是
    A. 瘀血阻滞胞宫   B. 冲任空虚，胞宫失养
    C. 水邪闭阻胞宫   D. 寒凝胞宫
    E. 胞宫气机阻滞   （北京中医药大学）

11. 据《素问·咳论》，症见"咳而失气"者见于
    A. 肝咳   B. 小肠咳
    C. 胃咳   D. 大肠咳
    E. 六腑咳   （长春中医药大学）

12. 《素问·咳论》篇中的病传规律是
    A. 腑病传脏   B. 脏病传腑
    C. 脏病母子传   D. 脏病乘侮传
    E. 表病   （北京中医药大学）

13. 据《素问·咳论》，治疗六腑咳，当取五腧穴的
    A. 井穴   B. 荥穴
    C. 俞穴   D. 经穴
    E. 合穴   （长春中医药大学）

14. 据《素问·咳论》，咳兼喉中介介如梗状，甚则咽肿喉痹，见
    A. 心咳   B. 肝咳
    C. 脾咳   D. 肺咳
    E. 肾咳   （长春中医药大学）

15. 根据《素问·咳论》，治疗咳证应在理肺的同

持脉有道，虚静为保。（《素问·脉要精微论》）

时,加入调理何脏的药物
A. 大肠　　　　　　B. 肝
C. 脾胃　　　　　　D. 肾
E. 心　　　　　　（北京中医药大学）

16. 据《素问·举痛论》,寒气客于肠胃之间,膜原之下,其疼痛性质为
A. 得炅则痛立止　　B. 痛不可按
C. 按之益　　　　　D. 按之无益
E. 按之痛止　　　（长春中医药大学）

17. 根据《素问·举痛论》,与疼痛的产生关系最为密切的邪气是
A. 风邪　　　　　　B. 寒邪
C. 火邪　　　　　　D. 湿邪
E. 燥邪　　　　　（北京中医药大学）

18. 据《素问·举痛论》,疼痛日久而成积,是由于寒气客于
A. 背俞之脉
B. 夹脊之脉
C. 小肠膜原之间
D. 厥阴之脉
E. 肠胃之间,膜原之下
　　　　　　　　（长春中医药大学）

19. 据《素问·举痛论》,心与背相引而痛,是由于寒气客于
A. 夹脊之脉　　　　B. 厥阴之脉
C. 小肠　　　　　　D. 膜原
E. 背俞之脉　　　（长春中医药大学）

20. 根据《素问·痹论》所述,以疼痛剧烈,固定不移为特点的痹证为
A. 皮痹　　　　　　B. 行痹
C. 痛痹　　　　　　D. 著痹
E. 筋痹　　　　　（北京中医药大学）

21. 《素问·痹论》指出,肾痹的症状是
A. 烦满而呕
B. 中气喘争时发飧泄
C. 四肢解堕,发咳呕汁
D. 夜卧则惊,多饮数小便
E. 善胀,尻以代踵,脊以代头

22. 《素问·痹论》指出,痹聚在脾的原因是
A. 淫气乏竭　　　　B. 淫气喘息
C. 淫气忧思　　　　D. 淫气遗溺
E. 淫气肌绝　　　（长春中医药大学）

23. 根据《素问·痹论》所述,症见"肌肤麻木不仁"者,痹在于
A. 筋　　　　　　　B. 脉
C. 肉　　　　　　　D. 皮
E. 骨　　　　　　（北京中医药大学）

24. 根据《素问·痹论》所述,认为痹病痛久的原因是
A. 痹邪入脏　　　　B. 痹邪留于皮肤
C. 痹邪留于筋骨　　D. 痹邪入腑
E. 痹邪入血　　　（北京中医药大学）

25. 根据《素问·痹论》所述,认为痹病"汗出而濡"的机理是
A. 阳虚　　　　　　B. 阴虚
C. 阴虚又感湿邪　　D. 阳虚又受风邪
E. 阳虚又感湿邪　（湖南中医药大学）

26. 溲血见于《素问·痿论》中痿证的
A. 痿躄　　　　　　B. 筋痿
C. 骨痿　　　　　　D. 脉痿
E. 肉痿　　　　　（长春中医药大学）

27. 根据《素问·痿论》所述,痿证的病机是五脏气热,其中最关键的是
A. 肝热筋枯　　　　B. 脾热肉枯
C. 心热脉痿　　　　D. 肺热叶焦
E. 肾热髓枯　　　（北京中医药大学）

28. 据《素问·痿论》,有"主束骨而利机关"的作用的是
A. 络脉　　　　　　B. 经脉
C. 宗筋　　　　　　D. 经筋
E. 肌肉　　　　　（长春中医药大学）

29. 根据《素问·痿论》所述,骨痿形成的主要病因病机是
A. 房劳过度　　　　B. 思虑无穷
C. 大热所伤　　　　D. 有渐于湿

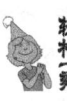

【众寡悬殊】孩子:"爸爸,什么叫'众寡悬殊'?"父亲:"那是形容旧社会穷人苦,许多寡妇活不下去,只好悬梁自尽。"母亲:"不对！'众'就是大众,'寡'就是寡妇,那是说普通人与寡妇的差别很大。"

E. 悲哀太甚　　　　　（北京中医药大学）

30. 据《灵枢·水胀》,"按其腹窅而不起,腹色不变"见于
    A. 水胀病　　　　B. 肤胀
    C. 鼓胀　　　　　D. 肠覃
    E. 石瘕　　　　　（北京中医药大学）

31. 据《灵枢·水胀》,"色苍黄,腹筋起"见于
    A. 水胀　　　　　B. 鼓胀
    C. 肤胀　　　　　D. 肠覃
    E. 石瘕　　　　　（长春中医药大学）

32. 《灵枢·水胀》认为"石瘕"的病因病机为
    A. 寒气客于皮肤之间　B. 寒气客于肠外
    C. 寒气客于五脏　　　D. 寒气客于子门
    E. 寒气客于皮表　　（北京中医药大学）

33. 据《灵枢·水胀》,"以手按其腹,随手而起,如裹水之状"的是
    A. 水胀　　　　　B. 肤胀
    C. 肠覃　　　　　D. 石瘕
    E. 鼓胀　　　　　（长春中医药大学）

34. 《素问·厥论》认为热厥的主证是
    A. 发热　　　　　B. 仆倒
    C. 手足热　　　　D. 面赤
    E. 脉数　　　　　（北京中医药大学）

35. 《素问·厥论》言:"阳气衰于下,则为寒厥"之阳气是指
    A. 手三阳经之气　　B. 足三阳经之气
    C. 肾阳　　　　　　D. 肝阳
    E. 少阳经之阳气　　（北京中医药大学）

36. 治疗热病,病在三阳当
    A. 攻下　　　　　B. 发汗
    C. 逐瘀　　　　　D. 止汗
    E. 泄热　　　　　（湖南中医药大学）

37. 治疗热病,病在三阴当
    A. 泄热　　　　　B. 攻下
    C. 发汗　　　　　D. 逐瘀
    E. 和解　　　　　（湖南中医药大学）

38. 《素问·热论》中"诸阳之属"是指
    A. 少阳　　　　　B. 阳明

C. 太阳　　　　　D. 督脉
E. 阳维脉　　　　（湖南中医药大学）

39. 与痹热形成机理无关的是
    A. 阳气多　　　　B. 阴气少
    C. 外感热邪　　　D. 阳胜阴
    E. 外感风寒湿邪　（湖南中医药大学）

40. 外感热病中,暑病的治疗禁忌是
    A. 泄热　　　　　B. 攻下
    C. 凉血　　　　　D. 止汗
    E. 利湿　　　　　（湖南中医药大学）

41. 据《素问·热论》"伤寒一日,巨阳受邪"则
    A. 不得卧　　　　B. 头项痛
    C. 烦闷　　　　　D. 腰脊强
    E. 耳聋　　　（多选,长春中医药大学）

42. 据《素问·咳论》,"肺咳之状"的表现是
    A. 心痛　　　　　B. 咽肿
    C. 咳而喘息有音　D. 喉痹,右胁下痛
    E. 甚则唾血　　（多选,长春中医药大学）

43. 据《素问·痹论》,肾痹的症状是
    A. 善胀　　　　　B. 尻以代踵
    C. 脊以代头　　　D. 四肢解堕
    E. 发咳呕汁　　（多选,长春中医药大学）

44. 据《素问·痿论》,骨痿的症状是
    A. 腰脊不举　　　B. 胫肿而不任地
    C. 骨枯而髓减　　D. 筋急而挛
    E. 肌肉不仁　　（多选,长春中医药大学）

45. 据《素问·热论》,伤寒五日,少阴受邪则
    A. 烦满　　　　　B. 鼻干
    C. 口燥　　　　　D. 舌干
    E. 渴　　　　　（多选,长春中医药大学）

46. 据《素问·咳论》,肾咳的表现是
    A. 咳而遗尿　　　B. 动则咳剧
    C. 甚则咳涎　　　D. 咳而失气
    E. 咳则腰背相引而痛
    　　　　　　　　（多选,长春中医药大学）

47. 据《素问·痹论》,脾痹的症状是
    A. 嗌干　　　　　B. 发咳
    C. 呕汁　　　　　D. 上为大塞

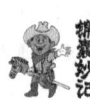

病为本,工为标,标本不得,邪气不服。（《素问·汤液醪醴论》）

E. 四肢解堕　　　（多选，长春中医药大学）
48.《素问·痿论》指出,筋痿的症状是
   A. 筋膜干　　　　B. 枢折挈
   C. 胆泄口苦　　　D. 筋急而挛
   E. 腰脊不举　　　（多选，长春中医药大学）
49. 据《素问·咳论》,肺咳的表现是
   A. 咳而咳涎　　　B. 甚则唾血
   C. 咳而喘息有音　D. 咳而呕
   E. 咳而胸痛　　　（多选，长春中医药大学）
50. 据《素问·痹论》,肝痹的症状是
   A. 上为引如怀　　B. 夜卧则惊
   C. 善胀　　　　　D. 善嗌
   E. 多饮数小便　　（多选，长春中医药大学）
51. 据《素问·痿论》,心气热则
   A. 筋膜干　　　　B. 下脉厥而上
   C. 下脉虚　　　　D. 皮毛虚弱急薄
   E. 肌肉不仁　　　（多选，长春中医药大学）
52. 据《灵枢·水胀》指出,肠覃的病因病机是
   A. 寒气客于肠外,与卫气相搏
   B. 气不得荣
   C. 恶气乃起
   D. 癖而内著
   E. 息肉乃生　　　（多选，长春中医药大学）
53. 据《灵枢·水胀》指出,石瘕的病因病机是
   A. 恶血当泻不泻,衃以留止
   B. 子门闭塞,气不得通
   C. 恶气乃起
   D. 癖而内著
   E. 寒气客于子门　（多选，长春中医药大学）

二、填空题
1. 诸遗者,_____,故有所遗也。
   （北京中医药大学）
2. 病热少愈,_____,_____,此其禁也。
   （黑龙江中医药大学）
3. 岐伯曰:治之_____,病日衰已矣。其未满三日者,_____;其满三日者,_____。
   （黑龙江中医药大学）
4. 帝曰:治之奈何? 岐伯曰:_____。巨阳引

精者三日,_____五日,不精者七日,咳出青黄涕,_____,大如弹丸,从口中若鼻中出,不出则伤肺,_____也。（北京中医药大学）
5. 岐伯曰:_____,_____,阴虚者阳必凑之,故少气时热而汗出也。小便黄者,_____ _____也。（北京中医药大学）
6. 此皆聚于_____,关于_____,使人多涕唾而_____也。（北京中医药大学）
7. 寒气入经而稽迟,_____,客于脉外则_____,客于脉中则_____,故卒然而痛。
   （长春中医药大学）
8. 五藏六府固尽有部,视其五色,黄赤为_____,白为_____,青黑为_____,此所谓视而可见者也。（北京中医药大学）
9. 故风者_____也,至其变化乃为他病也,无常方,然致有_____也。（北京中医药大学）
10. 荣者水谷之精气也,_____,洒陈于六府,乃能入于脉也,故循_____上下,贯五藏络六府也。（北京中医药大学）
11. 卫者,水谷之_____也,其气慓疾滑利,不能入于脉也,故循_____之中,分肉之间,熏于_____,散于胸腹。（北京中医药大学）
12. _____三气杂至,合而为痹也。
    （北京中医药大学）
13. 其风气胜者为_____,寒气胜者为_____,湿气胜者为也_____。
    （湖南中医药大学）
14. 五藏皆有_____,病久而不去者,内舍于其_____也。（北京中医药大学）
15. 阴气者,静则_____,躁则_____,饮食自倍,_____。（长春中医药大学）
16. 凡痹之类,逢寒则_____,逢热则_____。
    （北京中医药大学）
17. 故曰:五藏因_____,发为_____,此之谓也。（北京中医药大学）
18. 悲哀太甚,则胞络绝,胞络绝则_____,发则_____也。（北京中医药大学）
19. 阳明者,_____,主润宗筋,宗筋主

【漫长的付款期】一个人走进信用社,为一张婴儿床交最后一笔分期支付的款项。"谢谢,"经理说,"现在这孩子怎么样了?""哎,"这个人回答说,"我很好。"

也。　　　　　　（北京中医药大学）
20. _____衰于下,则为寒厥；_____衰于下,
则为热厥。　　　（北京中医药大学）
21. 肾者_____也,至阴者盛水也,肺者
_____也,少阴者冬脉也,故其本在
_____,其末在_____,皆积水也。
　　　　　　　　　（北京中医药大学）
22. 肾者_____之关也,关门闭不利,故聚水而
从其类也。上下溢于皮肤,故为_____。
　　　　　　　　　（北京中医药大学）
23.《素问·痹论》指出,肝痹的主症是夜卧
_____,多饮数_____。
　　　　　　　　　（湖南中医药大学）
24.《素问·痹论》指出,心痹的主症是_____烦
则心下_____。　　（湖南中医药大学）
25.《灵枢·水胀》指出,肠覃由寒气客于_____,
石瘕由寒气客于_____。（湖南中医药大学）

三、名词解释
1. 伤寒　　　　　　　　（北京中医药大学）
2. 两感　　　　　　　　（长春中医药大学）
3. 阴阳交　　　　　　（黑龙江中医药大学）
4. 精无俾　　　　　　　（北京中医药大学）
5. 风厥　　　　　　　　（北京中医药大学）
6. 劳风　　　　　　　　（北京中医药大学）
7. 强上冥视　　　　　（黑龙江中医药大学）
8. 肾风　　　　　　　　（北京中医药大学）
9. 正偃　　　　　　　　（北京中医药大学）
10. 风水　　　　　　　　（北京中医药大学）
11. 侠脊之脉　　　　　　（北京中医药大学）
12. 背俞之脉　　　　　　（长春中医药大学）
13. 行痹　　　　　　　　（北京中医药大学）
14. 痛痹　　　　　　　　（北京中医药大学）
15. 著痹　　　　　　　　（北京中医药大学）
16. 肺热叶焦　　　　　　（湖南中医药大学）
17. 痿躄　　　　　　　　（长春中医药大学）
18. 枢折挈　　　　　　　（湖南中医药大学）
19. 胞络绝　　　　　　　（长春中医药大学）
20. 心下崩　　　　　　　（长春中医药大学）

21. 白淫　　　　　　　　（湖南中医药大学）
22. 石水　　　　　　　　（北京中医药大学）
23. 肤胀　　　　　　　　（北京中医药大学）
24. 窅而不起　　　　　　（湖南中医药大学）
25. 鼓胀　　　　　　　　（北京中医药大学）
26. 肠覃　　　　　　　　（湖南中医药大学）
27. 恶气　　　　　　　　（北京中医药大学）
28. 石瘕　　　　　　　　（湖南中医药大学）
29. 衃以留止　　　　　　（湖南中医药大学）
30. 至阴　　　　　　　　（北京中医药大学）
31. 两胠　　　　　　　（黑龙江中医药大学）
32. 长虫　　　　　　　（黑龙江中医药大学）
33. 目窠　　　　　　　　（湖南中医药大学）
34. 子门　　　　　　　　（湖南中医药大学）

四、原文阐释
1. 巨阳主气。　　　　　（北京中医药大学）
2. 以救俯仰。　　　　　（北京中医药大学）
3. 巨阳引。　　　　　　（北京中医药大学）
4. 精者三日,中年者五日,不精者七日。
　　　　　　　　　　　（北京中医药大学）
5. 五藏各以其时受病。　（北京中医药大学）
6. 聚于胃,关于肺。　　（北京中医药大学）
7. 厥气上泄,阴气竭,阳气未入。
　　　　　　　　　　　（北京中医药大学）
8. 上为引如怀。　　　　（湖南中医药大学）
9. 尻以代踵,脊以代头。（北京中医药大学）
10. 阳气内伐。　　　　　（北京中医药大学）
11. 癖而内著。　　　　　（北京中医药大学）
12. 肾者,胃之关也。　　（北京中医药大学）
13. 治之各通其藏脉,病日衰而已矣。其未满三日
者,可汗而已；其满三日者,可泄而已。
　　　　　　　　　　（黑龙江中医药大学）
14. 五藏之久咳,乃移于六府。
　　　　　　　　　　（黑龙江中医药大学）
15. 逆其气则病,从其气则愈,不与风寒湿气合,故
不为痹。　　　　　（黑龙江中医药大学）

五、简答题
1. 你对"五藏六府皆令人咳,非独肺也"是怎样理

解的？　　　　　　　（长春中医药大学）
2. 据《灵枢·水胀》，谈谈水胀、肤胀、鼓胀的鉴别要点。　　　　　　　　（长春中医药大学）
3. 如何理解"今夫热病者,皆伤寒之类也"？
　　　　　　　　　　　（长春中医药大学）
4. 结合《素问·痹论》，简述营卫之气与痹证的关系？
　　　　　　　　　　　（长春中医药大学）
5. 简述《素问·评热病论》阴阳交的病机、主要证候和预后。　　　　　（北京中医药大学）
6.《素问·评热病论》风厥病与《素问·热论》太阳少阴两感证病位相同，但预后不同，原因何在？
　　　　　　　　　　　（北京中医药大学）
7.《素问·评热病论》劳风病的病机、病位和主要症状及预后是什么？　（北京中医药大学）
8.《素问·举痛论》所涉及的寒邪致痛的机理有哪些方面？　　　　　（北京中医药大学）
9.《素问·痹论》关于痹证的分类方法有哪几种？
　　　　　　　　　　　（北京中医药大学）
10. 简述《素问·痿论》"五藏因肺热叶焦，发为痿躄"的机理。　（北京中医药大学）
11. 谈谈你对"其本在肾，其末在肺"（《素问·水热穴论》）的认识。　（北京中医药大学）
12. 人感受寒邪引起温热病，其预后和转归中有"三死"，"一生"，"三死"，"一生"各指什么？根据是什么？　　　（黑龙江中医药大学）
13. 根据《素问·热论》为什么说"两感于寒,必不免于死"？　　　　　（黑龙江中医药大学）
14. 注释下文中"——"部分，并解释其发生的机理。
"心痹者，脉不通，烦则心下鼓，暴上气而喘，嗌干，善噫，厥气上则恐"（黑龙江中医药大学）

六、论述题

1. 结合《素问·咳论》谈谈咳嗽的病因病机。
　　　　　　　　　　　（长春中医药大学）
2. 怎样理解咳嗽"此皆聚于胃，关于肺"，对临床有何指导意义？　　　（天津中医药大学）
3. 试述《素问·热论》与《伤寒论》对外感热病认识的异同。　　　　　　（北京中医药大学）
4.《素问·评热病论》肾风、风水病的病因病机和症状各是什么？有何异同？风水病名与后世的含义是否相同？　（北京中医药大学）
5. 以《素问·举痛论》所列14种疼痛为例，简述疼痛的临床辨证要点。　（北京中医药大学）
6. 结合《素问·痹论》原文，应如何认识痹证的成因？
　　　　　　　　　　　（天津中医药大学）
7. 结合《素问·咳论》与目前临床情况对咳证的证候、病机、转归进行论述比较。
　　　　　　　　　　　（天津中医药大学）
8. 如何理解《素问·痿论》"治痿独取阳明"？
　　　　　　　　　　　（湖南中医药大学）
9.《素问·痹论》是如何论述痹证的分类？
　　　　　　　　　　　（北京中医药大学）
10. 据《素问·评热病论》试述辨汗在热病诊治中的意义。　　　　　（黑龙江中医药大学）
11. 什么是热遗？热遗发生的病因、病机是什么？如何防止热遗的发生？　（黑龙江中医药大学）

七、其他题型

改错题（说明：指出下列句子中的错误之处，并改正之，每句只有一处错误。）

1. 据《灵枢·水胀》所述，肠覃的产生，首先在于寒气与瘀血相搏。　　（湖南中医药大学）
2. 据《灵枢·水胀》所述，石瘕的形成，主要在于寒气与卫气相搏。　　　（湖南中医药大学）
3. 土衰木败，肝脾俱伤，是肤胀的病机。
　　　　　　　　　　　（湖南中医药大学）
4. 石瘕生于胞中，月事以时下。
　　　　　　　　　　　（湖南中医药大学）
5.《素问·热论》中"其满三日者，可泄而已"。泄，指用攻下法。　　　　　（湖南中医药大学）
6.《素问·热论》中"热病已愈，时有所遗者"，遗指大小便失禁。　　　　　（湖南中医药大学）

【物尽其用】 在一家工厂，我那位朋友正在有条不紊地指挥生产，稀疏的头发想方设法地覆盖在脑袋上。"你已经使之成为一门科学了，"我赞叹道，"每一根头发都做了安排。"
"是啊，"朋友苦笑着说，"过去它们只有一个总数，可现在它们各有自己的名字了。"

第六章 诊 法

板书与教案栏——浓缩教材精华,打破听记矛盾

本章节包含了程士德主编的《内经讲义》(第七章 诊法)、王洪图主编的《内经选读》(下篇 原文导读 相关篇章)、《内经讲义》(中篇 第六章 诊法)、烟建华主编的《内经选读》(原文导读 第六章 诊法)、王庆其主编的《内经选读》(第九单元 脉要精微)翟双庆主编的《内经选读》(原文导读 第六章 诊法)贺娟、苏颖主编的《内经讲义》(原文导读 第九章 色脉参伍)等教材的重点经文,主要内容涉及诊法的原理、规范和方法等等。

第一节 素问·脉要精微论

一

(一)重点经文
1. 黄帝问曰:诊法何如?岐伯对曰:诊法常以平旦,阴气未动,阳气未散,饮食未进,经脉未盛,络脉调匀,气血未乱,故乃可诊有过之脉。
2. 切脉动静,而视精明,察五色,观五藏有余不足,六府强弱,形之盛衰,以此参伍,决死生之分。

(二)考点说明　本段阐述了"诊法常以平旦"的机理,还确立了四诊合参、全面诊察的诊法原则。容易出选择题、填空题、名词解释、原文阐释题和论述题。

(三)名词解释
1. 诊法:诊病的原则与方法。按"诊法常以平旦……"之意,诊法在此当指诊脉。
2. 有过之脉:有病之脉。
3. 精明:指眼睛、眼神。眼神是脏腑精气上注于目的表现。

(四)原文阐释
1. 诊脉的时间,以平旦为宜。平旦是气由阴出阳的交接时刻,此时人刚刚醒寤,没进饮食,尚未劳作,环境安静,阴气未扰动,阳气未耗散,经络调匀,气血平静,脉象所发生的异常变化全为病气所致,因而利于诊察疾病。
2. 在诊察脉搏的动静变化的同时,还应观察眼睛、眼神,以候神气,诊察五色的变化,以审脏腑之强弱虚实及形体的盛衰,相互参合比较,以判断疾病的吉凶转归。

(五)理论分析
1. 关于"诊法常以平旦"的原则
(1)"诊法常以平旦"是指诊病特别是诊脉的时间以平旦为宜。
(2)平旦诊病的原理是:此时病人经过一夜的休息之后,刚刚醒寤,尚未劳作和进饮食,阴气未扰动,阳气未耗散,经络调匀,气血平静,机体内环境还处于相对稳定的状态,没有受到除病以外的其他因素的干扰,望闻问切所诊察出来的人体征象均为病气所致,因此脏腑经脉气血的盛衰状况也就能够被如实地反映出来,而在此时诊病也就有利于对疾病状况作出正确的判断。
(3)"诊法常以平旦"的精神实质在于临床诊病必须保持"静",令病人平静,并保持环境安静,这样,才能尽可能地排除非疾病因素对患者状态的影响,从而获取准确的病情资料,对疾病作出正确的诊断。所以对平旦诊脉的时间规定不必拘泥,而只宜守其法则。

间者并行,甚者独行.(《素问·标本病传论》)

(五) 理论分析

2. 多种诊法合参

(1)《素问·脉要精微论》确立了四诊合参、全面诊察的诊法原则。也就是说，只有通过四诊多层次、多角度、广泛地收集临床资料，即切脉、望目察色、观形体强弱、审察脏腑的强弱和形体的盛衰、听闻病人所发出的异常声音、问讯病人的二便状况等多种手段并用，彼此相互参证，才能全面掌握病情，"决死生之分"，才能全面把握病情，正确判断病势及预后吉凶。故《灵枢·邪气藏府病形》云："能参合而行之者，可以为上工。"

(2) 不同的症状，需要用不同的诊法去了解，如有的疾病较明显的反映在神色方面，则需要望而知之；有的脉象变化显著，则切而治之；有的语声改变突出，及分泌物、排泄物气味则需闻而知之；有些病之隐情，则需问而知之。因此，需四诊参合，全面收集临床资料，整体分析，方能作出正确的诊断。如章楠《医门棒喝·四诊合参与脉症从舍论》所说："望、闻、问、切，名曰四诊，医家之规矩准绳也。四诊互证，方能知其病源。"

(3) 四诊合参是将四诊而得的全部临床资料，以中医的整体观，进行综合分析，由表及里、辨别疑似、去伪存真、洞察本质、理清关系，从而做出正确的诊断。有些病的病情复杂，会出现脉证不合或阴盛格阳、阳盛格阴、真寒假热、真热假寒、真实假虚、真虚假实诸证，临床时需充分运用四诊合参，仔细分析，或舍脉从证，或舍证从脉，以去伪存真、抓住疾病本质。

(一) 重点经文　夫脉者，血之府也。长则气治，短则气病；数则烦心，大则病进；上盛则气高，下盛则气胀；代则气衰，细则气少，涩则心痛；浑浑革至如涌泉，病进而色弊；绵绵其去如弦绝，死。

(二) 考点说明　本段论述了脉诊的原理及其运用要领。容易出选择题、填空题、名词解释、原文阐释题和论述题。

(三) 原文阐释　经脉为气血藏聚和流通之处，所以脉象的变化可反映气血的病变。如脉体和柔而长，充满本位，为气血平和无病；脉体较短，不及本位，为气血不足之病。脉数为热，火扰于内，可见心烦不安之症；脉象满指而大者，表示邪气方张，病情正在继续发展。寸口脉近腕侧盛大，主邪气上逆，可见胸满气喘；远腕部脉象盛者，主邪聚于下，故腹部满胀。代脉脉来动而中止，不能自还，良久复动，止有定数，反映脏气衰弱；脉来如细丝，为精气、元气亏损之脉，主诸虚劳损，血气衰少；脉往来涩滞，主气血虚少、气滞血瘀，心主血，故现心痛之症。脉来滚滚而急，如泉水涌出，主邪气亢盛，病情加重，伴见气色败坏；若脉微细欲绝，微微似有而不甚应手，其去如弓弦断绝，是血气衰竭不能充脉并鼓动血行，故主死证。

【体贴】妻："昨天晚上你睡觉后，我把你裤子口袋里的破洞补好了。你说，我是不是一个很体贴你的人？"夫："那当然！你一直对我很体贴。可你是不是能告诉我，你是怎么发现我的裤子口袋破了一个洞的？"

(四) 理论分析　脉诊的诊病原理及脉象主病
- (1) 气血为诊脉的终始。诊脉的道理之一，在于切脉可诊全身之气血
  1) "脉者，血之府也。"脉是血汇聚流行之处，血"以奉生身，莫贵于此，故独得行于经隧。"(《灵枢·营卫生会》)
  2) 血行于脉中赖气的统帅而循行不息，在本段所举十一种脉象里，有六种言诊"气"之状况，如"长则气治，短则气病，上盛则气高，下盛则气胀，代则气衰，细则气少"，正说明了脉诊可诊全身气血。
- (2) 气血是人生命活动的重要物质基础，所以《素问·调经论》说："人之所有者，血与气耳。"全身各种精气莫不与之相关，所以《营卫生会》有"夺血者无汗，夺汗者无血"，后世总结为"精血互化"、"津血同源"。气血旺盛也是各脏腑组织生机旺盛的基础。可见，通过切脉可以诊察全身之气血，而了解全身之状况。

(一) 重点经文　夫精明五色者，气之华也。赤欲如白裹朱，不欲如赭；白欲如鹅羽，不欲如盐；青欲如苍璧之泽，不欲如蓝；黄欲如罗裹雄黄，不欲如黄土；黑欲如重漆色，不欲如地苍。五色精微象见矣，其寿不久也。夫精明者，所以视万物，别白黑，审短长，以长为短，以白为黑，如是则精衰矣。

(二) 考点说明　本段论述了望色、察目的原理及其要点。容易出选择题、填空题、名词解释、原文阐释题和论述题。

(三) 名词解释
1. 精明五色者，气之华：面色与眼睛均是脏腑精气之外华。精明，眼神，包括两目的视觉功能。五色，面之五色。
2. 五色精微象见：指五脏之真脏色暴露于外，而毫无藏蓄，为真气外泄之逆象。

(四) 原文阐释　面部气色和眼神，皆脏腑精气上注荣华所在。色诊之要，以明润含蓄为善，以晦暗暴露为恶。故面色如帛裹朱砂之赤、鹅羽之白、苍璧之青、罗裹雄黄之黄、重漆之黑，皆为善色，预后良好；若如赭石之赤、盐之白、靛蓝之青、黄土之黄、尘土之黑，皆为恶色，预后较差。若脏腑精气衰败，其本色外露无遗，死期临近。诊目以察其视觉状况为重要内容。若视物清晰，辨色准确，为精气未衰；若视物大小相混，黑白不辨，则为精气衰竭之征。

(五) 理论分析　视精明、察五色的诊病原理及五色之"欲"与"不欲"：目之精光、神气和颜面五色，皆为脏腑精气的外在反映，且易于诊察，故为临床所常用
1. 五色之"欲"与"不欲"：大凡色诊，皆以明润含蓄为善，以晦暗外露为恶。故面色如帛裹朱砂之赤、鹅羽之白、苍璧之青、罗裹雄黄之黄、重漆之黑，皆为善色，表明预后良好；而如代赭石之赤、盐之白、蓝草之青、黄土之黄、地苍之黑，则皆为恶色，表明预后较差。如果脏腑精微化做色相，外露无遗，则为恶中之恶，表明病者死期临近。所以，五色之"欲"与"不欲"的要点，是不论哪种颜色，只要是明润含蓄，隐而不露的，就是内脏精气未衰的表现，预后良好。如果是枯暗不润，或"五色精微象见"，颜色暴露的，是内脏精气衰竭的反映，则预后不良。
2. 望目精，也属望诊的重要内容之一。由于五脏六腑之精气皆上注于目，所以诊察两目的视觉、色觉和神气变化，尤其是两目的神采，就可以了解五脏精气的盛衰。一般说来，如果病人两目有神，视物清晰，辨色准确，那就表明精气未衰；如果病人两目无神，视觉失常，那就表明精气已经衰竭。所以说，望目对临床辨证有着极为重要的意义。

人受气于谷，谷入于胃，以传与肺，五藏六府，皆以受气，其清者为营，浊者为卫，营在脉中，卫在脉外，营周不休，五十度而复大会，阴阳相贯，如环无端。(《灵枢·营卫生会》)

四

(一) 重点经文

1. 五藏者，中之守也。中盛藏满，气胜伤恐者，声如从室中言，是中气之湿也；言而微，终日乃复言者，此夺气也；衣被不敛，言语善恶，不避亲疏者，此神明之乱也；仓廪不藏者，是门户不要也；水泉不止者，是膀胱不藏也。得守者生，失守者死。

2. 夫五藏者，身之强也。头者精明之府，头倾视深，精神将夺矣；背者，胸中之府，背曲肩随，府将坏矣；腰者，肾之府，转摇不能，肾将惫矣；膝者，筋之府，屈伸不能，行则偻附，筋将惫矣；骨者，髓之府，不能久立，行则振掉，骨将惫矣。得强则生，失强则死。

(二) 考点说明　本段论述了闻声问疾的原理及其应用要点。容易出选择题、填空题、名词解释、原文阐释题和论述题。

(三) 名词解释

1. 五藏者，中之守：五脏主藏精气，藏而不泻，故称"中之守"。
2. 仓廪不藏者，是门户不要也：仓廪，指脾胃。要，通约，约束。幽门、阑门、魄门皆为仓廪之门户，门户不能固而失于约束，则肠胃不能藏，所以泄利不禁，为脾脏之失守。
3. 水泉不止者，是膀胱不藏也：水泉不止，指小便失禁。膀胱与肾为表里，所以藏津液。水泉不止而遗溲失禁，为肾脏之失守。
4. 五藏者，身之强：五脏是身形强健的基础，脏气充则形体强。
5. 头倾视深：头低垂不能举，目下陷而无光。
6. 背曲肩随：背曲不能直，肩垂不能举，是脏气精微不能营于肩背，心肺失强之象。
7. 转摇不能：腰痛转侧困难。
8. 行则偻附：身体屈曲不伸，行动不便，需依附他物而行。
9. 行则振掉：行走时震颤摇摆。

(四) 原文阐释

1. 五脏在内，主藏精气，藏而不泻。腹中邪盛，脏气壅满，易于伤恐，言语声重浊不清者，系中焦之气为湿邪所困，气机上下不通，为脾脏失守之征；声低息微、气不接续，很长时间才能说出一句话，是气被劫夺所致，为肺失守之象；衣被不能敛束，甚或裸露，骂詈污秽，不论亲疏者，系神明之乱，为心失守之象。

2. 五脏精气是身体强壮的根本。五脏六腑之精气皆上注于头，而又集中明显于眼，故谓头为精明之府。若头低垂不举，目陷无光，耳闭失聪，则五脏精气已衰，神气将失。胸背内藏心肺，若背曲不能直，肩垂不能举，是脏气精微不能营于肩背，心肺失强之象。腰部为肾所居，腰痛转侧困难，为肾气败坏；肝主筋，膝为诸筋所聚，膝关节屈伸不利，走路弯腰扶物，为肝气败坏；骨中藏髓，不耐久立，行则摇摆，为骨气败伤、肾脏失强。五脏精气旺盛，则身形强健，谓之"得强"，故生；若五脏精气衰败，则身形败坏，谓之"失强"，故死。

(五) 理论分析

1. 关于"精明之府"之争论

(1) 对于"头者，精明之府"，今人有说头指脑，藏蓄精神；以精气神明之府作解，并据此推出《内经》的脑主神明说。这种观点既不合《内经》之旨，也与古代注家的意见相左。

(2)《内经》中提到"精明"共有五处，《素问·脉要精微论》有四："视精明，察五色"为一处；"精明五色者，气之华也"为二处；"夫精明者，所以视万物"为三处；"头者，精明之府"为四处；另一处见于《灵枢·大惑论》的"瞳子黑眼法于阴，白眼赤脉法于阳也，故阴阳合传而精明也"的句中。显然可见，诸"精明"皆为眼睛之意。

【反正是你用】一个人找到医生说："大夫，我每天从您这里取的这付中药数量怎么有多有少？"医生说："没关系，反正是你一个人用。"

(五)理论分析
1. 关于"精明之府"之争论
(3) 五脏六腑之精气皆上注于头,而又集中明显于眼,故谓头为精明之府。眼睛是人神气集中的表现之处,如《灵枢·大惑论》指出:"目者,五藏六府之精也,营卫魂魄之所常营也,神气之所生也。"但我们不能因此就将表示眼睛的"精明"与眼睛可集中反映出来的"神气"、"神明"等同起来,"精明之府"也不能与神明之府等同。
(4) 对此,古代注家已有明鉴。吴崑注:"六阳清气上升于头,故头为精明之府。盖七窍皆以神用,故同谓之精明。"以脏腑精气上注七窍为解,精明又为七窍的代表,所以精明之府实即七窍之府。

2. 五脏为本,主持全身
(1) "五藏者,中之守也"、"五藏者,身之强也"强调了人体作为一个有机整体,是以五脏为中心的,五脏主持诸体,形成一个统一协调的五大系统,形神活动所需的各种精气均由五脏所藏,五脏坚固,藏而不泻,此乃健康之本。
(2) 若五脏一虚,失其所藏,内守不足,则会表现为外在的生命现象的异常,或外在形体强弱异常,而出现多种病证,有精气虚弱者,如"言而微,终日乃复言者";有精气外泄者,如"仓廪不藏";有精气错乱者,如"神明之乱";有形衰者,如"头倾视深"、"背曲肩随";有形体活动不利者,如"转摇不能"、"屈伸不能";有形体动作异常者,如"行则振掉"。反之,外在的生命现象的异常,或外在形体强弱异常,也是五脏精气不藏而发生病变的反映,具有诊断意义。医者应当谨守五脏,调治百病。

五

(一)重点经文

1. 四变之动,脉与之上下,以春应中规,夏应中矩,秋应中衡,冬应中权。是故冬至四十五日,阳气微上,阴气微下;夏至四十五日,阴气微上,阳气微下。阴阳有时,与脉为期,期而相失,知脉所分,分之有期,故知死时。微妙在脉,不可不察,察之有纪,从阴阳始,始之有经,从五行生,生之有度,四时为宜。补泻勿失,与天地如一,得一之情,以知死生。是故声合五音,色合五行,脉合阴阳。

2. 是知阴盛则梦涉大水恐惧,阳盛则梦大火燔灼,阴阳俱盛则梦相杀毁伤;上盛则梦飞,下盛则梦堕;甚饱则梦予,甚饥则梦取;肝气盛则梦怒,肺气盛则梦哭;短虫多则梦聚众,长虫多则梦相击毁伤。

3. 是故持脉有道,虚静为保。春日浮,如鱼之游在波;夏日在肤,泛泛乎万物有余;秋日下肤,蛰虫将去;冬日在骨,蛰虫周密,君子居室。故曰:知内者按而纪之,知外者终而始之。此六者,持脉之大法。

(二)考点说明 本段先从天人相应整体观的大背景出发,阐述了脉应阴阳四时的道理,形象地描述了四时脉气的动象,再论梦境与疾病的关系。容易出选择题、填空题、名词解释、原文阐释题和论述题。

(三)名词解释
1. 春应中规:形容春季的脉象圆活而动。规,为圆之器。
2. 夏应中矩:形容夏季的脉象方正而满盛。矩,为方之器。
3. 秋应中衡:形容秋脉浮毛,轻涩而散,如衡之象。衡,秤杆。
4. 冬应中权:形容冬脉沉石内伏,如权之象。权,秤锤。
5. 得一之情:即掌握了人与天地协调一致之理。

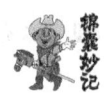

故血之与气,异名同类焉。 故夺血者无汗,夺汗者无血。(《灵枢·营卫生会》)

- (四)原文阐释
  1. 与四时阴阳之气消长变化相一致,人的脉象也相应的出现浮沉的变化,其具体表现为:春天圆滑、夏天方大、秋天浮毛、冬天沉石。脉与四时阴阳变化相应,规矩衡权依时而至,若不相应,则可以依据脉象与四时的差异判断病在何脏,并进而推算死亡的时节。
  2. 诊脉的时候,清虚宁静是至为重要的。脉应春气,虽浮动而未全出,所以如鱼之游在水波之中。夏日脉象浮于肤表,盈满指下。阳气大盛,脉气亦如万物之有余,易取而洪大。秋日阳气下降,故脉气由浮趋沉,在皮肤之下,肌肉之中。冬日阳气内藏,脉沉在骨,如蛰虫畏寒,深居密处。发于内里的内伤病可以通过切按各脏腑的脉象来识别病机,对发于外表的外感病,诊察脉象时要注意与其相应的天气阴阳消长,终而复始的变化。

- (五)理论分析
  1. "四变之动,脉与之上下"的含义和道理
     (1)《素问·宝命全形论》说:"人以天地之气生,四时之法成。"生活在自然界中的人,不仅依赖天之五气、地之五味以生存,而且自然界的变化规律也密切影响着人的各种生理活动。脉应四时,即脉气的活动与自然界阴阳消长的变化相关而呈现出相应节律变化,是"人与天地相参"在脉象上的反映。
     (2)一年之中阴阳二气的消长决定了春温、夏热、秋凉、冬寒的变化,受此影响,人的脉象也随季节更迭而有春天圆滑、夏天方大、秋天浮毛、冬天沉石的不同。冬至和夏至是阴阳消长的两个转折点,冬至——阳生,冬至后四十五日直至立春,阳气渐长,阴气渐消;夏至——阴生,夏至后四十五日直至立秋,阴气渐长,阳气渐消。阴阳消长,四季更迭,循环往复,年年如此,脉象规矩衡权,期期而至,是为正常,否则为病、为死,并可以此周期推断病死之时。所以,必须把握人与天地如一的规律,方能察脉辨病,预决死生。
  2.《内经》中关于"脉应四时"思想的论述:脉应四时是《内经》一贯的学术思想,有关论述颇多
     (1) 从四时五脏而论者,如本段所云:"春应中规,夏应中矩,秋应中衡,冬应中权。"《素问·宣明五气》:"五藏应象:肝脉弦,心脉钩,脾脉代,肺脉毛,肾脉石,是谓五藏脉";
     (2) 从阴阳消长、沉浮而论者,如本段所云:"春日浮,如鱼之游在波;夏日在肤,泛泛乎万物有余;秋日下肤,蛰虫将去;冬日在骨,蛰虫周密,君子居室";
     (3) 从六气三阴三阳而论者,如《素问·至真要大论》:"厥阴之至其脉弦,少阴之至其脉钩,太阴之至其脉沉,少阳之至其脉浮,阳明之至短而涩,太阳之至大而长。"
     (4) 以上论述虽多,但其理则一:因阴阳的消长,而有四时的寒暑往来,天地之间才有生长收藏之气,而化育万物。人"与万物沉浮于生长之门"(《素问·四气调神大论》),所以脉搏应四时而动,"与天地如一"。

【成功的秘诀】 一位演员巡回演出回来,他对朋友说:"我获得了极大的成功,我在露天广场上演出时,观众的掌声经久不息。""你真走运,"他的朋友说:"下个星期再演出时就要困难一些了。""为什么?"演员问。"天气预报说下周要降温,这样蚊子会少多了。"那人回答。

(五)理论分析

3. "持脉有道,虚静为保"的含义及其临床意义

(1) 临证诊病,对病人应当要求其平静,如本篇一开始提出的"诊法常以平旦",对医生来说同样更要"虚静为保"。通过望闻问切诊病主要是靠医生本人的认真实施判断,若用心不省,行之不慎,则难得病情之玄机,尤其是诊脉,更是如此。

(2) "虚静"是指要排除杂念,保持安静。对于"保",历代医家对其文义有不同解释,王冰释为保证、或把握之意,是谓在诊脉时要精神专一,才能保证判断无误;杨上善释为保持之意,是谓医生在诊脉时要保持安静;丹波元简认为"保、葆、宝"古通用,"宝"可引申为重要之意,意谓虚静是诊脉时最重要的。三种解释虽文理有所不同,然其所论医理则相同,均强调诊脉时,一定要保持安静,尤其是医生更应集中精力,专心致志,心无杂念。

(3) 不仅诊脉时要"虚静",其他诊法也同样要求"虚静",才能准确地获得病情资料;在整个辨证施治的过程中也都需要保持"虚静",才能制定出准确的治则治法。临证时医生"虚静"与否,也反映了医德医风。

4. 《内经》的释梦诊法:《内经》认为梦不是鬼神作祟,而是人体生理病理的反映,人体阴阳盛衰不同,五脏虚实病变各异,而可以发生不同的梦境。临床中可以通过问诊了解病人的梦幻情景,以测知病人脏腑阴阳气血之盛衰,邪气的强弱,病变之部位,从而有助于诊断。《内经》释梦诊病的规律可总结有二:一是,以类比的方法论梦诊病,如水属阴,故阴盛可梦大水;阳为火,阳盛可梦大火。二是,以脏腑的生理特点论梦诊病,如肝在志为怒,故"肝气盛则梦怒"。

(一) 重点经文 尺内两傍,则季胁也,尺外以候肾,尺里以候腹。中附上,左外以候肝,内以候膈;右外以候胃,内以候脾。上附上,右外以候肺,内以候胸中;左外以候心,内以候膻中。前以候前,后以候后。上竟上者,胸喉中事也;下竟下者,少腹腰股膝胫足中事也。

(二) 考点说明 本段提出了"尺肤"诊。容易出名词解释题和论述题。

(三) 名词解释 尺肤:指的是从腕至尺泽的内侧皮肤。

(四) 理论分析 尺肤诊:《内经》中有关尺肤诊的记载有多处,见于《素问·脉要精微论》、《素问·平人气象论》、《灵枢·邪气藏府病形》和《灵枢·论疾诊尺》篇等,可见尺肤诊是古代的一种常用诊法。诊尺肤主要是"审其尺之缓急大小滑涩,肉之坚脆",察尺肤的寒热滑涩,以测疾病之寒热和津液的盈亏,通过诊察尺肤的不同部位可以候脏腑身形的病变。目前,尺肤诊在临床已很少应用,但对于某些病证,特别是温热病,仍有一定的临床价值,值得进一步发掘和研究。

第二节 素问·平人气象论

(一) 重点经文
1. 黄帝问曰:平人何如?岐伯对曰:人一呼脉再动,一吸脉亦再动,呼吸定息脉五动,闰以太息,命曰平人。平人者,不病也。常以不病调病人,医不病,故为病人平息以调之为法。
2. 人一呼脉一动,一吸脉一动,曰少气。人一呼脉三动,一吸脉三动而躁,尺热曰病温,尺不热脉滑曰病风,脉涩曰痹。人一呼脉四动以上曰死,脉绝不至曰死,乍疏乍数曰死。

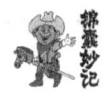

诸寒之而热者取之阴,热之而寒者取之阳。(《素问·至真要大论》)

(二) 考点说明　本段论述了"以不病调病人"的诊脉方法。容易出选择题、填空题、名词解释、原文阐释题和论述题。

(三) 名词解释
1. 平人：健康无病的人。
2. 呼吸定息：一呼一吸谓之一息，一息既尽至换息之时的一段时间谓之呼吸定息。
3. 闰以太息：闰，余也。太息，呼吸定息之时。平人若一息脉动五次，是因为有时呼吸较长以尽脉跳余数的缘故。
4. 故为病人平息以调之为法：医生无病则呼吸调匀，故能以之为度衡量病人的脉息至数。平息，即均匀呼吸。

(四) 理论分析"以不病调病人"的诊脉方法
1. "以不病调病人"的诊脉方法意为要以健康人(医生)的呼吸来衡量病人的脉息。无病健康人的脉律均匀，其速率约为一息四到五次，医者诊病时可依据此辨别平脉、病脉和死脉。脉率少于此数者，为迟，乃气虚阳弱所致，故病"少气"。迟之极者，脉绝不至，乃气绝阳败也。脉率多于此数者，为数，属气盛阳亢；数之极者，一呼四动以上，属阴精衰竭、阳极欲脱也。
2. 这种以脉搏与呼吸的比率来判断平脉、病脉和死脉的诊断方法较易掌握，是脉诊的基本要求，一直为后世所遵循，沿用至今。历代诊脉大纲不论如何变化，均不离数、迟。它不仅可以用来辨别寒热病因，还可以作为辨别脏腑病位和阴阳病性的大纲。
3. 在速率之外，还有节律变化主病。如脉律极不规整而"乍疏乍数"者，是阴阳俱衰而败乱无主之征，亦主死。

(一) 重点经文　平人之常气禀于胃，胃者，平人之常气也。人无胃气曰逆，逆者死。春胃微弦曰平，弦多胃少曰肝病，但弦无胃曰死；胃而有毛曰秋病，毛甚曰今病，藏真散于肝，肝藏筋膜之气也。夏胃微钩曰平，钩多胃少曰心病，但钩无胃曰死；胃而有石曰冬病，石甚曰今病，藏真通于心，心藏血脉之气也。长夏胃微耎弱曰平，弱多胃少曰脾病，但代无胃曰死；耎弱有石曰冬病，弱甚曰今病。藏真濡于脾，脾藏肌肉之气也。秋胃微毛曰平，毛多胃少曰肺病，但毛无胃曰死；毛而有弦曰春病，弦甚曰今病，藏真高于肺，以行荣卫阴阳也。冬胃微石曰平，石多胃少曰肾病，但石无胃曰死；石而有钩曰夏病，钩甚曰今病，藏真下于肾，肾藏骨髓之气也。

(二) 考点说明　本段重点阐述了脉以胃气为本的意义，并指出四时五脏的平脉、病脉和死脉的诊法。容易出选择题、填空题、名词解释、原文阐释题和论述题。

(三) 名词解释
1. 常气：正常人的脉气，即胃气。
2. 藏真：指五脏所藏的真气。

(四) 原文阐释
1. 四时五脏之脉均以胃气为本，其平脉、病脉、死脉的鉴别关键在于胃气的有无和多少。有胃气之脉是脉有从容柔和之象；胃气少者为病脉；毫无从容柔和之象者无胃气，为真脏脉即死脉。
2. 四时五脏平脉：肝应春属木，春时五脏真气散发于肝，其脉柔和而微现弦象；心应夏属火，夏时五脏真气通于心，其脉柔和而微现洪象；脾应长夏属土，长夏五脏真气濡于脾，其脉柔和而微现濡象；肺应秋属金，秋时五脏真气上交于肺，其脉柔和而微现浮象；肾应冬属水，冬时五脏真气下藏于肾，其脉柔和而微现沉象。

【盼来的假期】为了备战奥运，我在教练的指导下每天进行大运动量的身体素质训练。我们在高原集训馆呆了枯燥的一个月后，好不容易盼来一个假期，我想借此回家好好休息几天，刚进门，就听见妹妹说："为了庆祝你回家，我们决定全家去登山、野营。"

(四)原文阐释

3. 四时五脏病脉:春脉弦多胃少为肝病。微弦兼毛,为金将克木,故至秋而病发;若脉弦甚则金气盛,不必至秋,今即病矣。夏脉钩多胃少为心病。微钩兼石,为水将克火,故至冬而发病。若脉石甚则水气盛,不必至冬,今即病矣。长夏脉弱多胃少为脾病。柔软兼石,为火不生土,水反侮之,故至冬而病发;若脉石甚则土气大衰,水气过盛,不必至冬,今即病矣。秋脉毛多胃少为肺病。微毛兼弦,为金气大衰,木反侮之,故至春而病发;若脉弦甚则木气过盛,不必至春,今即病矣。冬脉石多胃少为肾病。微石兼钩,为水气大衰,火反侮之,故至夏而病发;若脉钩甚则火气大盛,不必至夏,今即病矣。

4. 四时五脏死脉:春脉弦紧而无柔和之象;夏脉洪大而无柔和之象;长夏脉出现有定数间歇的代脉而无柔和之象;秋脉浮散而无柔和之象;冬脉沉而弹指而无柔和之象。

(五)理论分析

1. 脉以胃气为本:辨五脏之脉的平脉、病脉、死脉以及兼脉,主要是根据脉中的"胃气"。所谓"胃气",不仅指胃本身具有的受纳、腐熟、和降等功能,而且还包括胃腑机能在整个机体中的作用,故"胃气"与人的生命息息相关,正如本篇说:"人以水谷为本,故人绝水谷则死,脉无胃气亦死。"

(1)脉气根源于五脏六腑,胃为之本。五脏功能活动依赖于胃气,正如《素问·玉机真藏论》说:"五藏者,皆禀气于胃,胃者五藏之本也。"

(2)脉中血气源于水谷之气。人生理活动所需要的各种精气均由水谷之气所化,如《灵枢·决气》论述了六气(精、气、血、津、液、脉)由一气(水谷之气)而化。

(3)肺气附于胃气,推动脉气运行。脉气离不开肺气之助,然肺气能行血脉之中,常依附于胃化生的水谷之气。胃气运脏真之气于脉中。脏真之气是五脏之先天真气,然其必须依赖胃气才能行于经脉之中,在全身发挥其应有的功能。

(4)经脉的正常活动依赖胃气,所以五脏应时之气与饱满的胃气相合,表现于脉中,才是五脏健康之正常脉象,若胃气不足则为五脏病脉,只有应时之脉而无胃气,则为毫无生机的五脏死脉,即真脏脉。

2. 四时五脏的平脉、病脉、死脉:《内经》奠定了脉学理论及诊脉方法。四时五脏之脉均以胃气为本,并把胃气的多少、有无作为识别其平、病、死脉的要点。有胃气之脉是无论何脏特征的脉象,均应从容和缓、节律均匀、应手柔和有力的脉象。故四时的平脉,就是应时之脏的脉象相兼于胃气脉象之中;若本脏之脉明显,从容和缓之胃气脉象少,则为病脉;若只见本脏之脉,而毫无从容和缓之胃气脉象,是胃气已绝的真脏脉,即死脉,所谓脉有胃气则生,少胃气则病,无胃气则死,就是这个道理。所以判断脉中有无胃气是诊脉的重要内容,也是辨别四时五脏平、病、死脉的基本精神和标准。

(一)重点经文　胃之大络,名曰虚里,贯鬲络肺,出于左乳下,其动应衣,脉宗气也。盛喘数绝者,则病在中;结而横,有积矣;绝不至曰死。乳之下其动应衣,宗气泄也。

(二)考点说明　本段论述了虚里诊法。容易出选择题、填空题、名词解释和论述题。

(三)名词解释
1. 虚里:是足阳明胃经除丰隆外的又一大的络脉,其脉从胃贯穿膈膜络于肺,出于左乳下。后世亦将心尖搏动处谓之虚里。水谷精气与肺吸入之清气交会于此而形成宗气,因而虚里搏动能反映宗气之盛衰。
2. 脉宗气:一说,脉,动词,诊察的意思。意思是通过诊察虚里搏动情况,候察宗气之盛衰。一说,"脉宗气",作"脉气之宗解"。
3. 盛喘数绝者,则病在中:指虚里搏动之甚而急促如喘,且屡见断绝歇止,其病在胸中。
4. 结而横,有积矣:指虚里搏动结实有力,横挺指下,时而一止。积,指积聚之证。
5. 绝不至,曰死:虚里搏动断绝不续,乃宗气败亡,主死。

(四)理论分析　虚里诊法:虚里是足阳明胃经除丰隆外的又一大的络脉,其脉从胃贯穿膈膜络于肺,出于左乳下。后世亦将心尖搏动处谓之虚里。水谷精气与肺吸入之清气交会于此而形成宗气,因而虚里诊法是诊察虚里的搏动,以候宗气的盛衰,对某些疾病的轻重安危死亡,确实有一定的意义。

1. 虚里搏动"盛喘数绝者",反映体中的胃及心肺有疾。
2. 虚里搏动"结而横",说明内有积聚。
3. 虚里搏动"绝不至",预后不良。
4. 搏动剧烈"其动应衣",是宗气大泄之证,预后差。

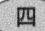
四

(一)重点经文　脉从阴阳,病易已;脉逆阴阳,病难已。脉得四时之顺,曰病无他;脉反四时及不间藏,曰难已。

(二)考点说明　本段主要论述脉诊的具体应用,容易出选择题、填空题、名词解释、原文阐释题。

(三)名词解释　不间藏:即传其所克。如木必乘土则肝病传脾,土必乘水则脾病传肾。《难经·五十三难》说:"间藏者,传其所生也。"

(四)原文阐释　脉象与证象的阴阳属性相顺,如阴病得阴脉,阳病得阳脉,说明正气未衰,其病易愈;脉证阴阳相反,说明邪盛正衰,则预后不良。脉与四时相应,虽病亦无危险,如春得弦,夏得钩,秋得毛,冬得石,谓之顺四时,则虽有病而无其他危险。如果脉与四时相反,或依五行规律传其所克之脏,则预后较差。如木必乘土则肝病传脾,土必乘水则脾病传肾。

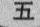
五

(一)重点经文
1. 臂多青脉,曰脱血。尺脉缓涩,谓之解㑊。安卧脉盛,谓之脱血。尺涩脉滑,谓之多汗。尺寒脉细,谓之后泄。脉尺粗常热者,谓之热中。肝见庚辛死,心见壬癸死,脾见甲乙死,肺见丙丁死,肾见戊己死,是谓真藏见皆死。颈脉动喘疾咳,曰水。目裹微肿,如卧蚕起之状,曰水。溺黄赤安卧者,黄疸。已食如饥者,胃疸。面肿曰风。足胫肿曰水。目黄者曰黄疸。妇人手少阴脉动甚者,妊子也。
2. 脉有逆从四时,未有藏形,春夏而脉瘦,秋冬而脉浮大,命曰逆四时也。风热而脉静,泄而脱血脉实,病在中脉虚,病在外脉涩坚者,皆难治,命曰反四时也。

(二)考点说明　本段论述了妊娠脉的诊断。容易出名词解释、原文阐释题。

【开刀】有一个年轻人不小心吞下了一个乒乓球,急忙跑进医院。他要求只进行局部麻醉以便能清醒地看到手术全过程。他看到医生在手术时,这儿开一刀,那儿开一刀,杂乱无章。"为什么你在不同的地方切这么多刀呢。"他痛苦而不安地问医生。"因为乒乓球总是在你的肚子内弹来弹去。"医生回答道。

(三)名词解释
1. 臂多青脉,曰脱血:血少脉空,外寒袭入而使络脉凝滞,故为脱血。
2. 解㑊:四肢懈怠,懒于行动。
3. 脉尺粗常热者,谓之热中:一说,"粗"字当在"脉"字后,可解释为脉见粗大而尺肤常热的,阳盛于内,为热中。
4. 黄疸:病证名,多由湿热或寒湿内阻中焦所致。
5. 胃疸:疸,通瘅,热也。即胃热,热则消谷,食已如饥。
6. 未有藏形:本句的意思是不见本脏应时的脉象。藏形,即五脏结合四时的正常脉象。

(四)原文阐释　脉与四时相反,即当其时而不见本脏应时脉象,反见他脏之脉,如春夏脉宜浮大反见沉细、秋冬脉宜沉细反见浮大者,为脉逆四时,预后不良。风热病脉宜浮躁反见沉静;泄泻失血脉应弱而反见实;邪盛于内脉应实而反见虚;邪在外其脉反见坚涩,这种脉证相反的情况与脉与四时相反的意义相似,均属难治之证。

(五)理论分析　妊娠脉的诊断:本段"妇人手少阴脉动甚者,妊子也"提到了妊娠脉的诊断,与《灵枢·论疾诊尺》中"女子手少阴脉动甚者妊子"所属相同,手少阴所指何意,历代注家意见不同:
1. 王冰谓手少阴神门穴处的搏动。
2. 张志聪、高世宗认为是两手寸口脉的尺部,如高氏说:"少阴,尺脉也……两手少阴脉动甚者,则知肾气有余,感天一所生之气,故妊子也。"
3. 马莳认为是左手寸口的寸部。
4. 认为"手少阴"当作"足少阴"。如《新校正》云:"按全元起本作足少阴。"

依临床之所验,高氏、张氏意见可从,这也正与《素问·阴阳别论》所说的"阴搏阳别,谓之有子"的精神一致。一般认为尺部脉象滑利有力是妊娠的脉候。但是按神门穴解在临床上也有应用。

六

(一)重点经文
1. 人以水谷为本,故人绝水谷则死,脉无胃气亦死。所谓无胃气者,但得真藏脉不得胃气也。所谓脉不得胃气者,肝不弦,肾不石也。
2. 夫平心脉来,累累如连珠,如循琅玕,曰心平,夏以胃气为本。病心脉来,喘喘连属,其中微曲,曰心病。死心脉来,前曲后居,如操带钩,曰心死。平肺脉来,厌厌聂聂,如落榆荚,曰肺平,秋以胃气为本。病肺脉来,不上不下,如循鸡羽,曰肺病。死肺脉来,如物之浮,如风吹毛,曰肺死。平肝脉来,耎弱招招,如揭长竿末梢,曰肝平,春以胃气为本。病肝脉来,盈实而滑,如循长竿,曰肝病。死肝脉来,急益劲,如新张弓弦,曰肝死。平脾脉来,和柔相离,如鸡践地,曰脾平,长夏以胃气为本。病脾脉来,实而盈数,如鸡举足,曰脾病。死脾脉来,锐坚如鸟之喙,如鸟之距,如屋之漏,如水之流,曰脾死。平肾脉来,喘喘累累如钩,按之而坚,曰肾平,冬以胃气为本。病肾脉来,如引葛,按之益坚,曰肾病。死肾脉来,发如夺索,辟辟如弹石,曰肾死。

(二)考点说明　本段以日常生活中,人们比较熟悉的事物作比喻,说明五脏的平脉、病脉、死脉。同时也指出五脏平、病、死脉的区别,关键在于胃气的多少、有无,其中心思想是强调"人以胃气为本"的重要意义。容易出选择题、填空题、名词解释。

(三)名词解释
1. 真脏脉:若胃气不足则为五脏病脉,只有应时之脉而无胃气,则为毫无生机的真脏之气独见的五脏死脉。如但弦无胃,但钩无胃等。

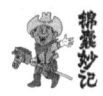

上焦如雾,中焦如沤,下焦如渎。(《灵枢·营卫生会》)

第六章　诊　　法　·171·

(三)名词解释
2. 累累如连珠:形容脉来滑利如珠,连绵相贯。
3. 厌厌聂聂:形容肺的平脉有轻浮和缓之象。
4. 和柔相离:形容脉来和缓而柔利,脉律匀净分明。如鸡践地,形容脉来从容不迫、不紧不慢的样子。
5. 如屋之漏:形容脉来如屋之漏水,点滴而下,缓慢而又无规律。
6. 如水之流:形容脉去而不至,如水之流逝。
7. 喘喘累累:形容脉象圆滑连贯。
8. 引葛:形容脉来沉紧弹指,如按在牵引着的葛藤上面一样。葛,即葛藤。
9. 发如夺索:形容脉来坚劲如按在两人争夺着的绳索上一样。
10. 辟辟如弹石:形容脉来坚实如指弹石,圆硬不软。

第三节　灵枢·五色

(一)重点经文
1. 雷公曰:五官之辨,奈何?黄帝曰:明堂骨高以起,平以直,五藏次于中央,六府挟其两侧,首面上于阙庭,王宫在于下极,五藏安于胸中,真色以致,病色不见,明堂润泽以清,五官恶得无辨乎?
2. 雷公曰:其不辨者,可得闻乎?黄帝曰:五色之见也,各出其色部。部骨陷者,必不免于病矣。其色部乘袭者,虽病甚,不死矣。
3. 雷公曰:官五色奈何?黄帝曰:青黑为痛,黄赤为热,白为寒,是谓五官。
……
4. 能别左右,是谓大道;男女异位,故曰阴阳。审察泽夭,谓之良工。
5. 沉浊为内,浮泽为外。黄赤为风,青黑为痛,白为寒,黄而膏润为脓,赤甚者为血,痛甚为挛,寒甚为皮不仁。五色各见其部,察其浮沉,以知浅深;察其泽夭,以观成败;察其散搏,以知远近;视色上下,以知病处;积神于心,以知往今。故相气不微,不知是非,属意勿去,乃知新故。色明不粗,沉夭为甚,不明不泽,其病不甚。其色散,驹驹然,未有聚;其病散而气痛,聚未成也。

(二)考点说明　以上几段论面部的五色分布与主病以及察色的方法、要领与要求。容易出选择题、填空题、名词解释、原文阐释题。

(三)名词解释
1. 明堂:本指古时帝王宣明政教之处,引申义有广义、狭义之分,广义者指整个面部,狭义者指鼻。
2. 王宫:帝王的宫室,此指心脏。
3. 下极:两目之间。
4. 阙:宫门外两侧的楼台,中间有道路,其处置门,谓之阙门,此处以阙门比喻两眉间。
5. 庭:堂阶前的地坪,此处以庭比喻前额部。
6. 官五色:官,主的意思。官五色,即五色所主的证候。
7. 沉浊为内,浮泽为外:面色沉滞晦浊的为病在里在脏,浮润光泽的为病在表在腑。
8. 能别左右,是谓大道:是指能够辨别阳左阴右的属性,就是符合阴阳相对的规律。
9. 男女异位,故曰阴阳:是指男女病色的转移,其位置是不同的,因此必须了解阴阳的规律。

【母亲和女儿】母亲对女儿非常生气。"这就是现代的年轻人!"她对朋友说。"16岁就交上了男朋友,但却忘了母亲的32岁生日!"

（四）原文阐释

1. 五色主病的一般规律，面色沉滞晦暗，主病在里；面色浮露鲜明，主病在表。面色见黄赤的多属于风热一类疾病；青黑色多为血气凝滞，故属疼痛一类的疾病；白色多为寒病。五色与某些特殊证证的关系，就疮疡而言，黄如脂膏般润泽为痈脓已成，赤甚主血肿疼痛，为疮疡初期未化脓。痛甚多因筋脉挛急，寒甚则使皮肤麻木不仁，痛痒不知，感觉迟钝。

2. 察面色的动态变化，可推测病邪之进退、转归，其中色上行的是病势日趋严重；色下行的是疾病将愈的表现；病色从外部走向内部，是病邪从表入里；病色从内部走向外部，是病邪从里出表。察面色的浮沉、泽夭、散抟、上下等变化，可测知病变的浅深轻重与预后吉凶，其中色浮于外主病轻浅在表，色沉于内主病深沉在里；色润泽主病轻而顺，色枯槁主病重而逆；色散不结聚主病轻而短，色抟聚不散主病久而重；色在上则病在上，色在下则病在下。

3. 面部望诊的重点是望气色。而对于面部气色的变化，只有细致入微、专心致志地观察分析，才能了解病情及其变化规律。对于气色的变化，如果不作精微细致的观察，就判断不出疾病的是非。必须专心致志地分析研究，才能知道新病旧病的关系及其发展变化的规律。面色之明泽不显，却见沉滞而晦暗的，主病重。虽不明亮，也不润泽，只要没有晦暗的现象，其病不致趋向严重。色散而不聚的，则其病势也将分散，即使有痛证，也仅是由于气滞不通所引起，而不是积聚的病。

（五）理论分析

1. 望面色诊病之理

（1）人有五脏现五色，人的五脏状况通过五色表现于外，以面部表现最为明显，故望面色是望诊的重要内容，而望面色主要是观察病人面部的色泽及异常之色所出现的部位。

（2）本篇详细的叙述了五脏六腑、四肢关节在面部相应的望色部位，指出"五藏次于中央，六府挟其两侧"，"五色各见其部"，是《内经》整体观的体现。《灵枢·邪气藏府病形》曰："十二经脉，三百六十五络，其血气皆上于面"，正是由于经脉气血的联系，面部可为全身脏腑肢节的缩影，故可以反映脏腑肢节的病理变化。

（3）这种以局部反映整体的论述，与现代生物全息思想有相通之处。根据生物全息律的一般原理，人体的任何一处相对独立的部位，也应寓藏着整个机体的生命信息。从信息角度而言，也可以说经络是人体信息的通道，气血是信息的载体，十二经脉之气血皆上于面，将整体的信息传输于面部，使面部成为全身的缩影，因而通过面部不同部位的色泽变化可以诊断全身疾病。

2. 察面色诊病的临床运用：临床上诊察面色测知疾病，有以下几个方面

（1）察色要做到全神贯注，细心观察，诊断才能正确。

（2）从面部病色出现与脏腑肢节相应的部位，诊知疾病所在。

（3）察色浮沉，可辨部位的表里深浅。

（4）察五色不同，可辨病因，定病性。

（5）可判断某些病证，如"黄而膏润为脓，赤甚者为血，痛甚为挛，寒甚为皮不仁"。

（6）察色散抟，辨别病程长短。

（7）察色清浊，测知病情的轻重。

（8）察色夭泽，辨病吉凶。

以母为基，以父为楯，失神者死，得神者生．（《灵枢·天年》）

第四节　素问·玉机真藏论

(一)重点经文　真肝脉至,中外急,如循刀刃,责责然,如按琴瑟弦,色青白不泽,毛折乃死。真心脉至,坚而搏,如循薏苡子,累累然,色赤黑不泽,毛折乃死。真肺脉至,大而虚,如以毛羽中人肤,色白赤不泽,毛折乃死。真肾脉至,搏而绝,如指弹石辟辟然,色黑黄不泽,毛折乃死。真脾脉至,弱而乍数乍疏,色黄青不泽,毛折乃死。诸真藏脉见者,皆死不治也。黄帝曰:见真藏曰死,何也? 岐伯曰:五藏者皆禀气于胃,胃者五藏之本也,藏气者,不能自致于手太阴,必因于胃气,乃至于手太阴也,故五藏各以其时,自为而至于手太阴也。故邪气胜者,精气衰也,故病甚者,胃气不能与之俱至于手太阴,故真藏之气独见,独见者病胜藏也,故曰死。帝曰:善。

(二)考点说明　本段论述真脏脉的脉形及其死亡之理,指出其关键在于胃气的盛衰有无,强调脉象有胃气的重要意义。容易出选择题。

二

(一)重点经文　黄帝曰:凡治病,察其形气色泽,脉之盛衰,病之新故,乃治之,无后其时。形气相得,谓之可治;色泽以浮,谓之易已;脉从四时,谓之可治;脉弱以滑,是有胃气,命曰易治,取之以时。形气相失,谓之难治;色夭不泽,谓之难已;脉实以坚,谓之益甚;脉逆四时,为不可治。必察四难,而明告之。

(二)考点说明　本段从整体观念出发,指出诊治疾病时,必须观察人的形体、神气、色泽、脉象等各种征象,才能辨别疾病的易治与难治。容易出选择题、填空题、名词解释、原文阐释题和论述题。

(三)名词解释
1. 形气相得:指人之形体和正气相一致,则其病可治,如气盛形盛,气虚形虚,谓形气相得。
2. 形气相失:指人之形体和正气相反,则难治,如气盛形虚,气虚形盛,谓形气相失。
3. 色泽以浮:颜色润泽而鲜明,主疾病向好的方面转化。
4. 取之以时:根据不同时令选用不同治法,如春刺散俞,夏刺络俞。
5. 色夭不泽:颜色晦暗而枯槁,主病情恶化。
6. 四易:指的是"形气相得"、"色泽以浮"、"脉弱以滑"、"脉从四时"四种易治情况。
7. 四难:指的是"形气相失"、"色夭不泽"、"脉实而坚"、"脉逆四时"四种难治情况。

(四)原文阐释　治疗疾病,须根据形气强弱、色泽明暗、脉象盛衰和疾病新旧而治,不可错失时机。形与气强弱一致者可治,色泽浮润者易愈,脉与四时相应者可治,脉柔和滑利者为有胃气,其病易治。具有以上特点的病情,只要治疗及时,预后很好。形气强弱不一者难治,色泽枯暗者难治,脉实坚者病情加重,脉不与四时相应者不可治。这种情况称为"四难",要及时告诉患者。

(五)理论分析　诊治疾病的"四易"和"四难"
1. "四易"指的是"形气相得,谓之可治;色泽以浮,谓之易已;脉从四时,谓之可治;脉弱以滑,是有胃气,命曰易治"。即人之形体和正气相一致者可治,颜色润泽而鲜明者易愈,脉与四时相应者可治,脉柔和滑利者为有胃气,其病易治。
2. "四难"指的是"形气相失,谓之难治;色夭不泽,谓之难已;脉实以坚,谓之益甚;脉逆四时,为不可治。"即人之形体和正气相反者难治,颜色晦暗而枯槁者难治,脉实坚者病情加重,脉不与四时相应者不可治。
3. 这些体现了中医理论的整体观,指出诊治疾病时,必须观察人的形体、神色、色泽、脉象等各种征象,才能辨别疾病的易治和难治,对指导临床、诊断预后,有其重要意义。

【什么是赤壁之战?】学生:"老师,什么是赤壁之战?"
老师:"赤臂嘛,就是光着膀子,赤壁之战,自然就是光着膀子打仗了。"

第五节 素问·疏五过论

(一) 重点经文

1. 圣人之术,为万民式,论裁志意,必有法则,循经守数,按循医事,为万民副。故事有五过四德。
2. 凡未诊病者,必问尝贵后贱,虽不中邪,病从内生,名曰脱营。尝富后贫,名曰失精。五气留连,病有所并。医工诊之,不在藏府,不变躯形,诊之而疑,不知病名。身体日减,气虚无精,病深无气,洒洒然时惊,病深者,以其外耗于卫,内夺于荣。良工所失,不知病情,此亦治之一过也。
3. 凡欲诊病者,必问饮食居处,暴乐暴苦,始乐后苦,皆伤精气,精气竭绝,形体毁沮。暴怒伤阴,暴喜伤阳,厥气上行,满脉去形。愚医治之,不知补泻,不知病情,精华日脱,邪气乃并,此治之二过也。
4. 善为脉者,必以比类奇恒从容知之,为工而不知道,此诊之不足贵,此治之三过也。
5. 诊有三常,必问贵贱,封君败伤,及欲侯王。故贵脱势,虽不中邪,精神内伤,身必败亡。始富后贫,虽不伤邪,皮焦筋屈,痿躄为挛。医不能严,不能动神,外为柔弱,乱至失常,病不能移,则医事不行,此治之四过也。
6. 凡诊者,必知终始,有知余绪,切脉问名,当合男女。离绝菀结,忧恐喜怒,五藏空虚,血气离守,工不能知,何术之语。尝富大伤,斩筋绝脉,身体复行,令泽不息。故伤败结,留薄归阳,脓积寒炅。粗工治之,亟刺阴阳,身体解散,四肢转筋,死日有期。医不能明,不问所发,唯言死日,亦为粗工,此治之五过也。凡此五者,皆受术不通,人事不明也。

(二) 考点说明 本段从医生在诊断疾病中易犯的五种过失入手,提出医生诊治疾病时应必备的常法和规范。告诫医者应当规避五过。容易出选择题、填空题、名词解释、原文阐释题和论述题。

(三) 名词解释
1. 五过四德:指医疗上易犯的五种过失与作为医生所应具备的四种德行。
2. 脱营:为情志抑郁忧思所致的虚损性疾病。
3. 失精:指情志郁结忧思,耗损精气之证。
4. 三常:指了解贵贱、贫富、苦乐而言。
5. 痿躄(bì 壁):即下肢痿软无力,不能行走的病证。

(四) 原文阐释
1. 诊病医事必遵法度,避"五过",从"四德"。
2. 诊疗中易犯之"五过":一是不善于问诊,不注意了解贫富贵贱的变迁给病人造成的心灵伤害,因此在"不在藏府,不变躯形"的早期阶段,不能对"脱营"、"失精"等虚损性疾病做出正确的判断。二是没有全面了解病人生活状况和形志苦乐,不能恰当运用补泻治法,因而造成精气耗散,邪气并聚的危重病情。三是不谙《比类》、《奇恒》、《从容》等古医经,很难深入细致,全面准确地诊治疾病。四是没有掌握患者贵贱、贫富、苦乐等情况,更未取得病人信任这一要领,因此导致治疗失败。五是不知患病始末,不注意男女体质特点和差异,不了解情绪、生活境遇变化对身体造成的不良影响,草率施行针刺,导致气血更虚,身体懈散,四肢转筋的危候。

(五) 理论分析
1. 医生临证时易犯的五过失
　(1) 不善于通过问诊收集病史,了解病人的社会经历,忽视官位失落、社会变迁带来的心灵创伤。
　(2) 诊病时不能全面了解病人生活状态及形志的苦乐,不能施以相应的补泻方法。
　(3) "为工而不知道",不能正确运用古医经理论及方法诊察疾病。
　(4) 医生既未能掌握病人的贵贱、贫富、苦乐此"三常",又未抓住治病尤要治人这一要素。
　(5) 诊病之时,没有明了发病全过程,没能注意病人男女之别,以及情绪之变给脏腑气血带来的损害,生活境遇之变给形体带来的影响等;治病时,不察表里虚实,草率施针,使已虚之体更耗其气,出现全身懈惰,筋脉拘挛的危候。

2. "脱营"与"失精"的解释和鉴别
　(1) "脱营"与"失精"二者皆是心志凄怆,情怀悒郁所致的慢性虚损性疾病。早期外症不显,病势却不断发展,身体渐渐消瘦,精神困顿,少气懒言,精气衰减,阳虚振寒,惊悸不安,终至营卫耗尽,气血大衰,形神俱败。两病在发病过程及临床表现上均无大异,只是言及起病,脱营乃因"尝贵后贱",心志屈辱,神气不伸,而致营血不生,经脉虚空;失精乃由于"尝富后贫",家财破败,心内忧煎,奉养日廉,由厚味美食而为藜藿充饥,致精气内亏,渐渐衰败。
　(2) 从对"脱营"、"失精"等疾病的论述,可见《内经》强调人的生命和健康不仅受天地自然变化的影响,更与人所处的社会环境密切相关,重视精神因素的致病作用。这就要求诊断疾病必须耐心细致地询问与疾病有关的情况,把握自然环境和社会环境的各种相关因素,注意患病的体质和心理状态,从而实施个体化的躯体与心理的综合治疗。

(一) 重点经文　故曰:圣人之治病也,必知天地阴阳,四时经纪,五藏六府,雌雄表里,刺灸砭石、毒药所主,从容人事,以明经道,贵贱贫富,各异品理,问年少长,勇怯之理,审于分部,知病本始,八正九候,诊必副矣。治病之道,气内为宝,循求其理,求之不得,过在表里。守数据治,无失俞理,能行此术,终身不殆。不知俞理,五藏菀熟,痈发六府。诊病不审,是谓失常,谨守此治,与经相明,《上经》、《下经》、《揆度》、《阴阳》、《奇恒》、《五中》,决以明堂,审于终始,可以横行。

(二) 考点说明　本段提出了诊治疾病应遵循地规范。容易出论述题。

(三) 原文阐释　诊疗中应遵循的规范有四:一是必须了解自然界阴阳之变化,四时寒暑之规律。二是必须全面掌握藏象经络、针灸药石等医药理论知识。三是必须知晓人的社会性、社会世事以及病人的个体差异。四是必须善于掌握运用色脉诊法,做到诊断全面周到。

(四) 理论分析　关于"四德":本篇开头所言"事有五过四德",之后"四德"未再明言,诸注家多认为"圣人之治病"的种种规则,应当包括"四德"在内,但究何所指,见解也颇不一致。

【医学院某班进行口试】教授问一学生某种药每次口服量是多少。
学生回答:"5克。"一分钟后,他发现自己答错了,应为5mg,便急忙站起来说:"教授,允许我纠正吗?"
教授看了一下表,然后说:"不必了,由于服用过量的药物,病人已经不幸在30秒钟以前去世了!"

1. 张志聪认为："四德,谓天之四时,有生长收藏之德化。"
2. 吴崑认为："治病之道……过在表里"为一德；"守数据治……终身不殆"为二德；"诊病不审……与经相明"为三德；"上经下经……可以横行"为四德。
3. 张介宾即认为"此四节,一言天道,一言藏象,一言人事,一言脉色,即四德也。"具体来说就是本篇所提出的诊治疾病应遵循的规范
   (1) "必知天地阴阳,四时经纪"。必须了解自然界阴阳之运动变化,四时寒暑更替之规律。
   (2) 必知"五藏六府,雌雄表里,刺灸砭石、毒药所主。"必须掌握藏象经络、刺灸药石等医药理论和技术。
   (3) 要"从容人事,以明经道",即懂得人情事理,明了社会世事。
   (4) 做到"审于分部,知病本始,八正九候,诊必副矣",熟练掌握色脉诊法,细致周到地诊察病人。这实质上是提出了一个比较完整的医学模式：自然-社会-心理-生物医学模式。纵观全篇,多论诊法原则,似以张介宾之说为优。

第六节 素问·五藏生成论

（一）重点经文　五藏之气,故色见青如草兹者死,黄如枳实者死,黑如炲者死,赤如衃血者死,白如枯骨者死,此五色之见死也。青如翠羽者生,赤如鸡冠者生,黄如蟹腹者生,白如豕膏者生,黑如乌羽者生,此五色之见生也。生于心,如以缟裹朱;生于肺,如以缟裹红;生于肝,如以缟裹绀,生于脾,如以缟裹栝楼实;生于肾,如以缟裹紫。此五藏所生之外荣也。

（二）考点说明　本段论述了五脏生、死证的面部气色。容易出选择题、填空题和论述题。

（三）理论分析　五脏生色与死色："此五脏所生之外荣也"说明面部气色是五脏精气显现于外之华采,因此,诊病时就可以从面部气色的变化诊察出五脏精气的盛衰。

1. 五脏生色,都强调"以缟裹",说明气色以明润光泽、含蓄不露为贵,翠羽、鸡冠、蟹腹、豕膏、乌羽,均系其形象的比喻,都表明脏腑精气不衰,预后良好。
2. 倘若气色晦黯无泽,枯槁外露,如草兹、枳实、炲、衃血、枯骨一般,则说明脏腑精气衰败,预后不良。

测试与考研栏——驰骋考研战场,成就高分能手

一、选择题

1. 据《素问·脉要精微论》,"转摇不能"是由于
   A. 筋将惫　　　B. 肾将惫
   C. 骨将惫　　　D. 府将坏
   E. 肝将惫　　　（长春中医药大学）

2. 据《素问·脉要精微论》,"阳气微上,阴气微下"的时间是
   A. 立夏后四十五日
   B. 立冬后四十五日
   C. 冬至后四十五日
   D. 夏至前四十五日
   E. 冬至前四十五日　　　（长春中医药大学）

3. 《素问·脉要精微论》"五藏者,中之守也"是指
   A. 五脏内守五气　　　B. 五脏内藏五志
   C. 五脏内藏气血　　　D. 五脏内守中气
   E. 五脏内藏精气　　　（北京中医药大学）

4. 《素问·脉要精微论》"四变之动,脉与之上下"的变化规律是

A. 春规、夏矩、秋权、冬衡
B. 春规、夏矩、秋衡、冬权
C. 春弦、夏大、秋浮、冬沉
D. 春滑、夏涩、秋虚、冬实
E. 春升、夏浮、秋降、冬沉

（北京中医药大学）

5.《素问·脉要精微论》认为"头倾视深"标志着
A. 骨将惫矣
B. 肾将惫矣
C. 府将惫矣
D. 筋将惫矣
E. 精神将夺矣
（北京中医药大学）

6. 据《素问·脉要精微论》,梦怒的原因是
A. 腹中有长虫
B. 肝气盛
C. 阳明热盛
D. 阴阳俱盛
E. 阳盛
（北京中医药大学）

7.《素问·脉要精微论》所论"筋将惫"的症状是
A. 不能久立,行将振掉
B. 转摇不能
C. 屈伸不能,行则偻附
D. 背曲肩随
E. 以上均非
（北京中医药大学）

8. 据《素问·平人气象论》,夏脉钩多胃少为
A. 心病
B. 肝病
C. 肺病
D. 肾病
E. 脾病
（北京中医药大学）

9. 据《灵枢·五色》,五色望诊中白色主
A. 痛
B. 热
C. 寒
D. 湿
E. 以上皆不是
（北京中医药大学）

10. 据《灵枢·五色》,黄而膏润为
A. 痛
B. 血热
C. 风寒
D. 脓
E. 血
（北京中医药大学）

11.《素问·疏五过论》认为,病人"尝贵后贱","虽不中邪,病从中生"者,病名为
A. 失精
B. 脱营
C. 寒厥
D. 热厥
E. 劳风
（北京中医药大学）

12.《素问·脉要精微论》指出"病进"的脉象应见

A. 实脉
B. 数脉
C. 大脉
D. 洪脉
E. 滑脉
（湖南中医药大学）

13.《素问·脉要精微论》中"府将坏"的表现是
A. 头倾视深
B. 背曲肩随
C. 转摇不能
D. 行则偻附
E. 行则振掉
（湖南中医药大学）

14. "中盛脏满,声如从室中言"的病机是
A. 中气之湿
B. 夺气
C. 气海有余
D. 肾精亏虚
E. 神明之乱
（湖南中医药大学）

15. "背者,胸中之府",胸中指的是
A. 心肺
B. 胸腔
C. 五脏
D. 肺
E. 脏腑
（湖南中医药大学）

16.《素问·脉要精微论》中辨别新病与久病的方法是
A. 色诊
B. 脉诊
C. 色脉合诊
D. 尺肤诊
E. 以上均不是
（湖南中医药大学）

17.《素问·脉要精微论》中秋季脉象的特点是
A. 如鱼之游在波
B. 蛰虫周密
C. 蛰虫将去
D. 泛泛乎万物有余
E. 以上均不是
（湖南中医药大学）

18. 据《素问·脉要精微论》,下列属于善色的是
A. 赤如白裹朱
B. 赤如赭
C. 白如鹅羽
D. 白如盐
E. 青如苍璧之泽
（多选,北京中医药大学）

19. 下列哪项属于《素问·脉要精微论》所述五色诊的内容
A. 赤,不欲如赭
B. 青,不欲如苍璧
C. 白,不欲如盐
D. 黄,不欲如黄土
E. 黑,不欲如地苍
（多选,北京中医药大学）

20. 据《素问·脉要精微论》,"平旦诊脉"是因为
A. 经脉未盛
B. 络脉调匀
C. 饮食未进
D. 阴气未动,阳气未散
E. 阴阳散乱
（多选,长春中医药大学）

【不能看书】一群年轻人在一家旅馆的客房内豪饮狂欢。旅馆的招待员走过来对他们说道:"你们不要这样大喊大叫!隔壁那位先生说他不能看书了。""你去告诉他,"一个毛头小子说:"他应该感到惭愧,我五岁就能看书了。"

21. 据《素问·脉要精微论》，"骨将惫矣"的表现是
    A. 行则偻附　　　B. 不能久立
    C. 转摇不能　　　D. 行则振掉
    E. 骨酸痛
    （多选，长春中医药大学）
22. 据《素问·脉要精微论》，"神明之乱"的主要表现为
    A. 笑不休　　　　B. 不言不语
    C. 衣被不敛　　　D. 喃喃自语
    E. 言语善恶，不避亲疏
    （多选，长春中医药大学）
23. 《素问·疏五过论》所讲的"四德"是指
    A. 必须了解自然界阴阳消长寒暑更替规律
    B. 必须了解病人的情志变化和体质特征
    C. 必须掌握脉象经络刺灸等理论技术
    D. 对待病人要态度和蔼热情
    E. 必须懂得人情事理，明了社会世事
    （多选，北京中医药大学）

二、填空题
1. 仓廪不藏者，是_____也；水泉不止者，是_____也。（长春中医药大学）
2. 头者，精明之府，_____，精神将夺矣；背者，胸中之府，_____，府将坏矣；腰者，肾之府，_____，肾将惫矣。（长春中医药大学）
3. 膝者，_____，行则偻附，_____；骨者，_____，不能久立，_____。（长春中医药大学）
4. 夫精明五色者，_____也。（北京中医药大学）
5. 诊法常以平旦，_____，阳气未散，_____，经脉未盛，络脉调匀，_____，故乃可诊有过之脉。（北京中医药大学）
6. _____欲如白裹朱，不欲如赭；白欲如鹅羽，不欲如_____。（北京中医药大学）
7. 四变之动，_____，以春应中规，夏应中_____，秋应中_____，冬应中权。（北京中医药大学）
8. 春日浮，如_____；夏日_____，泛泛乎万物有余；秋日下肤，_____；冬日_____，蛰虫周密，君子居室。（北京中医药大学）
9. 脉从_____，病易已；脉逆_____，病难已。脉得_____，曰病无他；脉反_____，曰难已。（北京中医药大学）
10. 胃者_____也，人无_____曰逆，逆者死。（北京中医药大学）
11. 脉有逆从四时，_____，春夏而_____，秋冬而_____，命曰_____也。（北京中医药大学）
12. 人以_____为本，故人绝水谷则死，脉_____亦死。所谓无胃气者，但得_____不得_____也。（北京中医药大学）
13. 沉浊为_____，浮泽为_____，黄赤为_____，青黑为痛，白为寒，黄而膏润为_____，赤甚者为_____。（北京中医药大学）
14. 据《素问·玉机真藏论篇》，真脏脉形成及其死亡之理关键在于_____。（北京中医药大学）
15. 凡治病，察其形气色泽，_____，_____，乃治之无后其时。（北京中医药大学）
16. 凡未诊病者，必问_____，虽不中邪，病从内生，名曰_____。尝富后贫，名曰_____，五气留连，病有所并。（北京中医药大学）
17. 胃之大络，名曰虚里，_____、_____、_____，脉宗气也。（黑龙江中医药大学）

三、名词解释
1. 门户不要　　　　　　　　（长春中医药大学）
2. 头倾视深　（长春中医药大学，湖南中医药大学）
3. 精明之府　　　　　　　　（北京中医药大学）
4. 精明五色者，气之华　　　（北京中医药大学）
5. 五色精微象见　　　　　　（北京中医药大学）
6. 五藏者，中之守　　　　　（北京中医药大学）
7. 五藏者，身之强　　　　　（北京中医药大学）
8. 尺肤　　　　　　　　　　（北京中医药大学）
9. 呼吸定息　　　　　　　　（北京中医药大学）
10. 藏真　　　　　　　　　　（北京中医药大学）
11. 虚里　　　　　　　　　　（北京中医药大学）

12. 真藏脉　　　　　　（北京中医药大学）
13. 明堂　　　　　　　（北京中医药大学）
14. 痿躄　　　　　　　（长春中医药大学）
15. 脱营　　　　　　　（长春中医药大学）
16. 失精　　　　　　　（北京中医药大学）
17. 五过四德　　　　　（北京中医药大学）
18. 脉宗气　　　　　（黑龙江中医药大学）
19. 脉尺粗常热　　　（黑龙江中医药大学）
20. 不间藏　　　　　（黑龙江中医药大学）
21. 和柔相离　　　　（黑龙江中医药大学）
22. 胃疸　　　　　　（黑龙江中医药大学）
23. 盛喘数绝　　　　（黑龙江中医药大学）
24. 振掉　　　　　　（黑龙江中医药大学）
25. 仓廪不藏　　　　　（湖南中医药大学）
26. 背曲肩随　　　　　（湖南中医药大学）

四、原文阐释

1. 诊法常以平旦，阴气未动，阳气未散，饮食未进，经脉未盛，络脉调匀，气血未乱，故乃可诊有过之脉。　　　　　　　　（北京中医药大学）
2. 水泉不止者，是膀胱不藏也。
 　　　　　　　　（北京中医药大学）
3. 四变之动，脉与之上下，以春应中规，夏应中矩，秋应中衡，冬应中权。　（北京中医药大学）
4. 上盛则气高，下盛则气胀。（北京中医药大学）
5. 长则气治，短则气病。（北京中医药大学）
6. 平人之常气禀于胃，胃者，平人之常气也。人无胃气曰逆，逆者死。　（北京中医药大学）
7. 脉从阴阳，病易已；脉逆阴阳，病难已。脉得四时之顺，曰病无他；脉反四时及不间藏，曰难已。
 　　　　　　　　（北京中医药大学）
8. 脉有逆从四时，未有藏形。（北京中医药大学）
9. 沉浊为内，浮泽为外。黄赤为风，青黑为痛，白为寒，黄而膏润为脓，赤甚者为血，痛甚为挛，寒甚为皮不仁。　　　　（北京中医药大学）
10. 形气相得，谓之可治；色泽以浮，谓之易已。
 　　　　　　　　（北京中医药大学）
11. 色明不粗，沉夭为甚。（黑龙江中医药大学）
12. 切脉动静而视精明，察五色，观五藏有余不足，六府强弱，形之盛衰，以此参伍，决死生之分。
 　　　　　　　　（黑龙江中医药大学）

五、问答题

1. 结合《素问·脉要精微论》，试述"诊法常以平旦"的道理，有何临床指导意义？
 　　　　　　　　（长春中医药大学）
2. 结合《素问·脉要精微论》阐述四诊合参的意义及应用。　　　　（天津中医药大学）
3. 何谓尺肤及尺肤诊？其临床意义如何？
 　　　　　　　　（天津中医药大学）
4. 《素问·脉要精微论》"四变之动，脉与之上下"的含义是什么？其道理何在？
 　　　　　　　　（北京中医药大学）
5. 结合《素问·脉要精微论》阐述脉诊的诊病原理及脉象主病。　（北京中医药大学）
6. 结合《素问·脉要精微论》谈谈你对"精明之府"的理解。　　　（北京中医药大学）
7. 结合《素问·脉要精微论》，试论五脏为"中之守""身之强"的原理及其诊法意义。
 　　　　　　　　（北京中医药大学）
8. 结合《素问·平人气象论》谈谈你对脉以胃气为本的认识。　　　（北京中医药大学）
9. 据《素问·平人气象论》浅谈你对虚里诊法的认识。　　　　　（北京中医药大学）
10. 据《素问·玉机真藏论篇》，试述诊治疾病的"四易"和"四难"。（北京中医药大学）
11. 据《素问·疏五过论》谈谈你对"脱营"与"失精"的认识。　　（北京中医药大学）
12. 怎样区别肝的平脉、病脉、死脉？其鉴别要点是什么？　　　　（黑龙江中医药大学）

六、论述题

1. 《素问·脉要精微论》"持脉有道，虚静为保"的含义及其临床意义（北京中医药大学）
2. 什么是真脏脉？真脏脉的临床特点是什么？举例说明。　　　（黑龙江中医药大学）

【我们的】燕尔新婚，新娘对新郎说："今后咱们不兴说'我的'了，要说'我们的'。"新郎去洗澡，良久不出。新娘问："你在干什么呐？"新郎答曰："亲爱的，我在刮我们的胡子。"

3. 辨五色"欲"与"不欲"的要点及意义如何？

（湖南中医药大学）

七、其他题型

是非判断（说明：根据题干，判断题干下答案是与非，正确的画"√"；错误的画"×"。）

《内经》中符合全息理论的诊法是

(1) 尺肤诊法（　　）

(2) 面部色诊法（　　）　　（黑龙江中医药大学）

改错题（说明：指出下列句子中的错误之处，并改正之，每句只有一处错误。）

"天寿过度"即自然寿命得以尽享。

（湖南中医药大学）

第七章 论 治

板书与教案栏——浓缩教材精华，打破听记矛盾

本章节包含了程士德主编的《内经讲义》(第八章 治则治法)、王洪图主编的《内经选读》(下篇 原文导读 相关篇章)、《内经讲义》(中篇 第七章 论治)、烟建华主编的《内经选读》(原文导读 第七章 论治)、王庆其主编的《内经选读》(第十单元 异法方宜)翟双庆主编的《内经选读》(原文导读 第七章 论治)贺娟、苏颖主编的《内经讲义》(原文导读 第十章 治病求本)等教材的重点经文，主要内容涉及治疗思想、治则治法、制方法则等。

第一节 素问·阴阳应象大论

(一) 重点经文　故曰：病之始起也，可刺而已；其盛，可待衰而已。故因其轻而扬之，因其重而减之，因其衰而彰之。形不足者，温之以气；精不足者，补之以味。其高者，因而越之；其下者，引而竭之；中满者，泻之于内；其有邪者，渍形以为汗；其在皮者，汗而发之；其慓悍者，按而收之；其实者，散而写之。审其阴阳，以别柔刚。阳病治阴，阴病治阳，定其血气，各守其乡。血实宜决之，气虚宜掣引之。

(二) 考点说明　本段重点阐述了因势利导的治疗法则。容易出选择题、填空题、名词解释题和论述题。

(三) 名词解释
1. 其盛，可待衰而已：如果是周期性发作性疾病，病邪正盛时，要等待邪气稍衰后针刺而止之。
2. 因其轻而扬之：顺应病邪轻清的特性，用轻扬宣散的发汗法治疗。
3. 因其重而减之：邪气重浊的，而用逐渐衰减之法治疗。
4. 因其衰而彰之：正气耗损的，则采用补益的方法治疗。
5. 形不足者，温之以气；精不足者，补之以味：阳主外，阴主内。形不足为阳虚，精不足为阴虚。所以畏寒肢冷、形体蜷缩，属于阳气不足的病人，用气厚的药物温补；阴精津液不足的病人，用味厚的药物滋补。
6. 阳病治阴，阴病治阳：以阴虚而阳胜者，滋阴以配阳；以阳虚而阴胜者，壮阳以消阴。引申到从阳引阴、从阴引阳、阳中求阴、阴中求阳、温阳以散寒、滋阴以清热等多种治法，这些治法的共同特点是从疾病相对应的一方求本施治。
7. 血实宜决之：血分的实证宜用放血疗法。
8. 气虚宜掣引之：气分的虚证宜用补气升举的方法。

(四) 原文阐释　疾病在初起时，应及早用针刺治愈；如果是周期性发作性疾病，要选择合适的时机，即在病气衰减之后再进行治疗。根据不同的邪气性质，采用不同的治疗方法：顺应病邪轻清的特性，用轻

【撒谎】父亲："你小子真没出息，我像你这么大时可没撒过这么大的谎。"儿子："那您是从什么时候开始撒这么大的谎呢?"

扬宣散的发汗法治疗；邪气重浊的，而用逐渐衰减之法；正气耗损的，则采用补益的方法治疗。阳主外，阴主内。形不足为阳虚，精不足为阴虚。所以畏寒肢冷、形体蜷缩，属于阳气不足的病人，用气厚的药物温补；阴精津液不足的病人，用味厚的药物滋补。病邪在上部者，用涌吐的方法使邪从上越出；病邪在下部者，用泻下或利尿等涤荡疏利的方法治疗；病邪在中脘，表现为心下痞满的病证，从内泻而消之。邪在肌表脉络，用药物煎汤熏洗出汗的方法；邪在皮肤的，用发汗的方法。邪气急猛的病证，应及时制服之。表实者宜散，里实者宜泻。总的治疗原则是：分辨病证的阴阳属性，以相应刚柔之法制之。从阳引阴、从阴引阳、阳中求阴、阴中求阳、温阳以散寒、滋阴以清热等多种治法，这些治法的共同特点是从疾病相对应的一方求本施治。特别是要准确区分病在阳分还是病在阴分，确定之后就要守治。血分的实证宜用放血疗法，气分的虚证宜用补气升举的方法。

（五）理论分析　关于因势利导的治疗原则："因势利导"原本是中国古代兵法的术语，即《史记·孙子吴起列传》所说"善战者，因其势而利导之。"作为一种治疗大法，《黄帝内经》首先引入医学，主要有三个方面的含义。

1. 因势利导的含义
（1）根据邪气的性质和部位所造成的"势"，尤其是以实邪为主的病证，应根据邪气所在部位和性质而采取相应措施，使之从最简捷的途径，以最快的速度排出体外，以免病邪深入而过多的损伤正气。随其性而宣导之，就其近而驱除之，如本段所云"因其轻而扬之，因其重而减之"，"其高者因而越之，其下者引而竭之；中满者，泻之于内；其有邪者，渍形以为汗；其在皮者，汗而发之。"说明因邪气质轻，而用扬散之法，如风邪宣散之类；邪气重浊，而用逐渐衰减之法，如湿邪可淡渗；邪在上焦者，因其在上之势，发越而使之出，如涌吐；邪居下焦者，因其在下之势，引而下出，如利尿、攻逐、导便、灌肠等；中脘痞满者，则分消于内而泻之，如仲景泻心汤；邪在表、在皮，则因其在外之势，而或用汤渍或用药取汗，如发散风寒表邪。

（2）根据邪正盛衰而择时治疗。治疗时须避过邪气猖獗势头，而在其既衰之际击之，尤其是对某些周期性发作的疾病，应在其未发之前治疗，因为这个阶段的邪气较弱，正气相对旺盛。如《素问·疟论》"方其盛时必毁，因其衰也事必大昌。"

（3）根据人体正气抗邪的趋势，顺势引导，助益正气。《内经》还有顺应人体挽回病变之生理趋向，助势引导的治法，也可以归为这种治疗法则，如《素问·至真要大论》"高者抑之"、"下者举之"、"散者收之"。

2. 因势利导的治疗原则

1. 虚——因其衰而彰之（补）
（1）形不足者，温之以气。
（2）精不足者，补之以味。
（3）气虚者，宜　引之。

2. 实——其实者，散而泻之
（1）因其轻而扬之（宣）
　1）其高者，因而越之。
　2）其有邪者，渍形以为汗。
　3）其在皮者，汗而发之。
（2）因其重而减之（泻）
　1）其在下者，引而竭之。
　2）中满者，泻之于内。
　3）血实者，宜决之。
　4）慓悍者，按而收之。

第二节　素问·异法方宜论

(一) 重点经文

> 1. 黄帝问曰：医之治病也，一病而治各不同，皆愈何也？岐伯对曰：地势使然也。故东方之域，天地之所始生也。鱼盐之地，海滨傍水，其民食鱼而嗜咸，皆安其处，美其食。鱼者使人热中，盐者胜血，故其民皆黑色疏理，其病皆为痈疡，其治宜砭石。故砭石者，亦从东方来。
> 2. 西方者，金玉之域，沙石之处，天地之所收引也。其民陵居而多风，水土刚强，其民不衣而褐荐，其民华食而脂肥，故邪不能伤其形体，其病生于内，其治宜毒药。故毒药者，亦从西方来。
> 3. 北方者，天地所闭藏之域也。其地高陵居，风寒冰冽，其民乐野处而乳食，藏寒生满病，其治宜灸焫。故灸焫者，亦从北方来。
> 4. 南方者，天地所长养，阳之所盛处也。其地下，水土弱，雾露之所聚也。其民嗜酸而食胕，故其民皆致理而赤色，其病挛痹，其治宜微针。故九针者，亦从南方来。
> 5. 中央者，其地平以湿，天地所以生万物也众。其民食杂而不劳，故其病多痿厥寒热，其治宜导引按蹻。故导引按蹻者，亦从中央出也。
> 6. 故圣人杂合以治，各得其所宜。故治所以异而病皆愈者，得病之情，知治之大体也。

(二) 考点说明　本段论述了东西南北中等不同方域的气候、生活方式、体质、发病特征及不同的治疗方法，阐明了"杂合以治"的实践意义。容易出选择题、填空题、原文阐释题和论述题。

(三) 名词解释
1. 盐者胜血：盐，水也；血，火也。盐者胜血，即水以克火。
2. 热中：又称中热，一般指脏腑有热。
3. 毒药：总括药饵而言。凡能治病者，皆可称为毒药。

(四) 原文阐释　治疗时应当根据不同病情，确定治则而综合运用各种治法，并使所运用的治法对治疗的对象发挥其应有的作用。高明的医生能把握疾病的发生，及病情的变化，掌握治疗的法则，针对不同的病情和体质，采用适宜的措施，因而可以在治疗方法不同的情况下，把疾病治愈。

(五) 理论分析
1. 《素问·异法方宜论》所体现的治疗原则：本段论述了因地制宜的治疗思想，以"地势使然"回答了"一病而治各不同"的道理。由于五方的地理、气候、物产差异性，这些差异性决定不同地域的居民居住条件与环境、饮食结构及饮食习惯各自不同，各有其生理特点。天人两方面因素直接影响人体的形质强弱和发生疾病的种类与性质，因而在疾病和病理上也所表现相当大的差异，所以治疗必须采取不同的治疗方法。文中举出西北、东南同病异治，而对于五方居民之病"杂合以治，各得其所宜"，就体现了这种精神。
2. "圣人杂合以治，各得其所宜""得病之情，知治之大体"的含义："杂合以治"，是指治疗时应当根据不同病情，确定治则而综合运用各种治法，并使所运用的治法对治疗的对象发挥其应有的作用。其关键就在于不拘泥于某种治疗手段，而要做到"各得其所宜"，即因地因人制宜地去灵活选用治疗方法。高明的医生能"得病之情，知治之大体"，把握疾病的发生及病情的变化，掌握治疗的法则，针对不同的病情和体质，采用适宜的措施，因而可以在治疗方法不同的情况下，把疾病治愈。
    (1) 要求医生根据天时、地理、生活习惯、体质等不同情况使用不同治法。
    (2) 倡导各种治法和治疗措施结合应用，如药物与食疗相结合、针刺与汤液相结合、针砭与药物、灸法结合运用等。如《素问·汤液醪醴论》治疗水肿综合运用药物、针刺、按摩、温覆等方法。
    (3) 强调医生应掌握多种诊疗技能，以便临床应用时各取所需，运用自如。

【互为因果】"你的头发怎么一天比一天少？""因为我天天都有忧虑的事。""你每天都忧虑什么呢？""我忧虑我的头发一天比一天少！"

第三节　素问·汤液醪醴论

（一）重点经文

1. 帝曰：形弊血尽而功不立者何？岐伯曰：神不使也。帝曰：何谓神不使？岐伯曰：针石，道也。精神不进，志意不治，故病不可愈。今精坏神去，荣卫不可复收。何者？嗜欲无穷，而忧患不止，精气弛坏，荣泣卫除，故神去之而病不愈也。
2. 病为本，工为标，标本不得，邪气不服，此之谓也。

（二）考点说明　本段论神在疾病治疗中的作用，并强调疾病的治疗以病人为本的治疗思想。容易出选择题、名词解释、原文阐释题和论述题。

（三）名词解释

1. 汤液醪醴：是古代的两种剂型，都是由五谷制成的酒类。清稀淡薄的是汤液，稠浊甘甜的是醪醴。
2. 形弊血尽：形体衰败，血脉竭尽。
3. 神不使：神，人体脏腑气血的功能作用。使，运用、役使。神不使，即人体脏腑气血的功能作用不能对各种治疗做出反应。

（四）原文阐释

1. 患者形体败坏、气血耗尽，任何治疗皆难以奏效，其原因是神机已经不再发挥作用。因为针石、药物等，只是治疗工具，其治疗作用的发挥还要靠患者自身的生机。患者精神振奋、意志旺盛，疾病就容易治愈。相反，如果嗜欲过度、忧患不止等因素，耗伤精气，损伤营卫，以致神气离散，那么治疗难以发挥功效。
2. 在治疗疾病的过程中，病人为本，医生为标，如果二者不相互信任与配合，邪气就难以制服。

（五）理论分析

1. "神不使"的原理及其临床应用方法

（1）所谓"神不使"是指脏腑气血的功能作用不能对治疗做出反应。这里的"神"是包括精神心理活动在内的人体的神机，其基础是脏腑经络气血。在疾病的治疗中，药物和针刺仅仅是治疗工具，其发挥治疗效应的机理只是对脏腑机能、经脉气血的运行起到调节、协助作用，因此，治疗效果以患者自身的神气为基础，正如张介宾所说："凡治病之道，攻邪在乎针药，行药在乎神气。故治施于外，则神应于中，使之升则升，使之降则降，是其神之可使也。若以药剂治其内而藏气不应，针艾治其外而经气不应，此其神气已去而无可使矣。""神不使"的机理是由于脏腑精气衰竭，神气散失，以致对药物或针刺不能做出反应，难以使治疗发挥效应。强调治疗效果的取得，患者自身为本，是决定因素，针药等治疗方法仅是外来的影响因素。

（2）据此原理，在治疗疾病时，一则需要在治疗前观察病人神气的存亡，以决定是否进行治疗；二则需要调动患者的主观意识，以与治疗相配合，提高疗效，如使用的心理暗示疗法等。

(五)理论分析

2. 关于"标本不得":关于标本含义与"标本不得",历代医家虽有不同解释,但综合起来,不外说明:在疾病治疗过程中,病人及其疾病为本,医生及其治疗手段为标。医生及其治疗方法必须符合病人的病情,才能取得疗效,如果两者不符,配合失当,则疾病不愈。如果病人未能及早求治,至大病已成之时,良工亦难挽回颓势,使标本不得而邪气不服。这种对医患关系的认识,体现了《内经》治疗学重视内因的观点,也形成了中医临床医患相互配合,医生在诊治中必须做到"言必有征,行必有验"的基本要求,以保证中医临床疗效。

(一)重点经文 其有不从毫毛而生,五藏阳以竭也,津液充郭,其魄独居。孤精于内,气耗于外,形不可与衣相保。此四极急而动中,是气拒于内,而形施于外。治之奈何?岐伯曰:平治于权衡,去宛陈莝,微动四极,温衣,缪刺其处,以复其形。开鬼门,洁净府,精以时服,五阳已布,疏涤五藏。故精自生,形自盛,骨肉相保,巨气乃平。

(二)考点说明 本段论述水肿的病机、治法和护理。容易出选择题、填空题、名词解释、原文阐释题和论述题。

(三)名词解释

1. 缪刺:此处是指病在左而刺右,病在右而刺左的刺络法。又据《素问·缪刺论》,缪刺又是针对皮部血脉(血络)采取解结或放血疗法。
2. 津液充郭:阳气虚不能化气行水,水液妄行,充斥于形体和胸腹。津液,此指水气。郭,通廓,指形体胸腹。
3. 其魄独居:阴精独居于内。魄,属阴,此指阴精。
4. 孤精于内,气耗于外:阳气虚损,阴精无阳气之温化,则凝聚不行而为水气,水气又遏抑阳气。
5. 四极急而动中:四极,四肢。急,浮肿胀急。水邪四溢,外则四肢肿急,内则动于胸腹而致气急咳嗽。
6. 气拒于内而形施(yì 易)于外:阳气因受阻遏而被困,不能温化水液,水邪停聚肌表则外形体变易。
7. 去宛陈莝(cuò 挫):去除郁积陈旧之物,此指水气之陈积。宛,通郁,郁积也。莝,铡草也。此句应为"去宛莝陈","去"与"莝"对文,作动词;"宛"与"陈"对文。
8. 开鬼门,洁净府:鬼门,汗孔。净府,膀胱。即发汗、利小便治法。
9. 精以时服:指按时令服用精良的食物,属于饮食疗法的范畴。
10. 巨气:指人体正气。

(四)原文阐释 不是由于外邪侵犯而生的水肿病,往往是五脏阳气遏抑不布所致。水液妄行,充斥于形体和胸腹。阴精无阳气之温化,聚而为水,水液又阻遏阳气,阴阳失调,产生水病,可出现胸腹、肢体肿胀、咳喘悸动等症状。治疗时应衡量阴阳虚实,以平调阴阳的偏盛偏衰,可用攻下逐水、活血化瘀等方法以去除体内郁积陈旧之物,或发汗、利小便法,或用缪刺法,并让患者适当运动四肢,衣服要保暖,以温阳化气,助阳行水。如此则五脏阳气得以敷布,郁积在五脏内的水液便得以荡涤,阴精自然产生并正常运行,使形体强壮并恢复原有体形,阴阳平衡,正气恢复正常。

【不必着急】A女士:"我先生昨晚不知又去哪儿了。"B女士:"管他呢。假如你不知道自己的丈夫晚上又去哪儿了,你不必着急,因为你一旦知道后会更着急。"

（五）理论分析

1. "五脏阳以竭"的水肿病机理论及其临床指导意义

(1) 水肿是水液滞留于体内，泛溢于皮肤分肉之间，或脏腑之内而产生的以肿胀为临床特征的疾病。引起水肿的原因，不外外因与内因两类，外因如风寒之邪客于肌表皮肤分肉之间，阻滞或凝聚津液而引起水肿。

(2) 本段提出的"五藏阳以竭"是对内伤因素导致水肿的病机的高度概括。对"五藏阳以竭"的理解有两种看法，一种认识是阳竭阴津不化可为水肿。另一种认识是"竭"为"遏"之误，即阻遏之意，阳气阻遏也可形成水肿之病。总归于五脏阳气功能失调，不得正常敷布，使水液内停、泛溢而为水肿，表现为全身肿势急迫，且有水气内犯脏腑之征，如水邪射肺凌心出现的咳喘心悸等。

(3) 从经文"其本在肾，其末在肺，皆积水也"和"肾者，胃之关也，关门不利，故聚水而从其类也"，结合《素问·经脉别论》中"饮入于胃，游溢精气，上输于脾，脾气散精，上归于肺，通调水道，下输膀胱"分析，水肿病的形成与五脏功能失调有关，尤以肾、脾、肺关系至密，肺失宣降，不能通调水道；脾失健运，不能运化水湿；肾失气化，不能开合关门，都能引起水液潴留，形成水肿。治疗上主要从肾脾肺三脏着手，"开鬼门，洁净府"是治水两大基本方法，使邪气随汗而外解，随小便而下泄，旨在开肺卫之阳和温通肾阳。

2. 水肿的治疗

本篇指出了水肿病的治则和治法。其治则是"平治于权衡，去宛陈莝"，其治法是"微动四极，温衣，缪刺其处，以复其形。开鬼门，洁净府，精以时服"。文中治法及作用包括以下几方面：

(1) 微动四极：即轻微活动四肢。其作用是疏通气血，振奋阳气。既有利于经脉中气血津液的流通，又可促进阳气的化气行水之功。

(2) 温衣：即加衣温覆。其作用是保护阳气，消散寒湿之气。

(3) 缪刺其处：即用针刺实施解结法或放血法去除血络中的郁阻，恢复血脉的正常状态，使经络疏通。既有利经脉中气血津液的转输，又为其他治疗奠定基础。

(4) 开鬼门，洁净府：即发汗、利小便。是本篇中消除水肿主要治疗手段。《内经》指出人摄入水饮，在脏腑之气作用下形成津液，通过经脉转输到身体各部，而津液的主要外排方式是汗与尿。受某些条件或病因的影响，津液代谢失常形成水气，甚至出现水液停留而发生水肿，而发汗、利小便便是促进津液代谢和消除水肿的两种有效方法与途径。

(5) 精以时服：即餐服精美食物。以之益气养精，是本病扶正的重要措施。

通过以上诸法综合治疗，达到扶正祛邪，消除水肿的目的。

第四节　素问·藏气法时论

（一）重点经文　肝主春，足厥阴少阳主治，其日甲乙。肝苦急，急食甘以缓之。心主夏，手少阴太阳主治，其日丙丁。心苦缓，急食酸以收之。脾主长夏，足太阴阳明主治，其日戊己。脾苦湿，急食苦以燥之。

肺主秋,手太阴阳明主治,其日庚辛。肺苦气上逆,急食苦以泄之。肾主冬,足少阴太阳主治,其日壬癸。肾苦燥,急食辛以润之,开腠理,致津液,通气也。

(二) 考点说明　本段阐述了"五藏法时"和"五藏所苦"的观点。容易出选择题、填空题、原文阐释题和论述题。

(三) 原文阐释　藏气法时,包括以季节论时,即春、夏、长夏、秋、冬五时;以天干论日,十日为周;以昼夜论时,有平旦、日中、下晡、夜半等。五脏之气有随时盛衰的特性,是临证分析疾病的轻重生死规律,确定相应治疗方法的重要依据。肝性恶拘紧而不舒展,治当急食甘以舒缓之。心藏神,其志喜,喜则心气易涣散不收,故治宜食酸以收敛之。湿盛伤脾,脾性恶湿润,故治应急食苦温以干燥之。气病易上逆于肺,肺性恶气上逆,治当急食苦以降泄之。肾主水,藏精,其性恶燥,故治宜食辛以濡润之,辛味有开发腠理,使行气运津的作用。五脏所苦理论是脏腑病证的药物治疗及药物归经的理论依据。

(四) 理论分析

1. 五脏与四时的关系:《内经》提出"人以天地之气生,四时之法成",强调"天人相应"。五脏应四时(五时),即是以天人相应、阴阳五行为理论基础形成的具有代表人与自然关系的具体医学理论。如本篇提出肝主春、心主夏、脾主长夏、肺主秋、肾主冬。

   (1) 就发病关系而言,《素问·金匮真言论》记载"东风生于春,病在肝;……南风生于夏,病在心;……中央为土,病在脾。"《素问·咳论》指出"五藏各以其时受病,非其时各传以与之。"不但阐发了四时之气与五脏的发病关系的一般规律,而且也说明在不应时的情况下,邪气可以通过其他关系与途径侵犯他脏。

   (2) 就养生而言,《素问·四气调神大论》依据此理论,倡导适应四时生长收藏的规律养生。总结出"四时阴阳者,万物之根本,所以圣人春夏养阳,秋冬养阴,以从其根"的养生法则。

2. 关于"五藏所苦"

   (1) "五藏所苦"理论是脏腑病证的药物治疗及药物归经的理论依据。对五脏病提出药食五味的治疗内容,药、食均有五味,五味各有其作用,即本篇所言"辛散、酸收、甘缓、苦坚、咸软"。五脏所苦的药食治疗,是采取逆五脏之所苦而从五脏之所欲选择相应作用的药味。肝性苦拘急,治当急食甘以舒缓之。心性苦缓散,故当急食酸以收敛之。脾性苦湿润,故应急食苦温以干燥之。肺性苦气上逆,当急食苦以降泄之。肾性苦燥,应急食辛以濡润之。通过治疗,既使五脏所苦得以解除,同时也有防止五脏所苦之病发生的作用。

   (2) 此外,对五脏所苦《内经》还提出了另一治疗方法,即表里相合两经主治,针刺是主要治疗手段,由于经脉内属于脏腑,外络肢节,所以五脏病可取各自经脉治疗。至于取其相合之经,则是由于脏腑功能相合,经脉表里络属关系决定的。取相合之经有从阳引阴之意,以求阴阳的平衡。

【票价的学问】我邀一位从未看过电影的朋友去看一场电影。电影放映过程中,出现了一个镜头是女主角在浴池中躺着沐浴。他看到这个镜头时突然站了起来,随即又坐了下来,并自言自语地说道:"难怪楼上的票价比楼下的贵。"

(一) **重点经文** 肝欲散,急食辛以散之,用辛补之,酸泻之。……心欲软,急食咸以软之,用咸补之,甘泻之。……脾欲缓,急食甘以缓之,用苦泻之,甘补之。……肺欲收,急食酸以收之,用酸补之,辛泻之。……肾欲坚,急食苦以坚之,用苦补之,咸泻之。……辛散,酸收,甘缓,苦坚,咸软。

(二) **考点说明** 本段论五脏所欲与五味补泻。容易出选择题、填空题、名词解释、原文阐释题和论述题。

(三) **原文阐释** 五脏功能特点不同,治病用药必顺其所欲。肝为木脏,气以疏达条畅为顺,故欲以辛散之。顺其性为补,逆其性为泻,肝喜散而恶收,故辛为补、酸为泻。心为火脏,心火易炎而心脉拘急,心气炎而欲软,软之即为补,故咸软为补,则甘缓为泻。脾为土脏,性以和缓温厚为贵,甘味缓而入脾,故以甘缓之剂补之;脾恶苦,故苦为泻。肺为金脏,性主收敛,肺病则易表现为气机上逆耗散之证,肺气散而欲收,酸主收敛,故以酸味药补之;酸收为补,则辛散为泻,故辛泻之。肾主藏精,气以闭藏为上,肾病易表现为精气遗泄不密的病证,欲坚肾精,则用苦味药,苦能坚阴,故为补;咸能软坚,故为泻。

(四) **理论分析** 五脏所欲与五味补泻:本段论五味辛散、咸软、甘缓、酸收、苦坚的不同作用,而五脏各有其所欲。应用作用相反的药物,一补一泻相配合调治疾病,补泻以适应五脏之性与否分辨,如张介宾云:"顺其性者为补,逆其性者为泻。"以"肝欲散,急食辛以散之,用辛补之,酸泻之"为例,肝为木脏,喜散而恶收,其气以疏达条畅为顺,故以辛散为补、以酸为泻。

调治五脏所欲之药的五味搭配体现了组方的君臣配伍关系。仍以肝为例
- (1) (君)"急食辛以散之"即用辛味疏散肝气,是治病的主药(君)。
- (2) (臣)"用辛补之"是从其肝之所欲,增加散气之功,可视为辅助药(臣)。
- (佐)酸主收敛,与"肝欲散"忤逆,又有碍辛散之功,故称"酸泻之"。
- (3) 就病与治关系而言,用酸收从其病;但就用药配伍而言,用酸收以制辛散太过,因此可以认为调治中用酸味,具有反佐的作用,可视为佐药。

(一) **重点经文** 毒药攻邪,五谷为养,五果为助,五畜为益,五菜为充。气味合而服之,以补精益气。此五者,有辛酸甘苦咸,各有所利,或散或收,或缓或急,或坚或软。四时五藏,病随五味所宜也。

(二) **考点说明** 本段论药物与食疗配合应用调治疾病。容易出原文阐释题和论述题。

(三) **理论分析**
1. 对"气味合而服之,以补精益气"的理解:无论养生保健还是治疗疾病,均应注意药食气味"合"和而服之,"形不足者,温之以气;精不足者,补之以味"。

本篇中气味相合,有两种形式,其作用不一
- (1) 相同气味的配合。如"肝色青,宜食甘,粳米牛肉枣葵皆甘。"即谷肉果菜中同一气味配合应用,可以增进这一气味的作用。
- (2) 不同气味相合,有主有次。如"肝欲散,急食辛以散之,用辛补之,酸泻之",其中"食辛以散之"是同一气味的增补与加强,发挥辛味发散的主要调治作用;"酸泻之"是用酸味起收敛的作用,防止辛散太过,反伤肝气。属于不同气味的搭配使用。

2. 毒药攻邪,食物养正:饮食疗法可以作为药物疗法的辅助措施,因为辛味发散,酸味收涩,甘味和缓,苦味坚阴,咸能软坚,而五谷、五果、五畜、五菜均分属五味而入五脏,因此在药物攻邪治病时,可以根据病变脏腑的特点和脏气盛衰情况,参照五行生克制化关系,选择谷肉果菜等补益充养,辅助治疗。

第五节　素问·标本病传论

(一) **重点经文**　黄帝问曰:病有标本,刺有逆从,奈何? 岐伯对曰:凡刺之方,必别阴阳,前后相应,逆从得施,标本相移,故曰:有其在标而求之于标,有其在本而求之于本,有其在本而求之于标,有其在标而求之于本。故治有取标而得者,有取本而得者,有逆取而得者,有从取而得者。故知逆与从,正行无问,知标本者,万举万当,不知标本,是谓妄行。

(二) **考点说明**　本段论标本缓急及其治疗原则。病有标本,治有缓急,逆从得施,用之不殆,这也是临证必须掌握的基础知识与技能。容易出选择题、填空题、原文阐释题和论述题。

(三) **名词解释**
1. 刺有逆从:指针刺等治法有逆治和从治的不同。逆治为病在本而治标,病在标而治本;从治为病在本而治本,病在标而治标。这种逆治与从治之间的选择,即"标本相移",完全要依据病情的变化和治疗的需要而定。
2. 标本相移:先治本病或先治标病,不是固定不变的,急则治其标,缓则治其本,须视具体情况而定。

(四) **原文阐释**　病证有标本先后,治疗有逆从之法。逆治为病在本而治标,病在标而治本;从治为病在标而治标,病在本而治本。要辨别疾病的阴阳,分清病情的标本,根据疾病的状态,或从治,或逆治,选用适宜的方法,并根据标本的缓急,进行标本先后的治疗。在治疗疾病时,有病在标而治标、在本而治本者,有病在本而治标、在标而治本者。适当运用治标、治本、从治、逆治,均可取效。分清疾病标本,有的放矢,即可取得十全的效果。因此,分清疾病的标本非常重要。

(五) **理论分析**
1. 标本的含义:"标本"是相对的概念,常用来概括说明事物的本质与现象,因果关系及病变过程中矛盾的主次关系等。就其本义,"本"是指草木之根;"标"又称末,为草木枝叶末梢。通常以标本喻相关而又对立的事物。《内经》中所用标本的概念,所指代的事物很广泛(见表2)。具体如下:
   (1) 六气之标本:风寒暑湿燥火为本,三阴三阳为标,是为标本中气之论。六气之阴阳标本可以推测六气及其所致的气候、病候的变化规律。见《素问·至真要大论》。
   (2) 医患标本:"病为本,工为标",病人为本,医工为标,医生所施行的治疗方法需要通过病人起作用。见《素问·汤液醪醴论》。
   (3) 体内结构间之标本:则内脏为本,肢体为标,见《灵枢·始终》。
   (4) 病脏间的标本:在水液代谢及水肿病的病机中。《素问·水热穴论》云:"其本在肾,其末在肺。""标本俱病,故肺为喘呼,肾为水肿,肺为逆不得卧,分为相输俱受者,水气之所留也。"
   (5) 病发先后主次之标本:先发的、主要的病证为本,后继出现的较为次要的病证为标。辨明标本是正确施治的前提,不知标本,治疗就会陷于盲目。见本篇所述。

　　后世医家在《内经》的基础上,又进一步扩大了标本的范围,如称正气为本,邪气为标;病因为本,病症为标;旧病为本,新病为标;里病为本,表病为标;在证候急者为标,缓则为本;阳为标,阴为本;腑为标,脏为本等。还可以从矛盾运动的法则来认识标本,"本"就是能够反映疾病的本质,即亟待解决的主要矛盾和矛盾的主要方面,而"标"是指疾病反映在外的征象,是次要矛盾和矛盾的次要方面。

【爱的圆圈】一对青年男女坐在沙滩上。男青年在地上划个圆圈说道:"我对你的爱,就像这圆圈一样,永远没有终点。"女青年也用手指在地上划个圆,然后说:"我对你的爱,永远没有起点。"

表 2　标本含义之表解

	本	标
六气之标本	风寒暑湿燥火	三阴三阳
医患标本	病人	医工
体内结构间之标本	内脏	肢体
病脏间的标本（在水液代谢及水肿病的病机中）	肾	肺
病发先后主次之标本	原发病、先发病	后发病、继发病
正邪之标本	正气	邪气
病因、病证之标本	病因	病证
新旧病之标本	旧病	新病
表里病之标本	里病	表病
证候缓急之标本	缓	急
阴阳之标本	阴	阳
脏腑之标本	脏	腑

（五）理论分析

2. 标本治则：大凡治病，有见本治本，见标治标的从治法；有见标从本，见本从标的逆治法；以及标本先后，标本缓急的标本兼治，标本相移的不同情况。从本而治为治疗常法，是治疗疾病的一般规律，本病既愈，标病自除，即所谓"疏其源而流自通"。但又要注意病情往往复杂多变，当标病本病的主从关系发生改变的时候，治疗的重点也要随之加以调整，即标本相移，而由从治变为逆治。

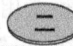

（一）重点经文

1. 夫阴阳逆从标本之为道也，小而大，言一而知百病之害，少而多，浅而博，可以言一而知百也。以浅而知深，察近而知远，言标与本，易而勿及。
2. 治反为逆，治得为从。先病而后逆者治其本，先逆而后病者治其本，先寒而后生病者治其本，先病而后生寒者治其本。先热而后生病者治其本，先热而后生中满者治其标。先病而后泄者治其本，先泄而后生他病者治其本，必且调之，乃治其他病。先病而后生中满者治其标，先中满而后烦心者治其本。人有客气，有同气。小大不利治其标，小大利治其本。病发而有余，本而标之，先治其本，后治其标。病发而不足，标而本之，先治其标，后治其本。谨察间甚，以意调之，间者并行，甚者独行。先小大不利而后生病者治其本。

（二）考点说明　本段对标本治则的临证运用作了示范举例。容易出选择题、填空题、原文阐释题和论述题。

（三）名词解释
1. 先病而后逆者治其本：先病者为本，后病者为标，治其本，是治其病之本原。
2. 本而标之：即先治其本，而后治其标。
3. 标而本之：即先治其标，而后治其本。

（四）原文阐释　"小而大，少而多，浅而博"都是说只要掌握了阴阳逆从标本之理，就可以使人们对疾病的认识由小到大，由少到多，由浅薄到广博。疾病种类虽多，不外阴阳；病证虽杂，不离标本；治法虽众，无非逆从。故言一阴阳逆从标本之理，便可触类旁通，尽知多种疾病危害。

(五)理论分析
1. 关于"先热而后生中满者治其标"和"小大不利治其标":本节标本治则的示例中,治本居多,唯"中满"与"大小不利"二症,无论是属标、属本,均需先治。
(1) 中满为病,其邪在胃,胃为脏腑之本,中满为腑气不行,药食难入,而脏腑皆失其所禀,是为急候,必先治之。相反,泄泻一证被看作标本之治的另一重要着眼点,无论先后,"必且调之,乃治其他病",否则后天之本已衰,诸证难以彻底治愈。体现了《内经》重视脾胃为脏腑之本,气血生化之源的理论观点。
(2) 大小便不通,反映脾胃二脏功能失常,气机紊乱,亦为危急之候。虽属继发之标病,也须先治。

后世引申为"急则治其标,缓则治其本"的治疗原则。

《内经》重视脾胃为脏腑之本,气血生化之源的理论观点,对仲景保胃气的治则以及李东垣重视培土的思想有较大的影响。兹举一则东垣医案以示经义之运用。

东垣治一贵妇,八月中,先因劳役饮食失节,加之忧思,病结痞,心腹胀满,且食则不能暮食,两胁刺痛,诊其脉,弦而细。至夜,浊阴之气当降而不降, 胀尤甚。大抵阳主运化,饮食劳倦,损伤脾胃,阳气不能运化精微,聚而不散,故为胀满。先灸中脘,乃胃之募穴,引胃中生发之气上行阳道。又以木香顺气汤助之,使浊阴之气自此而降。(《名医类案·痞满》)

2. 关于"间者并行,甚者独行":间者,指病轻;甚者,指病重。并行,即标本同治。独行,治标或治本,单独施行,以求治之精专。病情轻浅者可以标本兼治,故曰并行;病重者难容杂乱,故曰独行。

病情有间甚之殊,标本有缓急之别,"间者并行,甚者独行"代表《内经》标本治则思想,即本急标缓则治本,标急本缓则治标,标本同等而其势不甚则标本同治。如《素问·评热病论》:治风厥,"表里刺之,饮之汤服",既治发热之表,又治烦闷之里,属标本同治之"并行"。《素问·病能论》治怒狂阳厥,"服以生铁洛为饮",取其一味生铁洛,气寒质重,下气急速,而获专攻,属"甚者独行"。又比如,气虚外感证,用益气解表之法,为"间者并行"。肺痨之大咯血,应先治其咯血之标,为"甚者独行"。

第六节 素问·五常政大论

一

(一)重点经文 化不可代,时不可违。夫经络以通,血气以从,复其不足,与众齐同,养之和之,静以待时,谨守其气,无使倾移,其形乃彰,生气以长,命曰圣王。故大要曰:无代化,无违时,必养必和,待其来复。此之谓也。

(二)考点说明 本段论述治病之道法于自然的观点。容易出原文阐释题。
(三)原文阐释 万物自身的造化之机难以由人力替代,四时之气的变化规律亦不可违背。治疗疾病的目的在于疏通经络气血,通过补养使精气正常,从而恢复机体的生化能力。因此,治疗疾病的关键在于调动、调节而非替代机体自身的生化机能,并与时令阴阳之气的变化相配合。

【贺年片】春节快到了,小王要给未婚妻挑一张贺年片。"这张比较适合,你看多漂亮!上面写道:向我唯一的心上人致以最美好的祝愿!"漂亮的女售货员给他出主意。"好极了!你给我十张……"

(四) 理论分析 关于"化不可代,时不可违"的治疗思想

1. "化不可代,时不可违"意思是万物生化,不能以人力代之;四时之气的变化规律,亦不能随意违背。
2. 《内经》接受了中国古代有机自然论的哲学观念,认为自然界是天然、和谐、有序的;人这一生命体之所以能生存于世,维持健康无病,也在于其体内有自然和谐的生理之机,这种自我和谐随时会受到干扰,形成紊乱状态,则自我调控之机就会发挥作用,恢复协调;但如果自我协调不及,就形成疾病,需要外来力量。然而这种外来力量的作用,必须是协助、促进机体本身协调能力的发挥,而不是代替或取代。否则就会弄巧成拙,发生多种弊端。各种治疗方法,其作用主要是协助人体自身生化机能,从失调无序的病态转向有序和谐的健康状态,作用要点在于调节。故《内经》将"化不可代"作为论治的最高准则。这种治疗思想为提高中医治疗水平、端正中医科研思路提供了理论基础。
3. 张机在《伤寒论》也说:"阴阳自和者必自愈。"当然这种"自和"不是医生无所作为,而是通过针药等各种疗法促进机体内部协调。其实,中医各种疗法可以说基本上都是发挥协助机体自调作用,而不是填缺削平。这是中医理论研究者必须清楚的。

(一) 重点经文 西北之气散而寒之,东南之气收而温之,所谓同病异治也。故曰:气寒气凉,治以寒凉,行水渍之。气温气热,治以温热,强其内守。必同其气,可使平也,假者反之。

(二) 考点说明 本段论因地制宜的治疗思想。容易出选择题、填空题、原文阐释题。

(三) 原文阐释 西北方人,皮肤腠理密,人皆食热,故宜散而寒之,即以发散之剂祛其外寒,以寒凉之剂清其内热;东南方人,皮肤疏,腠理开,人皆食冷,故宜收而温之,即以收敛之剂固其表阳,温补之剂以温散里寒。即相同的疾病由于方域的不同,其治疗也不同。气候寒凉而有内热者用寒凉药,兼以热汤浸渍,以散其寒。气候温热而内寒者,用温热药,兼以加强其精气内守的措施,不使外散。治法的性质一定要与气候的特性相同,可使体内之气平和下来。如有假寒假热,当以相反之法治之。

(一) 重点经文 能毒者以厚药,不胜毒者以薄药,此之谓也。气反者,病在上取之下,病在下取之上,病在中傍取之。治热以寒,温而行之;治寒以热,凉而行之;治温以清,冷而行之;治清以温,热而行之。

(二) 考点说明 本段论述了体质、病位与治疗用药、服药方法的关系。容易出选择题、填空题、名词解释、原文阐释题和论述题。

(三) 名词解释 气反者:指病变的原发部位与表现部位相反的情况。

(四) 原文阐释 对药物作用耐受力强的,可以用气味俱厚、性能峻烈的药物;对药物耐受力差者,要选用气味俱薄、性能和缓的药物。病变原发部位与表现部位相反情况的处置方法:疾病表现在上者,治其下;疾病表现在下者,治其上;疾病表现在中部者,而经脉行于左右,则或灸或刺或熨或按,皆当取之于傍。治疗"气反"病的服药方法,常见的有四种:一是治疗热性病,凉药热服;二是治疗寒性病,热药凉服;三是治疗热性病,凉药凉服;四是治疗寒性病,热药热服。

(五) 理论分析
1. 体质与用药：耐药力强的人，可以选用气味浓厚、作用较为峻猛的药物，否则就会药力不足，疗效不佳；耐药力弱的人，可以选用气味温和、作用较为轻缓的药物，否则就会过而伤正，影响疗效。此外，影响耐药力的因素也不仅仅只是体质，药物种类、服药时间长短也与之有关。
2. 病位与用药：病位与用药相关。本段经文所言是治疗"气反"病的一般用药规律。若是对标本一致的疾病，则应病在上取之上，病在下取之下……总之，当求病本所在而治之，是谓常法。

至于治疗"气反"病的服药方法，常见的有四种：一是治疗热性病，凉药热服，即"治热以寒，温而行之"；二是治疗寒性病，热药凉服，即"治寒以热，凉而行之"；三是治疗热性病，凉药凉服，即"治温以清，冷而行之"；四是治疗寒性病，热药热服，即"治清以温，热而行之"。历代医家多从正治、反治方面来理解，认为：凉药热服、热药凉服属反治范围；凉药凉服、热药热服属正治范围。其实不然，前者当属服药的反佐法，用以防止药性与病性格拒。

(一) 重点经文　帝曰：有毒无毒，服有约乎？岐伯曰：病有久新，方有大小，有毒无毒，固宜常制矣。大毒治病，十去其六；常毒治病，十去其七；小毒治病，十去其八；无毒治病，十去其九，谷肉果菜，食养尽之，无使过之，伤其正也。不尽，行复如法。

(二) 考点说明　本段论述了用药法度及饮食调养的作用。容易出选择题、填空题、原文阐释题和论述题。

(三) 原文阐释　病有新旧，方制有大小，选择药性峻烈或平和的药物来治病，都有基本的规则。药过于病，则反伤其正而生他患，故当约制。即使无毒之药，久而多则亦使气有偏胜，必有偏绝。一般而言，毒性大、作用峻猛的药物，用至病去十分之六；毒性稍弱的药物，用至病去十分之七；毒性小、药性和缓的药物，用至病去十分之八；无毒的补益药，用至病去十分之九。余邪病气，可用食疗调治。若邪尚未尽者，仍重复上法治疗。总的原则是，中病即止，不可过而伤正。

(四) 理论分析　攻邪养正：本段论述了用药治病的规则与饮食调养的作用，并提出了正与邪、治与养、攻与补即攻邪与养正的关系问题。疾病有新感与久病的不同，方剂有大、小的区别，药有峻、缓的差异，人之体质有耐毒、不耐毒之不同，因此用药就要有一定的法度。中医治疗疾病的关键在于调动人体的正气，增强机体祛邪、抗病、康复的能力，再者凡入药者皆或多或少会有些毒性，过用都会损伤人体正气。所以，应根据药性的峻缓和毒性的有无或大小，而决定治病用药法度及饮食调养。用药不能要求除邪至尽，以免过用药物而损伤正气，在疾病快痊愈时就应该用食疗等手段来促使机体自然康复。

第七节　素问·至真要大论

(一) 重点经文　谨察阴阳所在而调之，以平为期，正者正治，反者反治。

(二) 原文阐释　脉有阴阳，证有阴阳，气味有阴阳，经络藏象有阴阳，治疗疾病，应当仔细地诊察阴阳所在而加以调治，使阴阳无偏盛偏衰，以达到平衡为目的。若疾病的征象反映疾病的本质，如阳经阳证而见阳脉，阴经阴证而见阴脉，是为正病，正者采用正治法，即以寒治热，以热治寒之法。若疾病的征象为假象，如阳经阳证而见阴脉，阴经阴证而见阳脉，是为反病，反者采用反治法，即以热治热，以寒治寒

【习作】甲："告诉你一个好消息，经过一段时间的刻苦学习，我的一篇习作终于被一家晚报采用了。"乙："哦！恭喜恭喜！能否告诉我，是什么文章？"甲："一则遗失声明。"

之法。

(一)重点经文　寒者热之,热者寒之,微者逆之,甚者从之,坚者削之,客者除之,劳者温之,结者散之,留者攻之,燥者濡之,急者缓之,散者收之,损者温之,逸者行之,惊者平之,上之下之,摩之浴之,薄之劫之,开之发之,适事为故。

(二)原文阐释　针对病证的寒热,治疗寒病用温热法,治热病用寒凉法,也就是以热治寒、以寒治热的正治法。就病势而言,病势轻浅,病情单纯无假象者,则逆其病象而治;而病势较重,病情复杂或有假象者,则顺其病象而治。病灶坚实的,体内有坚积之病,如癥块之类,当用削伐之法,如治疟母用鳖甲煎丸之类。外邪侵犯病人的,当用祛除邪气的方法,如用羌活胜湿汤治疗风寒湿痹等。虚劳之病,需用甘温补养法。气血郁结,或痰浊、邪气内结等,用消散法,如用半夏厚朴汤治疗梅核气。病邪留滞而不去的,如痰饮、蓄血、停食、便秘等,用攻逐攻下法,如用抵挡汤治瘀血等。津液亏乏,内外干燥一类病证,用滋润生津等濡润之法,如用清燥救肺汤治燥咳。筋脉拘急痉挛一类的疾病,用舒缓法,如用芍药甘草汤治脚挛急。精气耗散,不能约束之病,如自汗、盗汗等,用收敛法,如用牡蛎散止汗。虚损怯弱之病,用温养补益法,以"少火生气",如用人参养荣丸治精气虚证等。气血停滞,肢体痿废,用行气活血之法,如用补阳还五汤治疗半身不遂之类。惊悸不安类病证,用镇静安神之法,如用朱砂安神丸治失眠怔忡。病邪在上者,使之上越,用涌吐法,如瓜蒂散。病邪在下者,使之下出,用导下攻下之法,如五苓散利小便、承气汤下实邪之类。按摩法、药浴法、药物侵蚀法、峻攻法、开泄法、发散升举法等治疗方法,均以适合病情为原则。

(一)重点经文
1. 帝曰:何谓逆从?岐伯曰:逆者正治,从者反治,从少从多,观其事也。帝曰:反治何谓?岐伯曰:热因热用,寒因寒用,塞因塞用,通因通用,必伏其所主,而先其所因,其始则同,其终则异,可使破积,可使溃坚,可使气和,可使必已。帝曰:善。气调而得者何如?岐伯曰:逆之从之,逆而从之,从而逆之,疏气令调,则其道也。
2. 论言治寒以热,治热以寒,而方士不能废绳墨而更其道也。有病热者,寒之而热,有病寒者,热之而寒,二者皆在,新病复起,奈何治?岐伯曰:诸寒之而热者取之阴,热之而寒者取之阳,所谓求其属也。

(二)名词解释
1. 逆者正治:逆其病象用药,如以寒治热,以热治寒,为通常的治法,故称正治。
2. 从者反治:顺其病象用药,如以寒治寒,以热治热,为特殊的治法,故称反治。
3. 热因热用,寒因寒用:原本作"热因寒用,寒因热用",据反治法法则及下文"塞因塞用,通因通用"句,程士德《内经讲义》(五版教材)、王洪图《内经选读》(六版教材)和王洪图《内经讲义》均改为"热因热用,寒因寒用",即以热药治疗真寒假热证,以寒药治疗真热假寒证。如用通脉四逆汤治疗脉微欲绝,其人面色赤之假热证;用白虎汤治疗脉滑而厥之里热证。又,据烟建华主编之北京市高等教育精品教材立项项目《内经选读》,此句作"热因寒用,寒因热用",并注为:大热药治大寒病,防其格拒而冷服;大寒药治大热病,防其格拒而热服。可参。
4. 塞因塞用:前一"塞"字,指阻塞不通之证;后一"塞"字,指补法。即正虚所致的痞满,通之则虚尤甚,当补其虚则满自愈,如脾虚大便不通者用补中益气汤治疗即为塞因塞用之义。

第七章　论　治

(二) 名词解释
- 5. 通因通用：前一"通"字，指邪实于内的泻利证；后一"通"字，指下法。指内实而下利者，涩之则实更甚，当以下利之法通其实，则利自止，如用承气汤治疗"热结旁流"之证即为通因通用之义。
- 6. 必伏其所主，而先其所因：伏，制服，降伏；主，指疾病的本质。张介宾注："必伏其所主者，制病之本也。先其所因者，求病之由也。"即必须针对疾病的本质和根本病因进行治疗。
- 7. 其始则同，其终则异：言反治的初始阶段，药性与假象相同，如用热药治假热，用寒药治假寒，随着药效的发挥，假象消失，真相暴露，药性便与病象相反了。
- 8. 诸寒之而热者取之阴，热之而寒者取之阳：即屡用苦寒泻热药而热势不减的，为阴虚而引起的发热证，补其阴而热自退；屡用辛热散寒药而寒象不减的，为阳虚而引起的寒证，补其阳而寒自消。
- 9. 求其属：探求疾病本质之所属，即病是属于阴还是属于阳。

(三) 考点说明　此前几段讨论了调节阴阳、治法逆从和阴虚阳虚之治的理论及其应用。容易出选择题、填空题、名词解释、原文阐释题和论述题。

(四) 理论分析
1. 《内经》以调节阴阳为治疗总纲
   - (1)《素问·阴阳应象大论》以阴阳为"万物之纲纪，变化之父母，生杀之本始"，则治病必求阴阳盛衰之所在而调之，其标准是"以平为期"，以达到阴阳平衡为治疗目的。此即所谓"治病求本"。
   - (2)《内经》调节阴阳有广义、狭义之分：广义者，凡病位之表里、病性之寒热、邪正之虚实以及病情之顺逆缓急等，均为阴阳盛衰所致，故解表攻里、祛寒清热、补虚泻实等治法皆调节阴阳。治则中的调节阴阳，正是此义。狭义者，则专指阴精阳气之调节，如滋阴壮阳等。
2. 治法逆从：治法逆从包括逆治法与从治法。"逆者正治，从者反治"，故逆治法又叫正治法，从治法又叫反治法。这是《素问·至真要大论》提出的治疗理论，也是《内经》诸治法之大纲。
   - (1)"正治法"的概念及其具体方法："微者逆之"，"逆者正治"。"微者"是指病情轻微。正治法适用于疾病较轻或者虽重但其外在表现与疾病的本质相一致的，治疗用药时药物的属性与疾病征象相逆即可，即"逆之"，此者称为逆治法，即常规治法。临床上常用治法多属于此，如热者寒之、寒者热之、虚者补之、实者泻之等，本篇所述坚者削之、客者除之、劳者温之、结者散之、留者攻之、燥者濡之、急者缓之、散者收之、损者温之、逸者行之、惊者平之等也都属于正治法。
   - (2)"反治法"的概念及其具体方法："甚者从之"，"从者反治"。"甚者"指病情沉重危急。反治法适用于病情复杂，疾病的外在表现出现与其本质不一致的症状与体征，即产生了假象，则用药时就需要药物的属性与其病象（假象）相顺，即"从之"，此者称为从治法，即与正治法相反的变通治法。本篇举出了热因热用、寒因寒用、塞因塞用、通因通用四种治法以作示范。热因热用，是以热药治疗真寒假热证；寒因寒用，是以寒药治疗真热假寒证；塞因塞用，是以补益药治疗腹胀等貌似壅滞不通的病证；通因通用，是以通泄药治疗腹泻等貌似通泄的病证。

【张潮】双休日，一个被套牢的股民来到海滨浴场放松一下，在松软的沙滩上睡着了。忽然，有个声音唤醒他，"快起来吧！海水涨起来了。""哦，涨起来了。"他精神一振，"赶快抛出！"

(四)理论分析
　　(3)反治法虽属顺其病象用药,究其实质,仍是针对疾病的本质及始因治疗,因此反治法的结果是"其始则同,其终则异",只是顺其病之假象,实则仍是逆其病之本质而治。
　　(4)所以,正治法与反治法,无论哪种方法,欲克制病邪,获得疗效,都必须"伏其所主,而先其所因",即必须针对疾病的本质,消除疾病的原因。因此,可以说正治法与反治法是治病求本原则的两种表面相反而实则归一的表现形式。实质上,两者都是针对疾病的本质而治。然而反治法这种形式又不是可有可无的,它的提出便于临证警惕并识别假象,洞察本质,从而不失时机地使用针对病本的药物。

3. 治病"求其属"的思想
　　(1)"有病热者,寒之而热",指的是由阴虚而引起的发热,其病机是阴虚阳亢,此时若用苦寒药泻热,则反会化燥伤阴,导致热不退;正确的治法当为补阴以配阳,即"诸寒之而热者取之阴",亦即王冰所说之"壮水之主,以制阳光"。
　　(2)"有病寒者,热之而寒",指的是由阳虚而引起的寒证,其病机是阳虚阴盛,此时若用辛热药散寒,则反会耗气伤阳,导致寒不去;正确的治法当为壮阳以消阴,即"热之而寒者取之阳",亦即王冰所说之"益火之源,以消阴翳"。
　　(3)这里所见的寒证、热证,其所属病机为虚,故切忌仅仅根据其表象就直泻其实,而应"求其属",探求疾病本质之所属,即病是属于阴虚还是属于阳虚,补其虚,以达到阴平阳秘。

四

(一)重点经文
1. 帝曰:善。方制君臣何谓也?岐伯曰:主病之谓君,佐君之谓臣,应臣之谓使,非上中下三品之谓也。帝曰:三品何谓?岐伯曰:所以明善恶之殊贯也。
2. 帝曰:气有多少,病有盛衰,治有缓急,方有大小,愿闻其约奈何?岐伯曰:气有高下,病有远近,证有中外,治有轻重,适其至所为故也。《大要》曰:君一臣二,奇之制也;君二臣四,偶之制也;君二臣三,奇之制也;君二臣六,偶之制也。故曰:近者奇之,远者偶之,汗者不以奇,下者不以偶,补上治上制以缓,补下治下制以急,急则气味厚,缓则气味薄,适其至所,此之谓也。病所远而中道气味之者,食而过之,无越其制度也。是故平气之道,近而奇偶,制小其服也;远而奇偶,制大其服。大则数少,小则数多。多则九之,少则二之。奇之不去则偶之,是谓重方。偶之不去,则反佐以取之,所谓寒热温凉,反从其病也。

(二)考点说明　本段论述制方法则及方剂的分类。容易出选择题、填空题、名词解释、原文阐释题和论述题。

(三)名词解释
1. 重方:在病情复杂而严重的情况下,单用奇方或偶方病邪不能祛除,则可奇偶并用,这种方药称为重方。
2. 反佐:指处方中药物组成的反佐法,即在寒药方中佐以热药,在热药方中佐以寒药。如白通加猪胆汁汤,用猪胆汁即为反佐。
3. 奇制、偶制:以药物味数的奇偶来区分。王冰注:"奇谓古之单方,偶谓古之复方也。"
4. 病所远而中道气味之者,食而过之:如病在上焦者,应先食物而后服药,病在下焦者,应先服药而后食物,以免食物阻隔药物之气味,使其药效中途消失。这是饭前服药或饭后服药的一种常法。

第七章 论 治

(四)原文阐释
1. 药物组方,当按君、臣、使进行配伍,利用其协同与制约关系达到最佳治疗效果。一般针对主要病证设立的药物称为君药;协助君药发挥功能的称为臣药;引药达病所或调和臣药的称为使药。此上、中、下三品,是以谓君、臣、使组方配伍中药物主次的称谓,并非药物学上、中、下三品之意。
2. 脏位有高下,腑气有远近,病证有表里,药用有轻重,选药组方,都必须根据疾病的客观情况,以使药力作用到达病所,对疾病起到治疗作用为准则,太过或不及均不可。

(五)理论分析

1. 制方法则:《内经》根据药物性能作用和病变特点提出两种制方法则

(1) 以药物作用的主次确立"君、臣、使"的组方原则。提出"主病之谓君,佐君之谓臣,应臣之谓使"。指出方剂中"君"是针对主证,起主要作用的药物;"臣"是协同和加强君药功效的药物;"使"是引药达于病所或调和诸药的药物。一般处方除必须确定君药外,其他臣、使之药是否需要,以及使用的药味和用量多少,可根据病情而定。这一制方法则,一直沿用至今。

(2) 因病制方。选药组方,是以疾病的客观存在为依据的,不论选用任何药为君、臣、佐、使,以及每类药物的味数与用量,都以适合病情为原则。正如经文所说"气有高下,病有远近,证有中外,治有轻重,适其至所为故也","有毒无毒,所治为主,适大小为制也"。

2. 方剂分类:《内经》根据君、臣、佐、使各类药物的味数、用量及药性、药力,将方剂分为大、小、缓、急、奇、偶、重七类

(1) 根据药味多少分大、小:凡臣、佐之药物味数多者为大方,用于治疗较复杂严重的疾病;味数少者为小方,用于治疗比较单纯和轻浅的疾病。

(2) 根据药味单数和双数分奇方偶方:奇方的药味为单数,治疗作用单一而轻;偶方的药味为双数,治疗作用较多而大。奇方和偶方的作用并不是绝对的,各方功效的强弱,还与用药的分量有关。"近而奇偶,制小其服也;远而奇偶,制大其服也。大则数少,小则数多"中,"大"指用量大,而其味数少,则药力专一故能治部位较远的病证;"小"指用量小,而味数较多,则药力轻散,故用以治疗病位较"近"之病证。

(3) 根据药性、药力缓和峻烈而分缓方、急方:气味薄而药力缓的称为缓方,多用于病情轻缓或上焦之病;气味厚而药力峻烈的方剂,称为急方,多用于病势危机或下焦之病。

(4) 变通之法:若病情复杂,疾病严重,单独使用奇方或偶方不奏效,则可奇偶并用,称为重方,即复方;若重方又不效,谨察其寒热虚实之假象,而用反佐之法。

第八节 素问·六元正纪大论

(一)重点经文
1. 用寒远寒,用凉远凉,用温远温,用热远热,食宜同法。有假者反常,反是者病,所谓时也。
2. 故曰:无失天信,无逆气宜,无翼其胜,无赞其复,是谓至治。

(二)考点说明　本段论"因时而治",提出"无失天信,无逆气宜",与《素问·五常政大论》所论"时不可

【为何出错】妈妈:"你的老师抱怨你一个月来做功课总是出错。为什么会这样呢?"
儿子:"当我做对的时候,她就要吻我。"

"违"的精神是一致的。容易出选择题、填空题、名词解释、原文阐释题和论述题。

（三）名词解释
1. 用寒远寒：凡使用寒性药品及食物的时候，应避开寒气主令之时。"用凉远凉"，"用温远温"，"用热远热"之解类同。
2. 有假者反常：若天气反常，如夏当热而反寒等，则不必拘泥于"用温远温，用热远热，用凉远凉，用寒远寒"用药之说。
3. 无失天信：谓不要延误气候的常时。天信，即主客之气，应时而至。
4. 无逆气宜：谓不要违背六气之所宜。

（四）原文阐释
1. 治疗疾病应在温暖季节避免用温热之药物，在寒冷季节避用寒凉药物，饮食也要遵循上述原则。但如果天气反常，如夏当热而反寒等，则不必拘泥。违反这一原则就会带来危害。这是根据四时气候变化的具体情况来决定治疗的原则。
2. 最好的治疗是结合时令气候的变化，不延误气候的常规，不违背六气之所宜。

（五）理论分析
1. "无逆气宜"的含义及"有假者反常"的原则："无逆气宜"即不要违背六气主时之宜，是强调针刺、药物、饮食要遵循因时制宜的治疗法则，是"因时而治"思想和天人相应观在治疗学中的应用。因季节不同施治可以从以下两方面理解：

（1）一年四季的气候，有温热凉寒的变化，其主气不同，主气淫盛之邪不同，导致的疾病也不同，即所谓的四时多发病，如春季的风温、春温，夏季的暑温，长夏湿温，秋多燥病，冬多伤寒等，用药当然不同。

（2）季节不同，自然界阴阳之气的消长盛衰有异，人体阴阳气血浮沉状态也有变化，因而用药时，要做到药性与季节之寒热温凉相避，根据时令的不同，采取不同的治疗方法。

以上两种情况均体现本节所述之"用温远温，用热远热，用凉远凉，用寒远寒，食宜同法"的用药原则，针刺因时取穴亦同此理。

当然，《内经》也提出了"有假者反常"的原则，这是气候变化不循常规时治疗的变通之法。

2. 《内经》中有关"因时而治"的论述："因时而治"，《内经》分年、时、月、日等不同情况

（1）因年施治，由于古代以甲子纪年，年份不同，多发病也不同，治疗方法因而也有所不同。

（2）因季节不同施治，一年四季的气候，有温热凉寒的变化，主气淫盛之邪不同，致病有异；另一方面四季中自然界阴阳之气的消长盛衰有异，人体阴阳气血浮沉状态也有变化，因而用药时，要做到药性与季节之寒热温凉相避，根据时令的不同，采取不同的治疗方法，即《素问·六元正纪大论》提出"用温远温，用热远热，用凉远凉，用寒远寒"的用药法则。

（3）因月施治，《素问·八正神明论》认为月相的盈亏对人体气血的盛衰有不同的影响，因此要"月生无泻，月满无补，月郭空无治"。

（4）因日施治，一日之中，人体阴阳之气和脏腑之气的盛衰也有所不同，人体疾病的轻重可随之而发生相应的波动，治疗也随之而有不同的措施，如子午流注针法等。

这种治疗思想具体贯穿于药物、针灸、饮食、导引等治疗方法之中，成为各种疗法的指导原则。

第九节 素问·宝命全形论

(一) 重点经文　凡刺之真,必先治神。

(二) 考点说明　本段阐述了针刺治疗的基本要求。容易出填空题、名词解释、原文阐释题和论述题。

(三) 原文阐释　"治神"是针刺的关键。"治神"主要是医生在针刺治疗时应精神专一,细心体察疾病的虚实,把握最佳诊治时机,以及患者经脉之气的变化,及时调整针刺手法。

(四) 理论分析　"治神"的含义:针刺治疗特别强调治神。"治神"包括医生之神和患者之神两方面

- (1) 医生在针刺治疗时应精神专一,细心体察患者经脉之气的变化,及时调整针刺手法,即文中所描述的"如临深渊,手如握虎,神无营于众物"。这与《灵枢·终始》对医生提出的"深居静处,占神往来,闭户塞牖,魂魄不散,专意一神,精气之分,毋闻人声,以收其精,必一其神,令志在针,浅而留之,微而浮之,以移其神,气至乃休",其精神是一致的。
- (2) 患者在接受治疗时,其"神机"不至于败绝而能发挥作用;同时,患者亦要精神集中,与针刺相配合,以取得最佳疗效。正如《素问·汤液醪醴论》所说:"形弊血尽而功不立者,……神不使也"、"病为本,工为标,标本不得,邪气不服。"《灵枢·本神》也说:"是故用针者,察观病人之态,以知精神魂魄之存亡,得失之意,五者已伤,针不可以治之也。"

第十节 灵枢·九针十二原

(一) 重点经文　刺之而气不至,无问其数;刺之而气至,乃去之,勿复针。针各有所宜,各不同形,各任其所为。刺之要,气至而有效,效之信,若风之吹云,明乎若见苍天,刺之道毕矣。

(二) 考点说明　本段论针刺得气的重要意义,提出"气至而有效"的针效标准。容易出选择题、填空题、名词解释和论述题。

(三) 名词解释
1. 气至:谓经气来至,在针术中又称得气。
2. 气至而有效,效之信,若风之吹云:谓针刺以气至才有疗效,而疗效的表现,就像风吹云散一样明显。

(四) 原文阐释　针刺应以"气至"为目标,不可局限针刺的次数,因为"气至"是针刺取效的标志。气至的表现,如风吹云散一样明显,患者与医生很容易体察。如刺中穴位,则经气如同游于空巷之中,循经针感也就随之出现。相反,如果未刺中穴位仅刺中了肌肉、骨节,则仅有皮肤疼痛的感觉。

(五) 理论分析　"气至而有效"的针效标准:《灵枢·九针十二原》提出"气至而有效"的针效标准,论针刺得气的重要意义。

1. 气至,现今称得气,是针刺中腧穴,引动经气,经气来至的反应,因而是针刺治疗取效的前提和基础。
2. 气至与未至,一是施术者针下如有所见,如微紧沉涩而紧等;二是患者有针下麻、胀、酸等感觉,沿着经脉循行部位出现针感;三是与患者的虚实状态有关,从脉象盛衰变化上体现出来,如实证脉象由盛实变为虚弱,虚证脉象由虚弱变盛大时,即为有效。

【我一定答应你】我的女儿两岁了。经常有不满意的事但表达不出来,她就大声嚷嚷。我告诉她这很不好,并对她说有什么要求尽管说,我一定答应。她回答说:"妈妈,我想大声嚷嚷"。

第十一节 素问·移精变气论

(一) 重点经文 往古人居禽兽之间,动作以避寒,阴居以避暑,内无眷慕之累,外无伸宦之形,此恬憺之世,邪不能深入也。故毒药不能治其内,针石不能治其外,故可移精祝由而已。

(二) 考点说明 本段论移精变气法的含义和作用。容易出名词解释和论述题。

(三) 名词解释 移精祝由:通过转移患者的精神、祝说患病之由来治疗疾病的方法。移精,转移病人的精神,改变患者脏气紊乱的状况;祝由,古代通过祝祷、解说患病原因治疗疾病的方法。

(四) 理论分析 《内经》中的心理疗法,内容包括移精变气、开导劝慰、以情胜情等

(1) 移精变气法,又称祝由疗法,是一种祝祷治病的方法,主要通过祝说病由,或辅以其他措施,转移患者对疾病的注意力,解除或减缓病人的心理压力,调理气机,达到治疗疾病的效果。

(2) 开导劝慰疗法,即运用语言,对患者进行劝说疏导以治疗疾病的方法,主要适用于精神情志性疾病。

(3) 以情胜情疗法,是利用五志之间的五行相克关系,来治疗情志过极所致疾病的方法,即《素问·阴阳应象大论》所说的悲胜怒、恐胜喜、怒胜思、喜胜忧、思胜恐。临床应用还可以通过情志活动的阴阳属性,相互制约、相互调控,如怒、喜属阳,悲、恐属阴,通过属性相反的情志来矫正情志过激导致的疾病。

测试与考研栏——驰骋考研战场,成就高分能手

一、选择题

1. 下列治法除哪项外均属于《素问·阴阳应象大论》因势利导的治则
   A. 阴病治阳,阳病治阴
   B. 其下者,引而竭之
   C. 因其重而减之
   D. 其在皮者,汗而发之
   E. 其高者,因而越之 （北京中医药大学）

2. 据《素问·异法方宜论》,东方之域易患病
   A. 痈疡   B. 病生于内
   C. 藏寒生满   D. 挛痹
   E. 痿厥寒热 （北京中医药大学）

3. 据《素问·异法方宜论》,西方之人得病后多用
   A. 治宜砭石   B. 治宜毒药
   C. 治宜灸焫   D. 治宜微针
   E. 治宜导引按跷 （北京中医药大学）

4. 据《素问·汤液醪醴论》,服汤液醪醴可以万全的时代是
   A. 中古之时   B. 上古之时
   C. 当今之时   D. 黄帝之时
   E. 无论何时 （长春中医药大学）

5. 据《素问·汤液醪醴论》,水肿的治疗原则主要是
   A. 平治于权衡,去宛陈莝
   B. 缪刺其处,以复其形
   C. 微动四极
   D. 温衣
   E. 开鬼门,洁净府 （北京中医药大学）

6. 《素问·汤液醪醴论》所述水肿形成的基本机理是
   A. 五脏阳以竭
   B. 津液充郭,其魄独居
   C. 孤精于内,气耗于外
   D. 形不可与衣相保
   E. 四极急而动中 （北京中医药大学）

7. 下列哪项不属于《素问·汤液醪醴论》治疗水肿

的方法
  A. 微动四极 B. 缪刺其处
  C. 开鬼门 D. 洁净府
  E. 开关泄水 （北京中医药大学）
8.《素问·标本病传论》认为"先热而后生中满者"治其
  A. 本 B. 里
  C. 标 D. 后
  E. 先 （长春中医药大学）
9. 下列情况,当先治其标的是
  A. 先病而后逆者
  B. 先逆而后病者
  C. 先寒而后生病者
  D. 先病而后生中满者
  E. 先病而后生寒者 （长春中医药大学）
10. 据《素问·标本病传论》原文,下列哪一种情况应当"先治其标,后治其本"
  A. 病发而不足者 B. 病发而有余者
  C. 大小不利者 D. 大小利者
  E. 先病而后逆者 （北京中医药大学）
11. 某患者素体虚弱,动辄感冒。近日气候变化无常,此人症见发热,恶风,汗出,少气乏力,头晕目眩,舌淡脉虚浮,治用玉屏风散加减。若据《素问·标本病传论》精神,对此人的治法当属
  A. 治其本
  B. 治其标
  C. 先治其本,后治其标
  D. 先治其标,后治其本
  E. 标本同治 （北京中医药大学）
12. 据《素问·五常政大论篇》,大毒治病则
  A. 十去其六 B. 十去其七
  C. 十去其八 D. 十去其九
  E. 十去其五 （北京中医药大学）
13. 据《素问·至真要大论》,"诸寒之而热者"宜采取的治法为
  A. 取之热 B. 取之阴

C. 取之阳 D. 取之寒
  E. 取营气（长春中医药大学）
14.《素问·至真要大论》认为"坚者"宜采用的治法为
  A. 消之 B. 润之
  C. 攻之 D. 散之
  E. 除之 （长春中医药大学）
15.《素问·至真要大论》所说的"热之而寒者取之阳"的正确之法治疗应当是
  A. 用辛温药物治疗 B. 用苦温药物治疗
  C. 用大热药物治疗 D. 用温散药物治疗
  E. 用温阳益火法治疗 （北京中医药大学）
16. 下列哪一种治法属反治
  A. 散者收之 B. 劳者温之
  C. 甚者从之 D. 客者除之
  E. 坚者削之 （北京中医药大学）
17.《素问·至真要大论》所说的"热之而寒者取之阴","寒之而热者取之阳"中的"阴""阳",是指
  A. 表里 B. 阴经阳经
  C. 肾水、心火 D. 药物的寒、热
  E. 脏与腑 （北京中医药大学）
18. 根据《素问·至真要大论》论述,下列哪一项不属于反治法
  A. 热的症状者用四逆汤
  B. 寒的症状者用白虎、承气辈
  C. 腹胀用四君子汤
  D. 火旺用知柏地黄丸
  E. 热结旁流用承气汤
   （北京中医药大学）
19. 某未婚女青年,形体瘦弱,头昏目眩,心悸,面色萎黄,唇舌甲色淡白无华,月经闭止数月,脉象细弱。对此闭经病,根据《素问·至真要大论》正确的治疗当用下列何种方法
  A. 通因通用 B. 塞因塞用
  C. 寒因寒用 D. 热因热用
  E. 以上都不是 （北京中医药大学）

【猪和猫】丈夫又喝多了,并且回来得很晚。他走进家里,一见到妻子那严厉的目光,就很不自在,轻轻走到沙发旁,低下头去逗小猫。妻子说:"喂,你和那头笨猪在一起有什么意思?"丈夫立即笑着答:"亲爱的,这是猫呀!"妻子看也不看他,说:"我在问猫,谁和你说话了?"

20. 根据《素问·阴阳应象大论》,邪高者,治宜
    A. 轻而扬之　　　B. 重而减之
    C. 因而越之　　　D. 引而竭之
    E. 按而收之　　　（湖南中医药大学）
21. 根据《素问·阴阳应象大论》,"血实宜"
    A. 扬之　　　　　B. 减之
    C. 彰之　　　　　D. 引之
    E. 决之　　　　　（湖南中医药大学）
22. 《素问·阴阳应象大论》指出,其实者
    A. 散而泻之　　　B. 按而收之
    C. 引而竭之　　　D. 因而越之
    E. 泻之于内　　　（湖南中医药大学）
23. 下列哪一种治法属反治法
    A. 散者收之　　　B. 劳者温之
    C. 甚者从之　　　D. 客者除之
    E. 坚者削之　　　（湖南中医药大学）
24. "急者缓之"的治法,下列何方为代表方
    A. 六味地黄丸　　B. 炙甘草汤
    C. 四物汤　　　　D. 黄连阿胶汤
    E. 芍药甘草汤　　（湖南中医药大学）
25. 下列哪条属反治
    A. 便秘用承气汤
    B. 便秘用麻仁丸
    C. 便秘用蜜煎导法
    D. 便秘用增液汤
    E. 便秘用枳实导滞丸　（湖南中医药大学）
26. 据《素问·阴阳应象大论》哪些属于因势利导的治疗方法
    A. 其在皮者,汗而发之
    B. 其下者,引而竭之
    C. 阳病治阴,阴病治阳
    D. 其实者,散而泻之
    E. 其高者,因而越之
    　　　　　　（多选,北京中医药大学）
27. 据《素问·汤液醪醴论》,水肿的表现是
    A. 身体困重　　　B. 四肢急
    C. 动中　　　　　D. 形不可与衣相保
    E. 空空然不坚　　（多选,长春中医药大学）

28. 据《素问·汤液醪醴论》,精坏神去,荣卫不收的原因是
    A. 饮食不节　　　B. 嗜欲无穷
    C. 劳伤过度　　　D. 忧患不止
    E. 外邪侵袭　　　（多选,长春中医药大学）
29. 据《素问·标本病传论》内容,下列哪些情况应当先治其本?
    A. 先病而后逆者　B. 先逆而后病者
    C. 先热而后生中满者　D. 先中满而后烦心者
    E. 大小不利者　　（多选,北京中医药大学）
30. 据《素问·标本病传论》原文,下列哪些情况应当先治其标
    A. 大小不利者　　B. 先逆而后病者
    C. 先热而后生病者　D. 先热而后生中满者
    E. 先病而后生中满者
    　　　　　　（多选,北京中医药大学）

二、填空题
1. 其高者,因而_____之;其下者,_____而竭之。　（湖南中医药大学）
2. 审其阴阳,以别柔刚,_____,_____,定其血气,各守其乡,_____宜决之,_____宜掣引之。　（湖南中医药大学）
3. 故圣人杂合以治,_____,故治所以异而病皆愈者,得病之情,知_____也。
   　　　　　　（北京中医药大学）
4. 平治于权衡,_____,微动四极,温衣,缪刺其处,以复其形。开鬼门,_____,精以时服,_____,疏涤五脏。（北京中医药大学）
5. 形弊血尽而功不立者何?岐伯曰:_____也。
   　　　　　　（北京中医药大学）
6. _____为本,_____为标,标本不得,_____此之谓也。（北京中医药大学）
7. 肝苦急,急食_____以缓之。心苦缓,急食_____以收之。脾苦湿,急食_____以燥之。肺苦气上逆,急食_____以泄之。肾苦燥,急食_____以润之,开腠理,致津液,通气也。（北京中医药大学）
8. 凡刺之方,必_____,前后相应,逆从得施,

_____。　　　（北京中医药大学）
9. 先病而后生中满者治其_____,先中满而后烦心者治其_____。人有客气有同气。小大不利治其_____,小大利治其_____。
　　　　　　　　　　　　　（北京中医药大学）
10.《素问·至真要大论》说:"甚者_____,微者_____,坚者_____"。
　　　　　　　　　　　　　（北京中医药大学）
11.《素问·至真要大论》说:"散者_____,损者_____,逸者_____"。
　　　　　　　　　　　　　（北京中医药大学）
12. 因其轻_____,因其重_____。
　　　　　　　　　　　　　（湖南中医药大学）

三、名词解释
1. 其盛,可待衰而已　　　（湖南中医药大学）
2. 气虚宜　引之　　　　　（湖南中医药大学）
3. 盐者胜血　　　　　　　（湖南中医药大学）
4. 缪刺　　　　　　　　　（长春中医药大学）
5. 津液充郭　　　　　　　（长春中医药大学）
6. 四极急而动中　　　　　（北京中医药大学）
7. 神不使　　　　　　　　（北京中医药大学）
8. 标本相移　　　　　　　（北京中医药大学）
9. 通因通用　　　　　　　（长春中医药大学）
10. 损者温之　　　　　　　（长春中医药大学）
11. 逆者正治　　　　　　　（北京中医药大学）
12. 从者反治　　　　　　　（北京中医药大学）
13. 塞因塞用　　　　　　　（北京中医药大学）
14. 用寒远寒　　　　　　　（北京中医药大学）
15. 无逆气宜　　　　　　　（北京中医药大学）
16. 移精祝由　　　　　　　（北京中医药大学）
17. 开鬼门,洁净府　　　　（黑龙江中医药大学）
18. 燥者濡之　　　　　　　（黑龙江中医药大学）
19. 急者缓之　　　　　　　（黑龙江中医药大学）
20. 散者收之　　　　　　　（湖南中医药大学）
21. 逸者行之　　　　　　　（湖南中医药大学）
22. 渍形以为汗　　　　　　（湖南中医药大学）

四、原文阐释
1. 阳病治阴,阴病治阳。　　（北京中医药大学）

2. 因其轻而扬之,因其重而减之,因其衰而彰之。
　　　　　　　　　　　　　（北京中医药大学）
3. 孤精于内,气耗于外。　（北京中医药大学）
4. 病有标本,刺有逆从。　（北京中医药大学）
5. 病有久新,方有大小,有毒无毒,固宜常制矣。
　　　　　　　　　　　　　（北京中医药大学）
6. 西北之气散而寒之,东南之气收而温之。
　　　　　　　　　　　　　（北京中医药大学）
7. 谨察阴阳所在而调之,以平为期,正者正治,反者反治。　　　　　　　　　（北京中医药大学）
8. 诸寒之而热者取之阴,热之而寒者取之阳。
　　　　　　　　　　　　　（北京中医药大学）
9. 肝苦急,急食甘以缓之。心苦缓,急食酸以收之。脾苦湿,急食苦以燥之。肺苦气上逆,急食苦以泄之。肾苦燥,急食辛以润之,开腠理,致津液,通气也。　　　　　（北京中医药大学）

五、问答题
1. 试述"圣人杂合以治,各得其所宜""得病之情,知治之大体"的含义。　（北京中医药大学）
2. 结合《素问·汤液醪醴论》原文,概述水肿病的病机、治疗方法及护理。（天津中医药大学）《素问·汤液醪醴论》对水肿病如何治疗?
　　　　　　　　　　　　（黑龙江中医药大学）
3. 试述"神不使"的原理及其临床应用方法。
　　　　　　　　　　　　　（北京中医药大学）
4. 举例说明"间者并行,甚者独行"。
　　　　　　　　　　　　　（北京中医药大学）
5. 试论述《素问·五常政大论篇》中"化不可代,时不可违"的治疗思想。（北京中医药大学）
6. 结合《素问·至真要大论》分析"其始则同,其终则异"。　　　　　　　（长春中医药大学）
7. 何谓"热因热用,寒因寒用,塞因塞用,通因通用"? 请举例说明。　（天津中医药大学）
8. "反治"与"反佐"有何不同? （天津中医药大学）
9. 请谈谈对《素问·六元正纪大论》"无逆气宜"的含义的理解。　　　　　（北京中医药大学）
10. 结合《素问·藏气法时论》的经文论述五脏所欲与五味补泻。　　（北京中医药大学）

【剪刀钝了】妻子一边给女儿裁衣服一边抱怨着:"我昨天新磨的剪刀,今天居然钝得很难剪布料了。""不会吧! 早上我用它剪铁皮时还快着呢!"丈夫说。

11. 古人规定用药治病,"大毒治病,十去其六;常毒治病,十去其七;小毒治病,十去其八;无毒治病,十去其九。"为什么不用药尽去其病？采取什么辅助治疗去除余病？辅助治疗不能尽去余病,又当如何治疗？并对上述回答提出经文依据。　　　　　　（黑龙江中医药大学）

12. 如何理解"诸寒之而热者取之阴,热之而寒者取之阳"？
（黑龙江中医药大学,湖南中医药大学）

13. 怎样理解"微者逆之,甚者从之"？
（黑龙江中医药大学）

14. 何谓"逆者正治,从者反治"？
（湖南中医药大学）

六、论述题

1. 根据《素问·阴阳应象大论》原文,举例说明因势利导的治疗原则。　（北京中医药大学）

2. 据《素问·至真要大论》,理解正治法与反治法的含义,并用原文列举二者的具体运用。
（天津中医药大学）

七、其他题型

是非判断（说明：根据题干,判断题干下答案是与非,正确的画"√";错误的画"×"）

《内经》中方制分为　　　（黑龙江中医药大学）
（1）君、臣、佐、使四级（　　）
（2）君、臣、使三级（　　）

第八章 养　　生

本章节包含了程士德主编的《内经讲义》(第九章　养生)、王洪图主编的《内经选读》(下篇　原文导读　相关篇章)、《内经讲义》(中篇　第八章　养生)、烟建华主编的《内经选读》(原文导读　第八章　养生)、王庆其主编的《内经选读》(第二单元　宝命全形)翟双庆主编的《内经选读》(原文导读　第八章　养生)贺娟、苏颖主编的《内经讲义》(原文导读　第三章　天所寿夭)等教材的重点经文,主要内容涉及养生的理论基础,养生的原则和养生的具体方法。

第一节　素问·上古天真论

(一) 重点经文　上古之人,其知道者,法于阴阳,和于术数,食饮有节,起居有常,不妄作劳,故能形与神俱,而尽终其天年,度百岁乃去。今时之人不然也,以酒为浆,以妄为常,醉以入房,以欲竭其精,以耗散其真,不知持满,不时御神,务快其心,逆于生乐,起居无节,故半百而衰也。

(二) 考点说明　本段重点讨论了养生的重要意义以及五种养生的法则,提出了"形与神俱"的观点。这部分理论对于养生学说和老年病学科的建立有重要指导意义。容易出填空题、名词解释、原文阐释题或者论述题。

(三) 名词解释
1. 术数:指导引、按蹻、吐纳等专门的养生方法和技术。
2. 形与神俱:即形体与精神协调。形,指形体。神,指精神。俱,偕也,有共存、协调之意。

(四) 原文阐释　上古时通晓养生之道的人,能效法自然阴阳变化规律,和谐地运用养生的技术,饮食有节制,起居有常规,不妄行劳作、心劳和房劳,因此能形神和谐,尽终百岁之天年。若反其道而行之,如酗酒纵欲,不知调养精神,起居逆乱无序,必然耗损真精元气,往往会导致半百而衰。

(五) 理论分析
1. 五种养生方法
   (1) 法于阴阳,指养生应该效法自然界阴阳变化规律。
   (2) 和于术数,指恰当运用修身养性之术,如导引、吐纳、咽津等。
   (3) 食饮有节,指饮食要有节制,不能暴饮暴食也不能偏嗜。
   (4) 起居有常,指日常起居作息要有规律。
   (5) 不妄作劳,指无论劳作、房事,还是心劳都应适度,不违背常度。

只有掌握了这些养生之道才能保持形神和谐协调,即所谓的"形与神俱",才能"尽终其天年,度百岁乃去"。这些法则对今天的养生保健依旧有实践价值。

【经验】经理:"你今年才三十二岁,怎么已经有三十八年经验?"求职者:"毫不奇怪,那是因为加班过多的缘故呀!"

·206· 内经笔记

(五)理论分析
2."形与神俱"的观点:本段提出养生的目标是"形与神俱,尽终其天年",其中"形与神俱"即形神协调,是健康长寿的基本保证,这反映了《内经》形神统一的学术思想。形指有形可见的躯体,神则指无形的生命能力。形因神而活,神能御形;神得形而存,形壮则神旺,形神互存互济,协调统一,故健康应是形体无病痛之忧,情思无偏妄之苦,身心和谐的生理状态。

(一)重点经文　虚邪贼风,避之有时,恬惔虚无,真气从之,精神内守,病安从来?是以志闲而少欲,心安而不惧,形劳而不倦,气从以顺。各从其欲,皆得所愿。故美其食,任其服,乐其俗,高下不相慕,其民故曰朴。是以嗜欲不能劳其目,淫邪不能惑其心,愚智贤不肖,不惧于物,故合于道。所以能年皆度百岁,而动作不衰者,以其德全不危也。

(二)考点说明　本段重点讲述了"内养精气,外避虚邪"的养生原则。常以填空题、名词解释、原文阐释题或者论述题的形式出题。

(三)名词解释
1.虚邪贼风:四时不正之气。
2.恬惔虚无:思想安闲清静,没有杂念。
3.精神内守:精神守持于内而不妄耗于外。
4.德全不危:德,指养生修道有得于心;全面符合养生之道称为德全。不危,不受到衰老死亡的危害。

(四)原文阐释　应根据不同时令,避免四时不正之气等致病因素的侵袭,且要内心清静安闲,排除杂念妄想,以使真气顺畅,精神守持于内,这样,疾病就无从发生。人们控制嗜欲,从而使心志安闲清静,少有欲望,情绪安定而没有焦虑,形体劳作而不使疲倦,真气因而调达而和调,各人都能随其所欲而满足自己的愿望。

(五)理论分析　养生的基本原则包括两个方面
1.对外要适应自然环境的变化,避免邪气的侵袭,如"法于阴阳"、"虚邪贼风,避之有时"。盖"生气通天",人体生命之气与自然界阴阳之气相互贯通,故养生必须"因时之序",遵循自然界阴阳消长变化规律,以利于人体真气的培育,同时避外邪,防其伤害人体,《素问遗篇·刺法论》所谓"避其毒气"。
2.对内保持健康的生活方式,如通过调适神志、饮食、起居、劳逸等,使精神守持于内,真气调达和顺。其中调适神志之道,一是"恬淡虚无",避免情志过激,如大怒、狂喜之类,保持精神上的安闲清静,气血的运行就会和顺,百病不生;二是"精神内守",如静坐养神、气功入静意守等,神守于内,气不耗于外,气血充沛就会提高健康水平。

(一)重点经文　帝曰:人年老而无子者,材力尽耶?将天数然也?岐伯曰:女子七岁,肾气盛,齿更发长;二七而天癸至,任脉通,太冲脉盛,月事以时下,故有子;三七,肾气平均,故真牙生而长极;四七,筋骨坚,发长极,身体盛壮;五七,阳明脉衰,面始焦,发始堕;六七,三阳脉衰于上,面皆焦,发始白;七七,任脉虚,太冲脉衰少,天癸竭,地道不通,故形坏而无子也。丈夫八岁,肾气实,发长齿更;二八,肾气盛,天癸至,精气溢写,阴阳和,故能有子;三八,肾气平均,筋骨劲强,故真牙生而长极;四八,筋骨隆盛,肌肉满壮;五八,肾气衰,发堕齿槁;六八,阳气衰竭于上,面焦,发鬓斑白;七八,肝气衰,筋不能动,天癸竭,精少,肾藏衰,形体皆极;八八,则齿发去。肾者主水,受五藏六府之精而藏之,故五藏盛,乃能泻。

(二) 考点说明　本段主要阐述人的生殖功能盛衰过程和规律,及其与肾气的关系。常以选择题的形式考察对原文的熟悉程度,也容易以原文阐释和论述题的形式出题。

(三) 名词解释
1. 天数:自然所赋之寿数,即天年。
2. 天癸:为藏于肾中具有促进生殖功能的一种先天而生的物质,乃男女生殖机能盛衰的基础。
3. 地道不通:指月经停止来潮。地道,此指月经通行之道。
4. 阴阳和:男女交合。又指男子阴阳气血调和。
5. 五藏盛,乃能泻:可理解为肾泄生殖之精,肾泄之精为五脏六腑之精培育而成;也有理解为五脏精气盛,乃泻藏于肾。

(四) 原文阐释　随着年龄增长以至于衰老,人的生育能力及发育均经历由盛转衰的过程,以"女七"、"男八"分别论述。

1. 女七
女子七岁时,肾气充盛,牙齿更换,头发长得茂盛起来。
十四岁时,天癸成熟,任脉通畅,冲脉气血旺盛,月经开始按时而至,因此具备了生殖能力。
二十一岁时,肾气充满,智齿生出,身体发育完全成熟。
二十八岁时筋骨坚固,头发旺盛,身体最为强壮。
三十五岁时,由于阳明经脉虚衰,颜面开始显现憔悴,头发开始脱落。
四十二岁时,三阳经脉均虚而不能荣养于上,颜面衰老,头发开始变白。
四十九岁时,任脉、冲脉气血均虚,天癸竭尽,月经断绝,因此形体衰败而且丧失了生殖能力。

2. 男八
男子八岁时,肾气充实,肾气充盛,更换牙齿,头发长得茂盛起来。
十六岁时,肾气充盛,天癸成熟,开始出现遗精,此时具备了生殖能力。
二十四岁时,肾气充满,筋骨强劲有力,智齿生出,身体发育完全成熟。
三十二岁时,身体筋骨肌肉最为盛壮。
四十岁时,肾气开始衰退,出现脱发,牙齿松动。
四十八岁时,三阳经气虚衰,不能荣养于上,出现颜面憔悴,发鬓斑白。
五十六岁时,肝脏精气虚衰,筋失所养而活动困难。
六十四岁时,肾脏精气虚衰,天癸竭尽,身体各部分都衰疲了,牙齿和头发也都脱落了。
男女生育能力的盛衰及发育进程均取决于肾所藏先天精气的自然盛衰规律,而肾中先天精气也受后天脏腑之精的滋养培育,所以只有五脏功能旺盛,肾精才能施泻。

【同情心】妈妈生气地对东东说:"去年你考得最好,我为你感到骄傲。——这次你怎么啦?"

东东回答:"如果我总考第一,别的同学的妈妈可怎么办呢?"

（五）理论分析

1. "肾者主水，受五藏六府之精而藏之，故五藏盛，乃能泻"的含义和意义：说明了肾在生命活动中的重要生理功能及其与五脏六腑的关系

   （1）肾在五行属水，应冬，主闭藏。"肾者主水"即指肾主藏精的功能，是人生殖机能盛衰和机体生长发育的主导因素。肾不仅藏先天之精，且接受来自五脏六腑之精。

   （2）肾与五脏六腑有先后天相辅相成的密切关系。肾藏先天之精，是五脏六腑功能活动的根本，同时又依赖五脏六腑化生之精的培育，才能源泉不竭。故五脏精气充盛，肾乃泄生殖之精。这种肾与五脏六腑相互依赖、相互为用的关系，对指导临床养生及辨证论治有极重要的意义。如肾泄之精为五脏六腑之精培育而成，因而宜慎守之、忌房事不节是养生的重要内容，提示欲保肾气，不可忽视对五脏六腑之精的培育。此外，后世医家提出的诸多治疗法则，如补后天以实先天，补先天以长后天，以及补后天养先天，先后天同养等治则也是该理论的实际应用。

2. 肾气在人体生长发育与生殖机能变化中的作用：肾气自然盛衰规律是决定生殖机能盛衰和机体生长发育的主导因素

   （1）先天之精由父母遗传而来，藏于肾，精化为气，乃为先天之真气，即本篇之肾气。先天之精生天癸，人之肾气发育充盛，则天癸成熟，男子精液溢泻，女子月经来潮，并具有生育能力；肾气发育至极，由盛转衰，生育能力也渐减弱，至肾气衰至一定程度，天癸便趋衰竭，于是女子经闭，男子精液稀少，而丧失生育能力。

   （2）人的生理发育盛衰亦取决于肾气。其机理有二：一是，先天之精发育为人体脏腑经络组织器官。二是，作为人体精气之本源受后天培育充养形体。故人体生理发育与生殖机能盛衰均受制于先天肾气，为后世关于肾主生殖、肾主生长衰老，并称肾为先天之本的理论奠定了基础。

3. 根据《素问·上古天真论》，试述肾气、天癸、冲任与月经的关系。

   经文"二七而天癸至，任脉通，太冲脉盛，月事以时下，故有子"至"七七，任脉虚，太冲脉衰少，天癸竭，地道不通，故形坏而无子也"，指出天癸成熟，冲任充盛通畅，月经按时而至，具备生殖能力；天癸竭，冲任虚衰，月经闭止，则丧失生殖能力。而制约天癸至与竭、冲任充盛通畅与虚衰的主导因素，在于肾中精气的盛衰，说明肾气与天癸-冲任-月经-胎孕的内在联系，对后世从冲任盛衰阐释经带胎产的生理病理机理奠定了基础，也是治疗多种妇科疾患的理论依据。

第二节 素问·四气调神大论

（一）重点经文

1. 春三月，此谓发陈。天地俱生，万物以荣。夜卧早起，广步于庭，被发缓形，以使志生；生而勿杀，予而勿夺，赏而勿罚。此春气之应，养生之道也。逆之则伤肝，夏为寒变，奉长者少。

(一) 重点经文
2. 夏三月,此谓蕃秀。天地气交,万物华实。夜卧早起,无厌于日。使志无怒,使华英成秀。使气得泄,若所爱在外。此夏气之应,养长之道也。逆之则伤心,秋为痎疟,奉收者少,冬至重病。
3. 秋三月,此谓容平。天气以急,地气以明。早卧早起,与鸡俱兴,使志安宁,以缓秋刑,收敛神气,使秋气平,无外其志,使肺气清。此秋气之应,养收之道也。逆之则伤肺,冬为飧泄,奉藏者少。
4. 冬三月,此谓闭藏。水冰地坼,无扰乎阳。早卧晚起,必待日光,使志若伏若匿,若有私意,若已有得,去寒就温,无泄皮肤,使气亟夺。此冬气之应,养藏之道也。逆之则伤肾,春为痿厥,奉生者少。

(二) 考点说明　本段论述顺应四时昼夜阴阳消长规律养生的方法。容易出选择题和填空题。

(三) 名词解释
1. 四气调神:四气,指四时春生、夏长、秋收、冬藏的生化作用和规律。神,即人的精神意志活动。顺应四时的生化作用和规律来调摄精神意志活动,称为"四气调神"。
2. 发陈:推陈出新。春阳上升,发育庶物,启故从新。
3. 寒变:夏季得病之总名。因肝木不荣,不能生心火,至夏季心火当旺反衰,症见得食饱闷,遇事狐疑,下利奔迫,惨然不乐,甚者寒战,如丧神守。
4. 蕃秀:繁茂秀美。
5. 痎疟:疟疾的总称,由于夏季失于养长,心气受伤,暑气乘虚而入,至秋新凉外束,寒热交争所引起。
6. 容平:万物形态平定,不再繁盛生长。
7. 飧泄:泻下不消化的食物,也称完谷不化。此由违逆秋收之气,损伤肺脏,不能提供冬天养藏的基础引起。
8. 闭藏:生机潜伏,阳气内藏。
9. 痿厥:手足软弱无力而逆冷。此由违背冬藏之气,损伤肾脏,不能提供春天养生的条件而引起。

(四) 原文阐释
1. 四季养生,就是要顺应春"发陈"、夏"蕃秀"、秋"容平"、冬"闭藏"的气象特点,安排生活起居,调节精神情志。
2. 春三月,是推陈出新,生命萌发的时令,阳气上升发散,万物萌生,欣欣向荣,故宜晚睡早起,宜披散头发,舒缓形体,在庭院散步,使得精神情志舒畅条达,以养少阳春生之气。
3. 夏三月,是自然界万物繁茂秀美的时令,天气下降,地气上腾,天地之气相交,万物长势旺盛,宜晚睡早起,勿厌倦夏日昼长,使精力充沛饱满,切勿激怒,使体内气机宣畅,通泄自如,精神外向,以养太阳夏长之气。
4. 秋三月,自然景象因万物成熟而平定收敛,天高风急,地气清肃,宜早睡早起,使精神情志收敛,安定而不外露,减缓秋日肃杀之气的影响,以养少阴秋收之气。
5. 冬三月,是生机潜伏,万物蛰藏的时令,宜早睡晚起,待日光照耀,使情志深藏而不外张,安静自若,注意避寒就温,勿使皮肤开泄,而损伤阳气。以此保养人体闭藏机能。
6. 若违逆以上原则,就会伤及相应脏气,也影响下一季节的生理活动,而发生相应的疾病。如违逆了冬令的闭藏之气,就要损伤肾脏,提供给春生之气的条件不足,春天就会发生痿厥之疾。余仿此。

【年龄】傻姑娘:你看我多大? 邻居:44岁。傻姑娘:你怎么算出来的? 邻居:我有个22岁的弟弟,比你傻一半!

（五）理论分析

1. 四时气象与养生：四时气象本于天，摄养之法用于人，体现了天人合一、人法自然的养生思想

   (1) 四时生长收藏的气象特点：春之发陈，夏之蕃秀，秋之容平，冬之闭藏。发陈，表征春阳生发、推陈出新的特点，故说"天地气交，万物以荣"；蕃秀，表征夏季阳气长旺，万物茂盛的特点，故说"天地气交，万物华实"；容平，表征秋季阳气开始收敛，万物容貌清肃平定的特点，故说"天气以急，地气以明"；闭藏，表征冬季阳气沉潜，万物蛰伏自固的特点，故说"水冰地坼，无扰乎阳"。

   (2) 以四时气象作类比指导养生，提出"四气调神"之法。从形体起居和精神活动两个方面讨论四时养生的具体方法，均体现四时气象的基本特征，如春季起居应早起散步、舒缓形体，意念情志宜促生、多赏予，慎夺取、戒杀伐，以适应春气除陈布新、生发疏达、外向宣散的特点；冬季起居应晚起避寒、忌妄动汗出，意念情志宜潜伏忌张扬，以适应冬气潜藏不露、内向蛰伏的特点。

2. "四时五藏"理论：本篇所论四时气象，除指导顺时养生之外，也是理解《内经》五藏概念中四时内涵的重要经文。

《内经》的五脏"以四时之法成"（《素问·宝命全形论》），王冰注《素问·五藏生成论》"五藏之象可以类推"说："五藏虽隐而不见，然其气象性用，犹可以物类推之。"本篇提出，四时春生、夏长、秋收、冬藏之生化规律及天人相应的原理，人应顺从自然界四时阴阳消长规律调养精神情志与形体，即春养生，夏养长，秋养收，冬养藏，从而达养生保健防病之目的。人"以四时之法成"，在人体之中也有类似四季的生化特点而由五脏所主，故若逆养生之道则伤肝，逆养长之道则伤心，逆养收之道则伤肺，逆养藏之道则伤肾，这里的肝心肺肾即法于四时之五脏，"四气调神"就是顺四时气象调养五脏之气。将四时养生与调养五脏联系起来，是"四时五脏阴阳"整体观之义。

（一）重点经文

1. 逆春气则少阳不生，肝气内变；逆夏气则太阳不长，心气内洞；逆秋气则太阴不收，肺气焦满；逆冬气则少阴不藏，肾气独沉。

2. 夫四时阴阳者，万物之根本也。所以圣人春夏养阳，秋冬养阴，以从其根，故与万物沉浮于生长之门。逆其根，则伐其本，坏其真矣。故阴阳四时者，万物之终始也，死生之本也，逆之则灾害生，从之则苛疾不起，是谓得道。道者，圣人行之，愚者佩之。从阴阳则生，逆之则死，从之则治，逆之则乱。反顺为逆，是谓内格。

3. 是故圣人不治已病治未病，不治已乱治未乱，此之谓也。夫病已成而后药之，乱已成而后治之，譬犹渴而穿井，斗而铸锥，不亦晚乎？

（二）考点说明　本段阐述了顺从四时则苛疾不起，违逆四时阴阳则灾害生的理论原则，提出"春夏养阳，秋冬养阴"的养生思想，以及"治胃病"的预防医学思想。是经常出题的经文，常以填空题、名词解释、原文阐释和论述题的形式考查。

（三）名词解释

1. 肝气内变：变，即变动，病变。肝气内郁发生病变。
2. 心气内洞：洞，空虚。心气内虚不足。
3. 肺气焦满：肺热叶焦，胸中胀满。
4. 肾气独沉：沉，坠也，引申为下泄。肾气失藏而下泄为病。

(三) 名词解释
5. 与万物沉浮于生长之门:沉浮,犹言升降,意为运动。门,门径,道路,在此指四时阴阳。与万物沉浮于生长之门,即与自然万物一样,生存于四时阴阳变化之中。
6. 内格:人体内在的脏腑气血功能活动与自然界阴阳消长变化相格拒。

(四) 原文阐释　自然界四时阴阳消长变化是万物之生长化育的根本,因此圣人顺应四季气化特点来养生,其基本原则是:春夏养阳,秋冬养阴。反之,若违背四时阴阳的变化,就会削伐生命之本,损害真气,造成疾病甚至死亡。

(五) 理论分析
1. 关于"四时阴阳者,万物之根本":此句既是《内经》"天人相应"整体观的理论基础,又是中医养生学说得以建立的学术支柱,在此基础上建立了"四气调神"的养生学说。通过顺应四时特点调节形体活动、起居作息及神情意志,调养五脏之气,使之与自然界的阴阳有序消长、万物生长收藏相统一,达到"从其根",补养真气,增强体质、预防疾病的目的;若逆之就会"伐其本,坏其真",削弱或损伤相应脏气,分别发生肝心肺肾病变。

2. 关于"春夏养阳,秋冬养阴":"春夏养阳,秋冬养阴"是本篇提出的"四气调神"的养生原则。根据"四时阴阳者,万物之根本"的理论原则,"春夏养阳,秋冬养阴"的本义是指春夏顺应生长之气以蓄养阳气,春夏养阳,即养生、养长。秋冬顺应收藏之气蓄养阴气,秋冬养阴,即养收、养藏。在注家中马莳、高世栻持这种见解。

除此之外,历代注家尚有三种不同的认识

(1) 以王冰为代表的阴阳互制论,认为春夏阳盛,宜食寒凉抑制亢阳,"全阴则阳气不极";秋冬阴盛,宜食温热抑制盛阴,"全阳则阴气不穷"。在自然界春夏之阳盛继之以秋冬之阴,秋冬之阴盛继之以春夏之阳,以防阴阳之极。人亦同此理,春夏宜食寒凉,秋冬宜食温热,以防体内阴阳盛衰过度而发病。此不仅阐发了养生学说中阴阳互制的理论原则,且符合生活实际,特别是对于阴虚阳实偏颇的体质有切实的指导意义。

(2) 以张介宾为代表的阴阳互根论,认为春夏养阳,以为秋冬阴之基,故春夏应避风凉生冷太过,以免伤其阳气而患疟泄等病;秋冬养阴,以为春夏阳之基,故秋冬应忌纵欲及过热,以免伤其阴而患火证。在应用上,某些秋冬发作之病源于春夏阳气失养,若春夏之时壮阳为治,可收到好的疗效;反之亦然。因而临床上有"冬病夏治"、"夏病冬治"之法。

(3) 以张志聪为代表的内外阴阳虚盛论,认为春夏阳盛于外而虚于内,故有"夏月伏阴"之病,因而春夏宜养其内虚之阳;秋冬阴盛于外而虚于内,故有"冬月伏阳"之病,因而秋冬宜养其内虚之阴。这为"夏月伏阴"用温热之治、"冬月伏阳"用寒凉之治提供理论依据。

以上三种解释,虽然难合经旨,但均围绕顺四时的养生精神,且在生活及医疗实践活动中有所验证,并具有一定的理论价值和临床意义,故学者宜结合三种解释的实际应用理解经文。

【不必了】学友:"妈妈,老鼠跳到水桶里去了!"妈妈:"你快把它弄出来。"学友:"不必了,我把猫也扔到水桶里去了。"

(五)理论分析
- 3. 关于"治未病"的含义
  - (1) 未病先防：即通过各种方法和措施，增强体质，避邪抗邪，预防疾病，防衰缓老。所论"四气调神"就是在未病之前，顺应四时调养五脏之气，使外不受邪气之侵，内能充实和畅真元，是养生大法之一。
  - (2) 既病防变："治未病"在《内经》中还有此内涵，要求医者在掌握疾病传变规律的基础上，密切注意病情，洞察其演变趋势，抓住时机，早遏其路，化解病邪，争取抓住病变的良好转机。《内经》将此作为衡量医生医疗水平的尺度，并规定"上工治未病"。后世将"已病防变"、"治未病"作为治疗学上的基本原则，普遍应用于临床。

第三节　灵枢·天年

(一) 重点经文
1. 黄帝问于岐伯曰：愿闻人之始生，何气筑为基？何立而为楯？何失而死？何得而生？岐伯曰：以母为基，以父为楯；失神者死，得神者生也。
2. 黄帝曰：何者为神？岐伯曰：血气已和，荣卫已通，五藏已成，神气舍心，魂魄毕具，乃成为人。

(二) 考点说明　本段论人体胚胎形成与发育的过程。容易出填空题、名词解释、原文阐释和论述题。

(三) 名词解释　天年：即天赋之年寿，自然寿命。

(四) 原文阐释　人的胚胎，以母体精气为基，以父精所化阳气为用，阴阳交感和合而生成。胚胎的发育，先是气血营卫通达，脏腑肢体相继长成，在此基础上，神气魂魄毕具，入舍五脏，具备了基本的生命能力，可以脱离母体而独立生存。

(五) 理论分析
- 1. "血气已和，营卫已通，五藏已成，神气舍心，魂魄毕具，乃成为人"的理解
  - (1) 本句描述了胎儿在母体发育的过程。
  - (2) 父母生殖之精结合后，产生胚胎，以生命能力为机体的生存的标志。胚胎发生后，在母体中发育，先天之精发育成脏腑，气血营卫通达和调；同时，产生了主持生命活动的神气，藏于心，魂魄也渐次具备，具备了基本的生命能力，可以脱离母体而独立生存。其中，神在胚胎发生之时即已产生，随着胚胎的发育而逐渐旺盛，并主宰着出生后人体生长衰老过程，是生死存亡的关键。
- 2. 《内经》关于人体胚胎生成的理论　《内经》以阴阳学说为指导，探索人类个体生成的机理与过程，提出"以母为基，以父为楯，失神者死，得神者生"，即人体胚胎的发生，是以母之阴血为基础，以父精所化阳气为护卫，阴阳交感，精气相结合而成，生发出新生命的胚胎发生学说，是中医胎孕理论的基础之一。
- 其意义有二
  - (1) 生命之来源既是父母之精，则父母之精的强弱及和谐与否，是形成后代个体先天禀赋的基础，如张介宾说："夫禀赋为胎元之本，精气之受于母者也"，强调父母精血健全强壮对于后代的重要性。
  - (2) 禀受于父母的先天之精与生殖之精皆藏于肾，因而肾在先天禀赋中占有重要地位。这为后世从肾的保养与培补以强身防衰、治疗小儿先天发育不良，奠定了理论基础。

		（1）胎儿护养：从胚胎发生至分娩，是胎儿发育的过程，其脏腑肢体相继成长，神气依次具备，全靠母体气血滋养，母体情况如何，都会影响胎儿发育，也是后代先天禀赋形成的基础之一。诸凡饮食起居、劳逸房事、情志感发，有所失调；外邪、跌扑，以及针药失当，均能伤胎，故不能不慎养。
（五）理论分析	3. 关于胎儿护养与胎教	（2）胎教：胎儿神情气质的发育，是在气血营卫、脏腑经脉发育基础上，逐步成就的，因而古代有在胎孕期施教之说，认为外界良性的声色等形式的刺激，可以通过母体影响胎儿神情气质，并称之为"胎教"，对后代个体先天禀赋的形成也有一定影响。

（一）重点经文
1. 黄帝曰：人之寿夭各不同，或夭寿，或卒死，或病久，愿闻其道。岐伯曰：五藏坚固，血脉和调，肌肉解利，皮肤致密，营卫之行，不失其常，呼吸微徐，气以度行，六府化谷，津液布扬，各如其常，故能长久。
2. 黄帝曰：人之寿百岁而死，何以致之？岐伯曰：使道隧以长，基墙高以方，通调营卫，三部三里起，骨高肉满，百岁乃得终。

（二）考点说明　本段论长寿的先天禀赋条件和特征。容易出名词解释、原文阐释和论述题。

（三）名词解释
1. 使道：即鼻孔。一说指人中沟。也有解释为五脏相使之道。
2. 三部三里起：三部即三里，指的是面部的上中下三部分，分别以额角、鼻头、下颌为标志；起，高起而不平陷。

（四）原文阐释
1. 长寿条件是：五脏六腑发育良好、功能健全，血脉和调通畅，腠理致密，营卫顺次运行，呼吸匀调，气行有度，水谷消化吸收功能完好，脏腑形体官窍得津液以很好濡养。如此各种生理功能正常，都是长寿的条件。
2. 先天禀赋与后天调理是影响寿夭的主要因素。鼻孔深长，头面部骨骼肌肉丰满，面部红润，先天发育良好，乃长寿之人的特征。

（五）理论分析　寿命长短的推测：人出生以后的健康状况及预期寿命，与先天禀赋有着密切的关系。先天禀赋的强弱可以推测寿命的长短，通过两个方面观察。

（1）观察人体各种生理机能是否健全。五脏发育良好，则气血得以生化，精神魂魄旺盛；六腑发育良好，则水谷化为精微，津液润养全身；荣卫气血运行通利和调，循常不乱，则脏腑肢节得养；腠理致密，则不受邪侵扰；呼吸微徐，则是脏气安定、神气内守而不外泄之征，是肺主治节良好的表现。这些都标志体质强壮，具备了长寿的条件。

（2）观察头面发育状态。头面部骨肉血脉及五官状态，又是禀赋强弱、厚薄、先天发育是否良好的标志，有助于判断寿夭。基墙高以方、三步三里起，说明头面部骨肉丰满；通调营卫，说明面部血脉充盛；使道隧以长，即鼻孔深长，说明清浊之气能和畅吐纳。禀赋强壮、先天发育良好，则后天生命活动有丰厚基础，长寿有基；禀赋薄弱、先天发育不良，则为夭折埋下祸根。

三

（一）重点经文　黄帝曰：其气之盛衰，以至其死，可得闻乎？岐伯曰：人生十岁，五藏始定，血气已通，其气在下，故好走。二十岁，血气始盛，肌肉方长，故好趋。三十岁，五藏大定，肌肉坚固，血脉盛满，故好

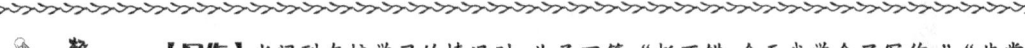

【写作】当问到在校学习的情况时，儿子回答："挺不错，今天我学会了写作。""非常好！"父亲说："那你写了什么呢？""我不知道，"儿子答："因为我还没学阅读呢！"

步。四十岁,五藏六府十二经脉,皆大盛以平定,腠理始疏,荣华颓落,发颇斑白,平盛不摇,故好坐。五十岁,肝气始衰,肝叶始薄,胆汁始灭,目始不明。六十岁,心气始衰,苦忧悲,血气懈惰,故好卧。七十岁,脾气虚,皮肤枯。八十岁,肺气衰,魄离,故言善误。九十岁,肾气焦,四藏经脉空虚。百岁,五藏皆虚,神气皆去,形骸独居而终矣。

(二) **考点说明**　本段阐述了人体生命过程各阶段的生理特点。容易出选择题、填空题和论述题。

(三) **名词解释**　其气在下:先天精气,此气藏于肾,自下而升,人生十岁时,此气始盛,是生长发育的开端,故云"其气在下"。

(四) **原文阐释**　先天精气的盛衰是人体生长壮老已过程的主导因素,并有其生理特点与外部特征。从出生到十岁,五脏始趋稳定,气血通畅调达,生气由下而生,乃人体发育之始,以"好走"概括其特点。二十岁到三十岁,气血日趋旺盛,五脏发育健全,肌肉逐渐坚实,以"好趋"至"好步"概括其特点。四十岁脏腑经脉气血盛极而转衰,始见腠理颜面华彩颓落,鬓发花白,以"好坐"概括其特点。五十岁到九十岁,肝心脾肺肾精气先后渐次衰退,并以"好卧"概括其特点。其表现,肝气衰则视力衰减,心气衰则情绪多悲忧,脾气衰则皮肤枯萎,肺气衰则魄离而言语多误,肾气衰则精气枯竭。至于百岁则五脏均已衰竭,生命力竭尽,仅留下躯壳而死。

(五) **理论分析**
1. 人体生命过程各阶段的生理特点:《灵枢·天年》以十岁为一阶段,论生理及心理特点的变化规律。从出生到十岁,是人体发育之始,生气由下而升,以"好走"概括其生机勃发,活泼爱动的生理、心理特点。二十岁至三十岁,生机旺盛,发育健全,以"好趋"、"好步"概括其生理盛壮、心理成熟的特点。四十岁,脏腑经脉气血盛极而衰,以"好坐"概括其生气衰退征兆。从五十岁至九十岁,在生气进行性衰退的基础上,五脏精气也相继由衰至竭,以"好卧"概括其生机颓废的生理、心理特点。及至百岁,五脏精气均告枯竭,生气便败亡而死。

2. 总结《内经》关于生命过程阶段性的论述:本段与《素问·上古天真论》"人老而无子者"一段,均论述生命过程及其阶段性,彼以女七男八为阶段,重在阐发生殖机能盛衰规律,而且所述自一七、一八至七七、八八,只是生命的部分过程;此段则以十为阶段,重在阐述人体生理机能变化规律,是生命的全过程。此外,《素问·阴阳应象大论》"七损八益"调阴阳一段,也论及生命过程的阶段性,该篇仅述及40、50、60等三个阶段,且重在阐述衰老进程。

(一) **重点经文**　黄帝曰:其不能终寿而死者,何如? 岐伯曰:其五藏皆不坚,使道不长,空外以张,喘息暴疾;又卑基墙薄,脉少血,其肉不石,数中风寒,血气虚,脉不通,真邪相攻,乱而相引,故中寿而尽也。

(二) **考点说明**　本段回答"或夭"、"或卒死,或病久"的原因,与"故能长久"、"百岁乃得终"相对。容易出原文阐释和论述题。

(三) **原文阐释**　有的人不能尽终天年,而中年即亡,其原因有二:一是先天所禀不足,五脏脆弱,功能不健全。反映于头面部,骨肉瘦薄甚至塌陷,气色枯萎无神,鼻孔外张,平时呼吸也气息急促。二是常感外邪而多病。邪气侵袭,正气与之交争而难以驱逐外出,则邪气深入盘踞,耗伤气血,阻滞脉道,以致病患深重而夭寿。

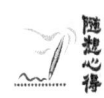

(四)理论分析 影响个体寿命长短的先后天因素及其临床意义

1. 本段论述了先天禀赋薄弱,后天失于调养,真气虚馁,正难御邪,大病既成,损寿夭折,这确立了先后天因素共同决定寿命长短的养生长寿观。

2. 人的生命源于先天之精,精化气生神,此乃生命活动之本,故先天禀赋强壮是长寿的基础。如五脏六腑发育良好、功能健全,形气相称,肉坚皮固,气血充盛,营卫运行通利和畅,腠理致密,呼吸匀调者长寿。其中头面发育部良好,骨肉丰满,面色红润,鼻孔深长,清浊之气和畅吐纳,乃先天发育良好的标志,即长寿之征。

3. 精、气、神又依赖后天水谷精气的培育滋养,方能源泉不绝,维持正常生命活动。若先天禀赋薄弱,脏腑功能不健全,形气不相称而虚弱,后天又失于调养资培,正虚邪侵,则易损寿夭折。其他如地理环境气候条件等,也可影响寿夭。

4. 因此,先后天因素共同决定寿命长短,先天禀赋是天年寿数的依据和基础,后天调养则是天年寿数得以实现的条件,两者之间是辩证统一关系。先天禀赋强壮,如若后天调养良好,必得上寿;但若恃强妄为,逆于生乐,则竭精耗真,仅能取中下寿。先天禀赋薄弱者,如若后天调养得当,亦可中寿,甚或上寿;但若不能调养,甚或放纵嗜欲,反复伤邪,则无异对薄弱生命雪上加霜,必致短命夭折。

5. 这就提示养生活动应从胚胎始,终至老死。其原则应是先后天并重,精气神兼养。这就为既重先天培育又注意后天调养的摄生理论提供了依据。

测试与考研栏——驰骋考研战场,成就高分能手

一、选择题

1.《素问·上古天真论》"其知道者"的"道"是指
 A. 阴阳之道 B. 事物法则
 C. 自然规律 D. 养生之道
 E. 伦理道德 (北京中医药大学)

2. 据《素问·上古天真论》所述,在人体生长发育过程中起决定作用的是
 A. 水谷摄入 B. 肾气盛衰
 C. 五脏精气盛衰 D. 天癸的至与竭
 E. 三焦气化 (北京中医药大学)

3. "天癸"成熟与衰竭的决定因素是
 A. 任脉通太冲脉盛与否
 B. 肾气的盛衰
 C. 五脏六腑之气的盛衰
 D. 肝气的盛衰
 E. 心气的盛衰 (北京中医药大学)

4.《素问·上古天真论》"天癸"的含义
 A. 肾脏贮藏的真阴
 B. 妇女按时而至的月经
 C. 男之精女之血
 D. 肾所促成生殖机能成熟的物质
 E. 以上都不是 (北京中医药大学)

5.《素问·上古天真论》"恬惔虚无"是指
 A. 去世离俗 B. 饮食薄滋味
 C. 安闲清静,排除杂念 D. 节制房事
 E. 以上都不是 (北京中医药大学)

6.《素问·上古天真论》"肾气平均,筋骨劲强,故真牙生而长极"见于
 A. 女子三七 B. 男子三八
 C. 男子四八 D. 女子四七
 E. 男子五八 (北京中医药大学)

7. 据《素问·上古天真论》,男子衰老始于
 A. 四七 B. 五七
 C. 四八 D. 五八

【小声点儿】在路上,孩子指着前面的一个人对妈妈说:"妈妈你看,那个人头上一根头发都没有!""小声点儿,让人家听见多不好。"妈妈说。"怎么?他自己还不知道吗?"

E. 八八　　　　　　　（长春中医药大学）
8. 《素问·上古天真论》中女子五七发始堕的原因是指
   A. 肾气虚　　　　　　B. 肾精亏
   C. 血不足　　　　　　D. 阳气衰竭于上
   E. 阳明脉衰　　　　　（长春中医药大学）
9. 据《素问·四气调神大论》，冬季违背养藏之道形成的病证是
   A. 飧泄　　　　　　　B. 疟疾
   C. 痿厥　　　　　　　D. 胀
   E. 痹厥　　　　　　　（北京中医药大学）
10. 《素问·四气调神大论》认为逆夏气则太阳不长,造成的五脏病变是
    A. 肝气内变　　　　　B. 心气内洞
    C. 脾气竭绝　　　　　D. 肺气焦满
    E. 肾气独沉　　　　　（北京中医药大学）
11. 据《素问·四气调神大论》，以下除哪项外均是春季养生的方法
    A. 夜卧早起　　　　　B. 广步于庭
    C. 收敛神气　　　　　D. 予而勿夺
    E. 赏而勿罚　　　　　（北京中医药大学）
12. 《素问·四气调神大论》之"肾气独沉"的含义是
    A. 肾不纳气　　　　　B. 肾虚下泄
    C. 水火不济　　　　　D. 肾阳不足
    E. 气虚身重　　　　　（北京中医药大学）
13. 据《素问·四气调神大论》，下列哪项是冬季的养生方法
    A. 夜卧早起,广步于庭
    B. 夜卧早起,无厌于日
    C. 早卧早起,与鸡俱兴
    D. 晚卧早起,无扰乎阳
    E. 晚卧晚起,必待日光　（北京中医药大学）
14. 《灵枢·天年》除下述哪项之外均系长寿之征
    A. 三部三里起　　　　B. 骨高肉满
    C. 使道隧以长　　　　D. 明堂方正
    E. 基墙高以方　　　　（北京中医药大学）
15. 《灵枢·天年》概括人生十岁的心身特点是
    A. 好趋　　　　　　　B. 好步
    C. 好走　　　　　　　D. 好坐
    E. 好卧　　　　　　　（北京中医药大学）
16. 《灵枢·天年》概括人生三十岁的心身特点是
    A. 好趋　　　　　　　B. 好步
    C. 好走　　　　　　　D. 好坐
    E. 好卧　　　　　　　（北京中医药大学）
17. 在人的生命过程中,起决定作用的是
    A. 阳气　　　　　　　B. 肾气
    C. 气血　　　　　　　D. 天癸
    E. 精神　　　　　　　（湖南中医药大学）
18. 《素问·上古天真论》以什么作为人体生长与衰老的外在标志
    A. 生殖机能的有与无
    B. 天癸的至与竭
    C. 肌色的荣与枯
    D. 齿发的生长与脱落
    E. 肌肉的强与弱　　　（湖南中医药大学）
19. 男女具有生殖能力的条件,最确切的是哪个
    A. 形体强　　　　　　B. 胃气强
    C. 脾气强　　　　　　D. 肾气盛
    E. 肝气旺　　　　　　（湖南中医药大学）
20. 《素问·上古天真论》论养生防病的重要原则可归纳为
    A. 法于阴阳,和于术数
    B. 呼吸精气,独立守神
    C. 食饮有节,起居有常
    D. 外避邪气,内养精神
    E. 不妄作劳,劳逸适度　（湖南中医药大学）
21. 根据《素问·上古天真论》下列哪项内容与月经按时来潮无关
    A. 二七十四岁　　　　B. 任脉通
    C. 太冲脉盛　　　　　D. 天癸至
    E. 肝气条达　　　　　（湖南中医药大学）
22. 《素问·上古天真论》所说"肾者主水",是指肾的什么功能
    A. 肾主生长发育　　　B. 肾主骨
    C. 肾主藏精　　　　　D. 肾主髓

E. 肾主管水液代谢　　（湖南中医药大学）

23. 根据《素问·四气调神大论》，夏三月此谓
　A. 发陈　　　　B. 华实
　C. 容平　　　　D. 蕃秀
　E. 闭藏　　　　（湖南中医药大学）

24.《素问·上古天真论》的"天真"之义是
　A. 先天真气　　B. 纯真天性
　C. 天赋寿限　　D. 单纯幼稚
　E. 保持年轻心态　（湖南中医药大学）

25. 据《素问·上古天真论》，男子五八的表现是
　A. 发堕齿槁　　B. 筋骨隆盛
　C. 面焦　　　　D. 肾气衰
　E. 肌肉满壮　（多选，长春中医药大学）

26. 据《素问·上古天真论》，女子五七表现是
　A. 肾气平均　　B. 阳明脉衰
　C. 太冲脉衰　　D. 面始焦
　E. 发始堕　（多选，长春中医药大学）

27. 据《素问·上古天真论》，女子四七表现是
　A. 筋骨坚　　　B. 发长极
　C. 身体盛壮　　D. 发长齿更
　E. 肾气平均　（多选，长春中医药大学）

28.《素问·上古天真论》提出的养生方法是
　A. 传精神　　　B. 食饮有节
　C. 起居有常　　D. 乐恬惔之能
　E. 不妄作劳（多选，北京中医药大学）

29.《素问·上古天真论》提出的衰老特征是
　A. 好卧　　　　B. 发鬓斑白
　C. 筋不能动　　D. 苦悲忧
　E. 齿发去　（多选，北京中医药大学）

30.《素问·上古天真论》提出，导致早衰的原因是
　A. 以妄为常　　B. 数中风寒
　C. 以酒为浆　　D. 醉以入房
　E. 起居无节　（多选，北京中医药大学）

31.《灵枢·天年》提出长寿条件是
　A. 五脏坚固　　B. 血脉和调
　C. 肌肉解利　　D. 呼吸微徐
　E. 皮肤致密　（多选，北京中医药大学）

二、填空题

1. 春三月，此谓发陈，天地俱生，万物以荣，夜卧早起，广步于庭，被发缓形，以使志生，_____，_____，_____，此春气之应，养生之道也。
　（北京中医药大学）

2. 夏三月，此谓_____，天地气交，万物华实。
　（北京中医药大学）

3. 秋三月，此谓_____，天气以急，地气以明，_____，与鸡俱兴，使志安宁，以缓秋刑，_____，使秋气平，无外其志，使肺气清，此秋气之应，养收之道也。　（湖南中医药大学）

4. 逆春气，则少阳不生，_____。逆夏气，则太阳不长，_____。逆秋气，则太阴不收，_____。逆冬气，则少阴不藏，_____。
　（北京中医药大学）

5. 夫四时阴阳者，_____也，所以圣人_____，_____，以从其根，故与万物沉浮于生长之门。　（北京中医药大学）

6. 是故圣人_____，不治已乱治未乱，此之谓也。
　（北京中医药大学）

7. 上古之人，其知道者，法于阴阳，_____，食饮有节，_____，不妄作劳，_____，而尽终其天年，度百岁乃去。
　（长春中医药大学，北京中医药大学）

8. 男子，二八，肾气盛，_____，精气溢写，_____，故能有子。　（长春中医药大学）

9. 嗜欲不能劳其目，淫邪_____，愚智贤不肖_____，故合于道。　（长春中医药大学）

10. 肾者_____，受五藏六府之精而藏之，故五藏盛乃_____。　（北京中医药大学）

11. 虚邪贼风_____、_____，_____病安从来。　（湖南中医药大学）

12. 其知道者_____、_____、_____、_____，故能形与神俱，尽终其天年，度百岁乃去。　（北京中医药大学）

13. 今时之人不然也，_____、_____、_____不知持满，不时御神，务快其心，逆于生乐，起居无节，故半百而衰也。　（北京中医药大学）

14. 是以_____，_____，_____气从以顺，

【误会】一个老外在中餐馆内独自吃火锅。他首先吃掉所有的菜，然后喝火锅里的汤，吃得津津有味，最后对服务员说："这道菜不错，与我们的西餐很相似。"

各从其欲,皆得所愿。　(北京中医药大学)
15. 二七而天癸至,任脉通,_____,月事以时下,故有子。三七,肾气平均,故_____。
　　(湖南中医药大学)
16. 四八,筋骨隆盛,_____。五八,肾气衰,_____。　(北京中医药大学)
17. 以母为基,_____,_____者死,_____者生也。　(北京中医药大学)
18. 血气已和,营卫_____,五藏已成,神气_____,魂魄毕具,乃成为人。
　　(北京中医药大学)
19. 人生十岁,五藏始定,血气已通,其气_____,故_____。 (北京中医药大学)
20. _____隧以长,_____高以方,通调营卫,_____起,骨高肉满,百岁乃得终。
　　(北京中医药大学)

三、名词解释
1. 飧泄　(长春中医药大学、黑龙江中医药大学)
2. 内格　(北京中医药大学)
3. 容平　(北京中医药大学)
4. 肝气内变　(北京中医药大学)
5. 心气内洞　(湖南中医药大学)
6. 肾气独沉　(湖南中医药大学)
7. 形与神俱　(北京中医药大学)
8. 天癸　(北京中医药大学、黑龙江中医药大学)
9. 虚邪贼风　(湖南中医药大学)
10. 恬惔虚无　(湖南中医药大学)
11. 德全不危　(北京中医药大学)
12. 天年　(北京中医药大学)
13. 使道　(北京中医药大学)
14. 痎疟　(黑龙江中医药大学)
15. 痿厥　(黑龙江中医药大学)
16. 天真　(湖南中医药大学)
17. 地道不能　(湖南中医药大学)

四、原文阐释
1. 夫四时阴阳者,万物之根本也。所以圣人春夏养阳,秋冬养阴,以从其根,故与万物沉浮于生长之门。　(北京中医药大学)
2. 夏三月,此谓蕃秀。　(北京中医药大学)
3. 虚邪贼风,避之有时,恬惔虚无,真气从之,精神内守,病安从来。　(湖南中医药大学)
4. 志闲而少欲,心安而不惧,形劳而不倦,气从以顺。　(北京中医药大学)
5. 二七而天癸至,任脉通,太冲脉盛,月事以时下,故有子。　(北京中医药大学)
6. 二八,肾气盛,天癸至,精气溢泻,阴阳和,故有子。　(北京中医药大学)
7. 以母为基,以父为楯,失神者死,得神者生也。　(北京中医药大学)
8. 血气已和,营卫已通,五脏已成,神气舍心,魂魄毕具,乃成为人。　(北京中医药大学)
9. 使道隧以长,基墙高以方,通调营卫,三部三里起,骨高肉满,百岁乃得终。　(北京中医药大学)
10. 肾者主水,受五藏六府之精而藏之,故五脏盛,乃能泻。　(湖南中医药大学)

五、问答题
1. 《素问·四气调神大论》之"四气调神"的含义是什么?　(北京中医药大学)
2. 谈谈对《素问·四气调神大论》"四时阴阳者,万物之根本"的理解。　(北京中医药大学)
3. 请谈谈对"治未病"思想的理解。　(北京中医药大学)
4. 如何理解"肾者主水,受五藏六府之精而藏之,故五藏盛,乃能泻"?　(长春中医药大学)
5. 试比较《灵枢·天年》与《素问·上古天真论》对生命过程论述角度的异同。(长春中医药大学)
6. 结合《素问·上古天真论》的主要精神,谈谈养生应注意哪些方面?　(天津中医药大学)
7. 语译"志闲而少欲,心安而不惧,形劳而不倦,气从以顺,各从其欲",并说明其医学意义。　(北京中医药大学)
8. 《内经》关于人体胚胎生成的理论。　(北京中医药大学)
9. 怎样理解"形与神俱"?怎样才能做到"形与神

俱"？ （湖南中医药大学）
10. 什么叫天癸？它有何作用？
 （湖南中医药大学）

六、论述题
1. 如何理解"春夏养阳，秋冬养阴"。
 （北京中医药大学）
2. 根据《素问·上古天真论》，试述肾气、天癸、冲任与月经的关系。 （湖南中医药大学）
3. "肾者主水，受五藏六府之精而藏之，故五藏盛，乃能泻"之句出自何篇？应如何理解？
 （天津中医药大学）
4. 肾气在人体生长发育与生殖机能变化中的作用。
 （湖南中医药大学）

5. 《素问·上古天真论》提出的养生原则和方法有哪些？请分析、阐释并指出其临床意义。
 （北京中医药大学）

七、其他题型
改错题（说明：指出下列句子中的错误之处，并改正之，每句只有一处错误。）
1. 《内经》养生的重要原则是外养正气，内养精神。
 （湖南中医药大学）
2. "虚邪贼风"是指邪气非常厉害。
 （湖南中医药大学）

【一元】"如果你有一元钱，又向父亲要了两元，那你一共有多少钱了？""一元"。"你对算术真是一无所知。""你对我爸爸才一无所知。"

第九章 五运六气

板书与教案栏——浓缩教材精华，打破听记矛盾

五运六气学说是我国古代研究天时气候变化及其对生物和人体影响的一门学说，简称运气学说。

(一) 阅读资料 《内经》论述五运六气的内容主要见于《素问·六节藏象论》和《素问·天元纪大论》、《素问·五运行大论》、《素问·六微旨大论》、《素问·气交变大论》、《素问·五常政大论》、《素问·六元正纪大论》、《素问·至真要大论》等七篇大论之中。

1. 干支甲子：干支，是天干地支的简称。甲子，是因天干始于甲，地支始于子，干支相合而得名
   - (1) 天干：即甲、乙、丙、丁、戊、己、庚、辛、壬、癸，又称十天干或十干，最早是用来纪日的。
   - (2) 地支：即子、丑、寅、卯、辰、巳、午、未、申、酉、戌、亥，又称十二地支或十二支，最早是用来纪月的。
   - 甲子：是以天干和地支配合起来纪日、纪月、纪时、纪年的一种方法。

2. 五运：是木运、火运、土运、金运、水运的简称，具体指木、火、土、金、水五行之气在天地间的运行变化
   - 岁运：又称中运、大运，统管全年岁气的变化，由于它能反映全年的气候特征、物化特点及发病规律，所以称为岁运。
   - 主运：指分别主治一年五时的五运之气。由于它反映一年五时气候的正常变化，年年如此，固定不变，所以称为主运。
   - 客运：与主运相对而言，因其十年之内年年不同，如客之来去，故名客运。

3. 六气：指风、热(暑)、火、湿、燥、寒等六种气候变化，分为主气、客气、客主加临三种
   - 主气：即主时之气，主治一年四季的正常气候变化。包括风木、君火、相火、湿土、燥金、寒水六种，因其年年如此，恒居不变，静而守位，所以又称为地气。
   - 客气：即在天的三阴三阳之气，因其客居不定，与主气之固定不变有别，所以称为客气。包括司天之气、在泉之气、左右四间气。
   - 司天之气：司天，即轮值主司天气之意。司天之气位于正南主气的三之气上，主司上半年的气候变化，也称岁气。
   - 在泉之气：与司天相对之气为"在泉"，在泉之气亦属岁气，主管下半年的气候变化。
   - 四间气：客气除司天和在泉外，其余的四气统称"间气"。即指客气中的初之气、二之气、四之气、五之气。
   - 客主加临：是将每年轮值的客气六步，分别加于固定不变的主气六步之上。由于主气只能概括一年气候的常规变化，而气候的具体变化则取决于客气，因此只有将客主二气结合起来分析，才能把握全年的实际变化情况。

4. 运气同化：指岁运与岁气同类而化合的关系。所谓同化，是运与气彼此性质相同而相遇时，往往会产生

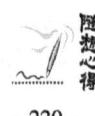

同一性质的变化及气象反映。如木同风化,暑同火热化,土同湿化,金同燥化,水同寒化之类。

运气同化表现为天符、岁会、同天符、同岁会和太乙天符等五种类型
- 天符:指岁运之气与司天之气五行属性相符合的同化关系。
- 岁会:指岁运之气与岁支之气五行属性相同的同化关系。
- 同天符:指岁运太过之气与客气在泉之气相合而同化的关系。
- 同岁会:指岁运不及之气与客气在泉之气相合而同化的关系。
- 太乙天符:是指既是天符,又是岁会的年份。

(二)考点分析　五运六气内容是《内经》的一个重要内容,一般教材均会附录,出题频率不高。有时容易出选择题和填空题。

测试与考研栏——驰骋考研战场,成就高分能手

一、选择题

《素问》中,论述五运六气内容的篇章有

A. 五常政大论　　　B. 六微旨大论
C. 气交变大论　　　D. 至真要大论
E. 六元正纪大论　　　（多选,长春中医药大学）

二、名词解释

1. 司天　　　　　　（北京中医药大学）
2. 在泉　　　　　　（北京中医药大学）

【肚里没货】妻:"你怎么考试总也考不好,和我生孩子一样难吗?"夫:"这可不同,你肚子里起码还有货,我的肚子里可是什么都没有呀!"